月经期妇女宜吃食物

主　编
戴永梅　谢英彪
副主编
蔡巧妹　朱　蓉
编著者
张　悦　苗　苗　李　芹
虞丽相　黄志坚　严玉美
姜兆红　任莉莉

金盾出版社

内 容 提 要

本书由妇科专家、营养食疗专家共同撰写。简单介绍了有关月经的基础知识，详细阐述了月经期妇女的饮食调养，以及月经不调、闭经、痛经、经前期紧张综合征、绝经期综合征5种常见月经病妇女宜吃的食物和600多个食疗验方。其内容丰富，科学实用，适合广大女性朋友，尤其是患有月经病的患者及其家属阅读，也适合医务人员、妇幼保健工作人员、餐饮行业人员参考。

图书在版编目(CIP)数据

月经期妇女宜吃食物/戴永梅，谢英彪主编. --北京：金盾出版社，2013.4

ISBN978-7-5082-8043-1

Ⅰ.①月… Ⅱ.①戴…②谢… Ⅲ.①月经病—食物疗法 Ⅳ.①R247.1

中国版本图书馆CIP数据核字(2012)第305545号

金盾出版社出版、总发行

北京太平路5号(地铁万寿路站往南)

邮政编码：100036 电话：68214039 83219215

传真：68276683 网址：www.jdcbs.cn

封面印刷：北京精美彩色印刷有限公司

正文印刷：北京军迪印刷有限责任公司

装订：兴浩装订厂

各地新华书店经销

开本：850×1168 1/32 印张：9 字数：224千字

2013年4月第1版第1次印刷

印数：1～6000册 定价：22.00元

前言

月经初潮，是少女青春期到来的重要标志之一，是女性特有的生理现象。女性从卵巢功能旺盛到逐渐衰退，以致完全消失，大约在 45 岁进入绝经期，月经稀少以致停止，逐步步入老年期。女性一生的大部分时期都与月经为伴，怎样快乐地与月经相伴呢？本书介绍了有关月经的基础知识，详细阐述了宜吃的健康饮食、应该远离的不良食品、应该纠正的不良饮食习惯、应该注意补充的维生素和无机盐等月经期妇女饮食调养的细节问题，还着重介绍了月经超前、月经延后、月经不定期、月经量过少、月经量过多、月经量或多或少、经期延长等月经不调，以及痛经、闭经、经前期紧张综合征、绝经期综合征等月经病的各型辨证分型及各型的主要症状、食物宜忌，并选介了经过作者反复验证、运用的 600 多个食疗验方。每个食疗验方分为原料、制作、用法、功效四项逐一进行了介绍,读者可以照谱掌勺。每款食疗方取材方便、制作简单、口感良好、确有疗效、安全可靠,可供读者对症选用。

本书内容丰富,方法实用,通俗易懂,既适合广大女性朋友,尤其是患有月经病的患者及其家属阅读,也适合城乡医护人员、妇幼保健工作人员、营养师参考。

愿《月经期妇女宜吃食物》成为您及家人的良师益友!

作　者

CONTENTS 目录

一、月经基础知识

二、月经期的饮食调养

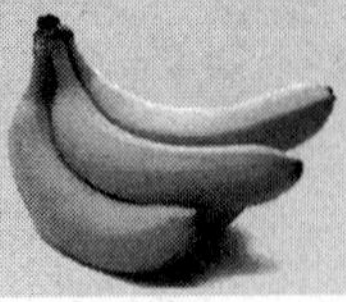

三、月经病宜吃食物与辨证食疗方

目　录

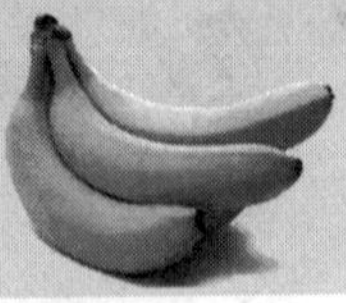

目　录

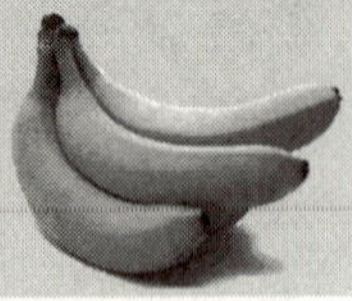

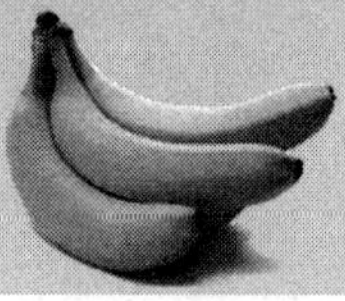

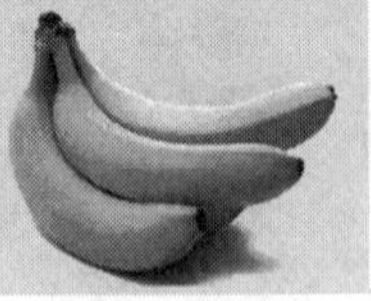

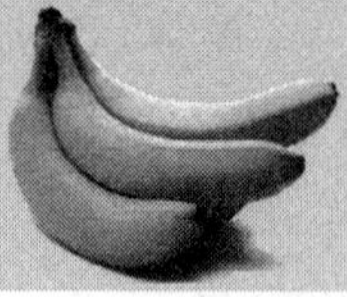

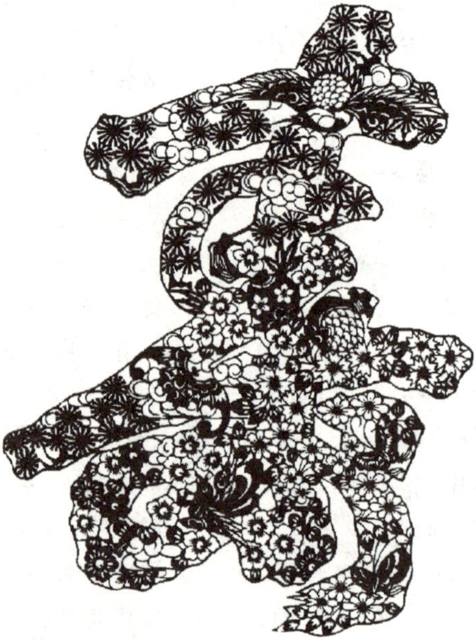

一、月经基础知识

（一）女性生殖器官在结构上的特点

女性生殖器官在解剖上有以下特点。

(1)女性生殖道使腹腔与外界沟通。女性生殖道内腔的宽窄不同、形状各异，输卵管的伞端与腹腔相通，阴道则开口于外阴。

生殖道内腔通畅的重要性：①阴道通畅是正常性生活的条件。②月经血通过宫颈管及阴道排出体外。③卵子排出后进入输卵管伞端，在壶腹部遇精子受精，受精卵经输卵管运送至子宫腔而种植发育。④胎儿要通过阴道娩出。因此，内腔的通畅是维持女性月经及生殖功能的必要条件。一旦发生狭窄或闭锁，则依病变部位的不同可以产生性交困难、不孕，甚或经血逆流入盆腔导致子宫内膜异位症、子宫腔积脓或不孕症。通畅性带来的问题：女性如不注意月经期、流产及产褥期卫生，或医师未严格遵守无菌操作，均可导致生殖道感染，并可沿内腔向上蔓延，引起子宫、输卵管甚至盆腔腹膜发炎。

(2)外阴部的环境有利于细菌生长。尿道与肛门是外生殖器的邻近器官，外阴部经常接触尿液、白带、经血及粪便，容易受到细菌污染；白带及经血又是细菌生长、繁殖的良好环境。前庭大腺及尿道旁腺感染后，细菌可以长期窝藏，成为慢性病灶并可反复急性发作。

(3)阴道是交媾器官，不注意性生活卫生或不洁的性交是发生生殖道炎症及性传播疾病的重要原因。

(4)外阴是性感最强的部位，富有神经末梢及静脉丛，具有勃

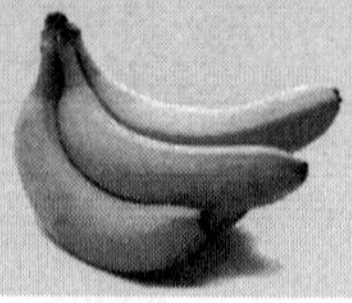

起的功能，创伤后最易发生血肿。

(5)女性生殖器官前方与膀胱、尿道相邻，后方为直肠，均受盆底组织的支撑。分娩使盆底组织受损，支撑作用减弱，除引起子宫位置下垂外，同时伴有膀胱、尿道及直肠位置的变更，并产生相应的症状。

（二）女性生殖系统的生理

正常健康女性的一生，从出生到发育成熟再到衰老的过程，随着年龄的增长，身体会表现出不同的生理现象，且尤以生殖系统发生变化最显著、最具代表性。而这些变化决定于丘脑下部、脑垂体和卵巢所分泌的激素作用，现代医学称之为“下丘脑-垂体-卵巢轴”。此轴又受中枢神经系统的调控，也就是说，丘脑下部、脑垂体和卵巢的功能是受大脑皮质控制的。根据这些变化，我们可以把妇女一生划分为 6 个时期：即新生儿期、幼童期、青春期、性成熟期、更年期和老年期。国内外有学者将新生儿期与幼童期并称为幼年期，因为在这个时期，作为女性的卵巢器官还没有发育成熟。但是从发育到衰老是一渐进的过程，没有截然的界限，各阶段的年龄可因遗传、发育情况、周围环境，以及营养、气候等条件的影响而略有差异，有时(如营养因素的影响)可促发或压抑其正常的发展过程。

值得一提的是，幼童从 7 岁起，内分泌腺开始活动，促进了性的分化及趋向成熟。这时孩童的身体发育较快，女性生殖器官虽逐渐发育但却仍很缓慢。从 10 岁开始，原来位于腹腔脏器的生殖器官(子宫、输卵管、卵巢)，此时已下降入盆腔内。卵巢由梭形变为卵圆形，且较前为大，卵泡逐渐发育，但不破裂，长大至一定程度又自然闭锁。这时，女性特征已开始出现，皮下脂肪在胸、髋、肩部及耻骨前区积聚，而使这些部位丰满隆起，骨盆变得宽大。由于卵巢的逐步发育，雌激素的分泌逐渐增多，至 11～12 岁乳房开始发育。

人们常说的女性青春期，亦称发育期，这个时期在12～14岁，也有延至16岁的。这时卵巢已经开始发育长大，它所产生的激素(即内分泌素)是女性身体内最重要的成分。这种激素进入血液，输送到全身，使全身迅速发生变化，逐渐向成熟过渡。俗话说，“黄毛丫头十八变，一天还要变三变”。于是，生殖器的各部分从幼稚型变成了成人型：阴阜隆起，大阴唇肥厚，小阴唇变大且有色素沉着；阴道变长变宽，阴道黏膜增厚并出现皱襞；子宫增大，以子宫体的增大更为明显，子宫体与子宫颈的比例为2∶1；输卵管变粗，弯度减少。阴毛和腋毛生长出来，乳房发育丰满、隆起，乳头增大；全身皮下脂肪增加，髋部和胸部更为显著，呈现出女性所特有的体形和身材。此外，音调也有改变，如音调变高等，而且，开始有性欲和母性的表现。除了生殖器官以外的女性特有征象，称女性第二性征，该性征均由于卵巢产生的激素而形成。如果卵巢发育不全，或是卵巢因病而发育受阻，就会影响女性第二性征的出现。

在女性青春期，会有月经来潮。月经初潮是青春期开始的一个重要标志。由于卵巢功能尚不健全，卵巢周期还不规则，故初潮后月经也不一定十分规律，往往在初潮后又停止几个月或半年，以后再来月经，或来潮数次以后，月经周期才接近正常。一般早期月经都是无排卵性月经，只因血液中雌激素的撤退而引起出血。但也有些女孩第一次月经即为排卵性月经。女性月经初潮年龄可受种族、气候、健康状况、营养状态，以及生活条件的影响而有所差异。在我国，多数在13～15岁，一般在12～18岁月经来潮均属正常。如果18岁未见月经来潮，应进一步查明原因。

女性成熟期指的是性成熟期，亦即女性卵巢生殖功能和内分泌功能最旺盛的一个时期。这个时期从16～18岁开始，卵巢完全成熟后，呈现周期性变化，每月(一般为28天)按期排卵1次，周期性地产生激素，所以有正常的月经。在这个时期中，女性身体各器官发育成熟，具有生育能力，约可维持 30 年。

女性到了绝经期(即更年期)，是由成熟期转入老年期的一个过渡时期，一般发生在 45～60 岁。在这一时期，卵巢功能逐渐减退、萎缩，卵泡不能发育成熟，排卵不规律乃至不能排卵，常有月经不调的临床征兆，生育功能消失。绝经后卵巢进一步萎缩，内分泌功能消退。在这个时期，妇女常有面部潮红、心悸、头晕等症状，情绪也容易激动。有资料报道，10％～30％的妇女因不能适应卵巢功能逐渐减退的变化而发生自主神经功能紊乱，出现一系列症状，而被称为更年期综合征。这些症状是暂时的，经过饮食调理、药膳及药茶等辅助治疗一段时间，其症状多可缓解或自然消失。

当妇女卵巢完全萎缩，功能消失，以及机体所有内分泌功能普遍低落，生殖器官发生萎缩的同时，机体亦逐渐老化，这表明已经步入老年期，年龄一般在 60 岁以后。妇女老年期生殖器官的变化相当明显，如大阴唇及阴阜皮下脂肪消失变平，阴道黏膜变薄并失去弹性，穹隆狭窄，宫颈及子宫萎缩，卵巢萎缩等。此时，生殖器的防御功能低下，因此须特别注意外阴卫生，以防感染。另外，妇女的老年期常为癌症较易发生的时期，应定期进行妇科检查。

(三)中医对女性生理特点的认识

中医妇科在中医学中占有重要位置，对民族繁衍和妇女保健起了很大的作用。我们的祖先，在有史以前，就已掌握了许多治疗疾病的知识，并在《易经》中记载有“妇孕不育”，《史记》和《左传》中记载了 3 个难产病例，均说明了古人在当时对妇女孕产的重视程度。

我国现存最早的一部医典《黄帝内经》中，曾记载了不孕、血枯、白淫、瘕聚、肠覃等妇科疾病，以及妊娠的诊断方法。《黄帝内经》开篇，就非常详细地阐述了女子生长、发育和衰老的过程，如《素问・上古天真论篇第一》记载：“女子七岁，肾气盛，齿更发长；

二七而天癸至，任脉通，太冲脉盛，月事以时下，故有子；三七肾气平均，故真牙生而长极；四七筋骨坚，发长极，身体盛壮；五七阳明脉衰，面始焦，发始堕；六七三阳脉衰于上，面皆焦，发始白；七七任脉虚，太冲脉衰少，天癸竭，地道不通，故形坏而无子也。”从这段文字可以肯定，中医学早在 2 000 多年前就已经得出女性平均初潮年龄为（二七）14 岁，绝经期为（七七）49 岁，这已为现代医学生理学研究所完全证实。

战国时期，已有治疗妇科病的“带下医”。据《史记·扁鹊仓公列传》记载：“扁鹊名闻天下，过邯郸，闻贵妇人，即为带下医。”另据《隋志》记载，此间有《素问女胎》和《黄帝养胎经》一书，专论妇女疾病。由此可见，早在 2 000 多年以前，我国中医药学对妇科就有比较专业的研究，并且出现了专门医生。在之后的不同时期，历代医家均有较深的研究，限于篇幅，在此就不一一介绍了。本篇仅概述中医对女性生理特点的认识，以及对子宫、天癸、月经、妊娠与产育等作简单的介绍。

中医学认为，人体脏腑经络气血的活动规律，对男女来说，其基本点是相同的。由于妇女在解剖上有胞宫，在生理上有月经、胎孕（妊娠）、产育、哺乳等特点，因此在脏腑经络气血活动的某些方面，有别于男性，而具有自身的特殊性。

人体以脏腑经络为本，以气血为用。妇女的月经、胎孕、产育等，都是脏腑经络气血的化生功能作用于胞宫的具体表现。脏腑是气血生化之源，经络是运行气血的通路。气血是月经、胎孕、发育、哺乳等的物质基础，胞宫是行经和孕育胎儿的器官。因此，研究妇女的生理，必须以脏腑、经络、气血、胞宫为核心，尤其是肾、肝、脾和冲、任、督、带四脉在妇女生理、病理变化上更有其重要的意义。近几年来的中西医结合研究表明，肾在中医妇科领域的地位更为突出。

1. 子宫　又名胞宫，即女子胞，在历代医家论著中有胞脏、子

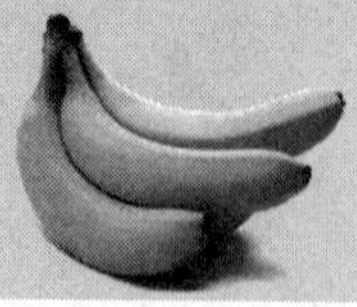

脏、子处、子户、血脏、血室等名称，或简称脏或胞等。早在《神农本草经》紫石英条下就有“女子风寒在子宫，绝育十年无子”的记载，胞宫的名称到元代才见诸于《卫生宝鉴·妇人门》。

子宫是妇女特有的器官，位于小腹正中，居膀胱之后，直肠之前，下口连接阴道，不受孕的情况下，状若倒置的梨。子宫既不同于五脏，亦不尽同于六腑。从结构上看，五脏为实，六腑中空，子宫虽中空但壁厚似实；从功能上讲，五脏主藏精气，藏而不泻，六腑主传化物，泻而不藏，子宫主藏蓄阴精，其功能近似于脏的藏，但又可排经娩胎，泌泄白带，又类似于腑的泻。所以，子宫既具有脏和腑的一些特性，又有别于脏和腑，是一个亦脏亦腑、非脏非腑、能藏能泻的特殊器官。古人认为子宫形体似腑，而功能似脏，故在《黄帝内经》中有“奇恒之府”之称。正如明代著名医家张景岳说：“女子之脏，子宫是也，亦以出纳精气，而成胎孕者为奇。”

子宫的生理功能有三：主月事，按月排经；主孕育娩出胎儿，排出余血浊液；主生理性带下，以润泽阴部。而其功能的实现，必须在脏腑无病、气血充沛、肾气全盛、天癸泌至、冲任通盛的条件下，子宫才能发挥其正常的生理作用。子宫与肾、心、肝、脾、胃的关系极为密切，以肾为例即可概知其要。《素问·奇病论》有记载，“胞脉者系于肾”。说明子宫的络脉与肾直接相系。子宫的功能是否正常，在很大程度上取决于肾的功能。肾为先天之本，元气之根，主藏精气，是人体生长、发育和生殖的根本。又精血可以互生，故肾精是月经、胎孕的物质基础。女性发育到一定时期，肾气旺盛则天癸至，不但促使子宫发育正常，而且促成子宫有行经、胎孕的生理活动。凡子宫发育不健全、原发性闭经、外阴枯萎、卵萎不孕等，多从补肾填精着手，常可获得较好的治疗效果，其道理即在于此。

女性的生理特点，反映在行经和孕育胎儿上，不论是月经生理还是孕胎产婴，除与子宫直接相关外，同时与冲任督带密不可分。冲任脉与十二正经相通，三阴脉皆会于任脉，冲脉隶属于阳明，精、血、气皆通过冲任而下注于子宫。督脉总督一身之阳气，上可温养于脑，下可温煦子宫。带脉横束于腰，约束诸经而不致妄行，又可固摄子宫胎元。四脉（冲、任、督、带）相辅相成，共同完成妇女经、孕、产、乳的生理功能。

2. 天癸 《素问·上古天真论篇第一》中认为："女子……二七而天癸至，任脉通，太冲脉盛，月事以时下，故有子……七七任脉虚，太冲脉衰少，天癸竭，地道不通，故形坏而无子也。丈夫……二八肾气盛，天癸至，精气溢泻，阴阳和，故能有子……七八肝气衰，筋不能动，天癸竭，精少，肾所衰，形体皆极。"从这段经文阐述中可以看出，"天癸"是人体内的重要物质，无论男女，均有"至"及"竭"的问题，且随其年龄增长而至，并到一定年岁而竭。"天癸至"在女性，则"月事以时下，故有子"；在男性，则"精气溢泻，阴阳和，故能有子"。在这里，"至"的含义应该理解为"至，极也"，也就是说，天癸达到成熟阶段。结合本书以女性特征为例，"至"主要是指天癸已达到成熟程度，促成生殖系统发育已经或接近成熟，并为正常月经周期的建立和完善生殖功能打下基础。天癸直接参与着男女精血产生的活动，它与肾所藏之精均有促进人体生长、发育、生殖的功能。天癸成熟的标志，在女性主要表现在以下几点：①月经的按时初潮（14 岁左右）。②作为女性的第二性征的出现，如乳房丰满、腋毛、阴毛生长，肩、胸、臀部皮下脂肪增加，以及呈现女性特有的体表外形。③具有受孕及生育能力。以上三者是密切关联的，缺一则提示天癸不足或衰弱。

从以上认识可见，"天癸"所表达的物质概念，与现代医学研究定义的雌激素、孕激素、促性腺激素一类内分泌激素物质相当或等同。国内有学者提出"天癸必至"的概念，是很有见地的。临床观察和临床经验也证实，天癸的成熟与否，可直接影响到人体的生长、发育、生殖，以及妇女月经周期的建立。因此，凡原发性或继发性闭经，第二性征出现迟缓或不明显，以及不孕症等，除考虑其他因素外，应首先想到天癸这一点。天癸之所以不能按时成熟（或成熟后复减退），其原因主要为：其一，脾气虚弱，健运失职，失却水谷精微之滋养。其二，肾气不足，肾间动气的衰微，不能对天癸加以激发。治疗宜用健脾、补肾两大要法。据临床验证，人参、黄芪、附子、黄精（健脾）与鹿茸、紫河车、仙茅、淫羊藿、川续断、杜仲、巴戟天（补肾）等药对天癸的成熟有很好的促进作用。

3. 月经 月经又称月事、月信、月水、月汛、月候、经候、信水等，是指有规律的、周期性的子宫出血，一般每月 1 次，经常不变，信而有期。我国历代医家对月经十分重视，而且有专著论述，其中有不少精辟见解均为现代医学研究所证实。

中医对月经周期的认识是相当深刻的，认为是女性生理过程中阴阳消长、气血变化节律的体现。在月经的产生过程中，随着阴阳的消长、气血的盈亏而出现月经期、经后期、经间期、经前期的生理节律，从而构成了月经周期。并认为，在月经周期中，肾气、天癸、冲任、胞宫、气血有着规律性变化。月经周期中 4 个不同阶段的连续与再现，形成了月经的周期节律。

正常妇女的阴道、阴户常有适量的液体滋润，这种液体色白或无色透明，质稍黏，无异常气味，其量不多，一般在经前期、经间期和妊娠期稍有增多，这就是通常所称的白带，也称带下，属于正常生理现象。《沈氏女科辑要》中就有记载："带下，女子生而即有，津津常润，本非病也。"并深刻地认为：带下的作用是润泽阴部，抗御外邪。

4. 妊娠与产育 《灵枢·决气》记载："两神相搏，合而成形。"充分说明了月事以时下的女子和精气溢泄的丈夫两性相交，两精结合，就能构成妊娠及妊娠过程。历代医家对妊娠与产育的许多认识是与现代医学研究结果完全吻合，而且，有些源于实践和临证的观察，还有待进一步探索。由于篇幅有限，这里只能简介其共同的要点。

中医学认为，初次怀孕的妇女叫“初孕妇”，怀孕两次以上的妇女，称“经孕妇”。性成熟期妇女受孕以后，月经停止来潮，脏腑经络的气血下注冲任，以养胎元。这个时期，全身血液相对不足，而气相对有余，形成了阴聚于下、阳盛于上的特点。在妊娠初期，由于血聚于下，冲脉之气较盛，如胃气素虚者，易挟肝胃之气上逆，多有择食喜酸、恶心作呕、晨起头晕等现象，俗称妊娠反应。妊娠期间，白带增多，乳房增大膨胀，甚至乳头痛得不能着衣、乳头及乳晕呈黑褐色，并能挤出黄色的初乳。妊娠3个月后，小腹膨隆，可摸到包块。4个多月后，可以感觉到胎动。妊娠期间的小便频数也属正常现象。

清代《医学入门》中指出：“气血充实，可保十月分娩……凡二十七日即成一月之数。”十个月为二百七十天，与现代计算妊娠日数后为280天亦相接近，故称“十月怀胎”。妊娠期满后，胎儿通常自然产下，犹如“瓜熟蒂落、粟熟自脱”。《达生篇》提出临产时宜“睡、忍痛、慢临盆”的6字诀，对指导临产、分娩有重要意义。杨子建《十产论》说：“女人怀胎十月，阴阳气足，忽腰腹作阵痛，相次胎气顿陷，至于脐腹痛极，乃至腰间重痛，谷道挺迸，继之浆破血出，儿子遂出，名曰正产。”这里所说的正产，即足月正常。临产之时腰腹阵阵作痛、小腹下坠、间隔时间越来越短、持续时间越来越长，继之肛门坠胀、产户窘迫、胎儿逐渐娩出，胎衣（即胎盘）也随之而下。

由于分娩时的出血耗伤了阴液，阴血骤虚，阳气易浮，因此在产后1～20日内常有轻微的发热（不超过38℃）、恶露、自汗等，这是产后暂时性阴虚阳旺的症状。一般在短时间内即可自行消失。产后数日之内，因胞宫正在恢复过程中，下腹部常有轻微的阵发性疼痛，以哺乳时更为明显（因婴儿吸吮乳头，可以刺激子宫收缩），而且按之有块（子宫），此包块逐日变小，一般在产后第10～14天消失（此时子宫已缩小降入骨盆）。产后从阴道排出的液体，中医称之为恶露。恶露中含有血液、坏死的蜕膜组织及黏液。一般产

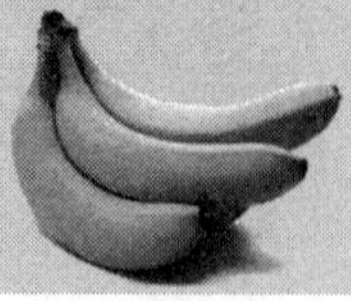

后头3天为血性恶露，量也较多；以后颜色逐渐变淡成为浆液性恶露；7～10天后恶露呈白色或黄白色，称之为白恶露。恶露多在2周左右消失，最多不超过3周。否则为产后病态，如产后恶露不绝等。

由于产后哺乳，脾胃所化生之精微，除供应母体本身的营养需要外，另一部分则随冲脉与阳明之气上行(乳房属足阳明胃经)，化生为乳汁，所以哺乳期间，常有月经停闭，称为哺乳期闭经。若脾胃不调，常并发产后少乳或缺乳等病症。

产后6～8周的时间，称为产褥期，产褥期若合理调养，产妇的身体就会较好地恢复孕前状态。

(四)月经、月经的形成及月经周期

青春期的女性由于卵巢分泌的性激素作用使子宫内膜发生周期性变化，每月脱落1次，脱落的黏膜和血液经阴道排出体外，这种出血现象，就是月经。因多数人是每月出现1次而称为月经。

正常月经一般为28天一个周期，20～40天均属于正常范围，经期一般为3～5天，但在2～7天内均属于正常。由于个体差异，一般每次行经血量为50～60毫升，不超过80毫升。大多第2～3天出血量稍多，经血为暗红色不易凝结，因为有抗凝酶存在。如果经血不畅，时而有小血块，有的人会感到小腹胀坠或疼痛。但这些不适会逐渐减轻，一般不会影响学习和工作。

女孩的第一次月经称为月经初潮，它是青春期到来的重要标志之一。大多数女孩的初潮年龄为12～14岁。出现月经初潮的早晚与遗传、营养、环境等因素有关。如果8岁以前出现月经初潮，应警惕性早熟，如果18岁仍无月经初潮，应警惕发育迟缓。初潮来临的女孩生长迅速，食欲增加，乳房发育隆起，时有疼痛，阴毛、腋毛开始增加，颜面红润，这些现象是初潮即将来临的预兆。一般来说，初潮常常是不排卵月经，初潮后数月至1年才有排卵。

一、月经基础知识

月经初潮，由于卵巢功能尚未完善，往往月经周期不规律，从不规律走向规律，也因人而异，多为1～2年。如月经周期超过半年或行经时间超过10天以上，都属不正常，应该到医院就诊。

月经是由于卵巢激素周期性变化引起子宫内膜周期性脱落而导致的阴道出血。青春期后卵巢在下丘脑-垂体所分泌的促性腺激素的刺激下逐渐发育。在垂体促卵泡激素的作用下卵泡逐渐生长，发育成熟，并分泌大量的雌激素，在雌激素的作用下子宫内膜增生变厚，呈增殖期变化。在黄体生成激素的作用下，成熟的卵泡破裂排出卵子，排卵后卵泡形成黄体，黄体细胞分泌孕激素，在雌、孕激素的共同作用下，子宫内膜进一步增殖，并由于其腺体上皮细胞分泌而呈现分泌期变化。若卵子未受精，黄体即开始萎缩，一般黄体的寿命平均为14天。黄体萎缩后，卵巢雌、孕激素水平迅速下降，使子宫内膜失去支持而萎缩，且由于缺血坏死而脱落，于是出现阴道出血，即通常所说的月经来潮。

正常女性体内的卵巢激素影响和控制子宫内膜的变化，其特点是，为适应接收受精卵的植入和生长，子宫内膜增厚，血管增生；如没有接收到受精卵，增厚的子宫内膜就会脱落，同时伴随出血。子宫内膜的周期性变化也就是月经周期。

月经周期的具体表现形式为前次月经第一天到这次月经第一天之间的间隔时间。但是每一个人，或同一个人的每一次月经，也不都是完全一样的。月经周期的长短，也因人而异，一般为28～30天，但提前或落后7天也属正常范围；每次月经持续时间一般为3～7天，月经的经量基本恒定，为30～80毫升，多数人为60毫升。

一般月经开始时第一天经量较稀少，颜色鲜红；第二三天经量较多，经质变稠浓，月经的颜色呈暗红色；第四天以后月经的颜色逐渐变淡，月经量也逐渐减少，直到经净。也有的人来月经三四天就没有了，过一两天又来了一点儿，也是正常现象。月经周期的长

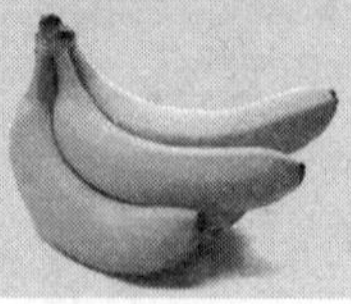

短，取决于卵巢周期性变化的长短，只要规律，一般属于正常月经。

下丘脑在中枢神经系统控制下，受到兴奋即产生促性腺激素释放激素(Gn-RH)，通过丘脑下部与垂体之间的门脉系统进入垂体前叶，使之分泌卵泡刺激素(FSH)和少量黄体生成素(LH)。这些垂体激素使卵巢内的卵泡发育成长，并随着卵泡的逐渐成熟而分泌愈来愈多的雌激素，促使子宫内膜增生。

日益增多的雌激素，将对下丘脑和垂体产生负反馈作用，使卵泡刺激素的分泌减少，但促进黄体生成素的分泌。排卵前黄体生成素分泌明显增多，卵泡生长迅速，终至破裂而释放出成熟的卵子，即排卵、排卵后黄体生成素急骤下降，而后黄体生成素和卵泡刺激素协同作用，使破裂的卵泡形成黄体，其中粒层黄素细胞及卵泡细胞将分泌雌激素、孕激素，并随着黄体发育产生愈来愈多的孕激素，使增生的内膜转入到分泌期或月经前期。黄体期孕激素与雌激素达到一定浓度时，将协同对下丘脑及垂体起负反馈作用。排出的卵子如未受精，黄体即退化，孕激素及雌激素的分泌随之渐减少，导致子宫内膜的退化剥落，月经来潮。下丘脑、垂体因卵巢激素浓度的下降而不再受抑制，于是一个新的性周期(即月经周期)又从此开始。

(1)初潮：月经首次来潮称为“初潮”。初潮年龄可受多种因素的影响，如环境、气候及健康状况等，一般为13～15岁，也有早到10～12岁或迟到17～18岁的。

(2)周期：自月经来潮的第一天算起，一般25～35天，平均28天。

(3)持续时间和经血量：持续时间因人而异，可从1～2天到7～8天不等，多数为3～6天。经血量通常以用多少纸垫及浸透程度来做粗略的估计，有人用放射性^{59}Fe或^{51}C同位素标记红细胞来测定人的经血量，前者为10～55毫升，后者为35～58毫升，并认为总失血量超过80毫升者为病理状态。

(4)经血特点:为暗红色,血量过多时为鲜红。血内含有退变的内膜碎片、宫颈黏液、阴道上皮细胞、细菌及白细胞等。经血一般不凝固,但偶尔有小凝血块者。如有较大血块出现,说明经血量超过正常。经血不凝的主要原因为破坏后的内膜释放出多量活性物质,将经血内纤溶酶原激活为纤溶酶,使纤维蛋白裂解成流动的分解产物,内膜内还含有破坏其他凝血因子的活化酶,使凝血受到影响。

(5)经期症状:一般无特殊症状,有时可有全身不适、困乏、乳房胀痛、手足发胀、下腹及背部酸胀下坠等,还可有便秘、腹泻(前列腺素作用)、尿频及食欲缺乏。个别的有头痛、失眠、心悸、精神抑郁或易激动等,多在月经后自然消失。

(五)如何掌握月经周期

妇女的月经周期,是在全身健康状况良好的基础上,体内激素平衡调节的结果。任何因素都可能干扰这个过程,给受孕带来影响。只有充分了解正常的月经周期,才能及时识别出影响受孕的细微变化。

据统计,月经初潮的平均年龄为12～13岁。近一个世纪以来,月经初潮的平均年龄约每10年下降3～4个月,这是因为卫生和营养状况的改善。不过,决定月经初潮的主要因素是遗传。

大多数女孩的月经初潮在9～17岁。引起月经初潮延迟的主要原因有:营养不良,遗传,严重的疾病如风湿病、糖尿病、精神疾病、神经性厌食,以及在青春期遭受过严重的感情挫伤和精神压力。有些生活方式也可推迟月经初潮,甚至闭经,如马拉松赛跑等强体力训练和生活在高原地带。光照似乎也可影响月经,盲女的月经初潮有提前的趋势。种族和气候对月经影响不大。

通常情况下,在月经初潮后的最初几年,会逐渐形成具有自身规律的月经周期。如有的妇女月经周期为28天,经期4天;而有

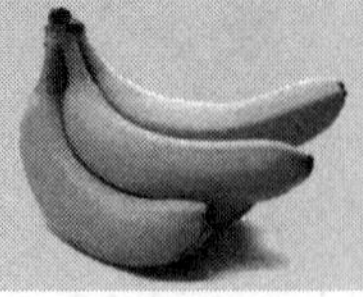

的妇女则为35天的周期，6天的经期，这些都是正常的。月经量的多少也是因人而异的。

月经周期稍有提前或推后，或月经量稍有变化是许多人都会遇到的。轻微的变化并不等于月经失调。

月经周期不规律常见于刚来月经的青春期女性和接近绝经的更年期妇女。她们之所以易出现月经不规律，是因为她们没有排卵但体内仍有刺激子宫内膜生长的雌激素分泌。在单一雌激素刺激下的月经（无排卵月经），周期可长可短，表现为月经不规律；而受雌、孕激素双重影响的子宫内膜（即排卵者），排卵时间就确定了子宫内膜剥脱的时间（月经来潮），因而月经就有规律。

如果既往月经规则，突然伴发痛经、经量过多或经期延长，甚至周期不稳定或闭经，预示可能患有其他疾病，甚至是严重的疾病。此时除了需要做必要的妇科检查外，还需进行身体其他方面的检查。

引起月经不规律的原因有：甲状腺功能低下、甲状腺功能亢进、糖尿病、暴饮暴食、营养不良；体重过轻或过重；精神高度紧张；卵巢、子宫、脑垂体或下丘脑的肿瘤，以及内分泌紊乱。

约35岁以后，可能会出现轻度经量变化或伴有经前期紧张综合征。其实可能为无排卵性月经。这个时候，如果试图怀孕的话，应尽早咨询医生。

（六）下丘脑性激素是如何调节月经周期的

女性自青春期到更年期，生殖器官出现周期性变化，称“性周期”。由于最明显的外在表现为月经，因而称“月经周期”。这种周期性变化，是通过在中枢神经系统控制下的下丘脑、垂体、卵巢（称为下丘脑-垂体-卵巢轴）内分泌系统的兴奋和抑制作用来调节的。下丘脑位于脑底部，其中间隆突细胞能分泌肽类激素，具有高度生物活性，只需几纳克（毫微克）就可产生生物效应。这些激素通过垂体门脉血管系统达到垂体前叶，促进或抑制其分泌各种相应的激素。起到促进作用的称释放激素(RH)，起抑制作用的称抑制激素(IH)。

(1)促性腺激素释放激素(GnRH)：为调节月经的主要激素，于1971年人工合成，其化学结构为10肽化合物。此激素能使垂体分泌促卵泡激素(卵泡刺激素)和促黄体生成素(LH)，但主要为后者，故又称促黄体生成素释放激素。它们究竟是一种还是两种激素，目前尚无统一认识。

(2)催乳素抑制激素(PIH)：下丘脑通过抑制来调节垂体催乳素(PRL)的分泌。脑组织中多巴胺即有此作用，故有人认为多巴胺就是催乳素抑制激素，但也有人认为是激发了另一种物质而起作用，至今尚无定论。

(3)下丘脑激素的释放与抑制调节：①神经递质。主要有去甲肾上腺素、多巴胺及5-羟色胺。去甲肾上腺素促使促黄体生成素释放激素的分泌。多巴胺对促黄体生成素释放激素和催乳素有抑制作用(或促进了催乳素抑制激素的分泌)。5-羟色胺对促黄体生成素释放激素有抑制作用，但对催乳素则有促进作用。②反馈调节。卵巢性激素可逆向影响下丘脑和垂体前叶促性腺激素的分泌，称反馈作用。有促进性作用者，称正反馈，反之称负反馈。雌激素与孕激素协同作用时，负反馈影响更显著。垂体促性腺激素系在促性腺激素释放激素调节下分泌，但又可反过来对下丘脑起负反馈作用。③松果体。位于第三脑室顶部，是一很小的腺体。幼年时被破坏易发生性早熟。成年时被破坏，则促性腺激素释放激素的释放将受影响。发生肿瘤时，常伴有下丘脑-垂体-卵巢轴功能状态的抑制。

(七)垂体性激素是如何调节月经周期的

(1)促卵泡激素(卵泡刺激素)：促进卵泡周围间质分化成为卵

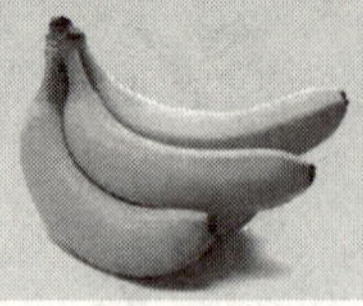

泡膜细胞，使颗粒细胞增生及细胞内芳香化酶系统活化。

(2)促黄体生成素(黄体生成素)：作用于已分化的卵泡膜细胞，使卵泡完全成熟，与卵泡刺激素协同促使性激素的合成与分泌。卵泡成熟后黄体生成素突然大量释放，诱发排卵。黄体的正常功能，也是在黄体生成素的作用下产生的。

(3)催乳素：此激素结构与生长素相似，但作用不同。除受催乳素抑制激素调节外，促甲状腺素释放激素(TRH)、雌激素和5-羟色胺等对其有促进作用。催乳素和雌激素、孕激素有协同作用，即促乳房发育和乳腺分泌作用。血液中泌乳素浓度无周期性变化，但卵泡中含量在月经前半期中偏高，抑制了颗粒细胞的黄素化，在黄体期则浓度降低，有利于黄体酮的合成。

(八)卵巢是怎样控制月经周期的

卵巢的作用在女性生殖系统中至关重要，既担负人类繁衍后代的生殖功能，又担负着产生重要的女性激素的内分泌功能。两者密不可分又相互协调。

女婴出生时，她的卵巢中就带有数十万个小的卵泡，此后一生中不会再产生新的卵泡。每一个卵泡中间是一个卵母细胞，周围被一层扁平的称为卵泡细胞的小细胞包绕，两者组成一个原始卵泡。女孩出生后卵巢并未发育，一直要等到十二三岁进入青春期后，卵巢里的原始卵泡开始有少数逐渐发育，并分泌少量雌激素。在这些雌激素作用下，女孩表现出女性特征，有阴毛、腋毛生长，乳房开始发育，呈现女性脂肪分布等。

当卵巢发育到一定程度时，原始卵泡逐渐向成熟卵泡发育，产生更多的雌激素，使子宫内膜增生。这时卵巢通过与它的上级中枢——垂体与下丘脑的协调，垂体分泌大量促性腺激素，使成熟卵泡发生排卵。卵子排出后落入腹腔中，被就在附近的输卵管伞部拣拾，进入输卵管等待受精。而排出卵子后的卵泡在卵巢中继续发育形成黄体。黄体是一个黄色花菜样组织，排卵后 7～8 天，黄体体积和功能达高潮，直径 1～2 厘米，黄体细胞中含有大量脂类物质，分泌大量雌激素与孕激素，使子宫内膜由增生期变为分泌期。如果排出的卵子没有受精，黄体发育到一定程度，由于得不到垂体促性腺激素的继续支持，在排卵后 8～9 天就会发生萎缩衰退，它分泌的雌激素、孕激素减少，不能支持子宫内膜的生长，终于使内膜脱落而月经来潮。黄体本身逐渐被吸收并纤维化。如果排出的卵子受精成为受精卵，受精卵外层的绒毛发育，绒毛能分泌人绒毛膜促性腺激素（HCG），后者替代垂体分泌的促性腺激素作用在卵巢黄体，使黄体继续发育形成妊娠黄体，持续分泌雌激素与孕激素来维持妊娠。

每个月经周期中，卵巢内同时有一批（十几个）卵泡开始发育，其中多数都发育到一定程度后先后退化闭锁，其中只有一个卵泡可以充分发育成熟，成熟的卵泡直径可达 15～20 毫米，并且发生排卵与黄体形成。一般两个卵巢每月轮流排卵，所以妇女一生中只有 400 个左右卵泡能成熟排卵，绝大多数卵泡的命运不济，中途夭折。

（九）卵巢性激素是如何调节月经周期的

在垂体促性腺激素的影响下，卵巢主要合成并分泌雌激素与孕激素。女性体内雄激素，也可由卵巢及肾上腺皮质分泌。卵泡期的卵泡内卵泡膜细胞为合成雌激素和雄激素的主要场所，其酶系统能将雄激素部分地转化为雌激素。颗粒细胞的芳香化酶系统受卵泡刺激素的作用活化，也能将雄激素转化为雌激素。黄体期上述细胞的性激素合成更为活跃。此时内卵泡膜黄素细胞主要产生雌激素，也分泌孕激素；黄体粒层细胞的黄体生成素受体量大为增加，主要分泌孕激素。除卵巢外，胎盘可产生大量雌激素与孕激素，肾上腺皮质也能产生极少量雌激素与孕激素。外卵泡膜细胞

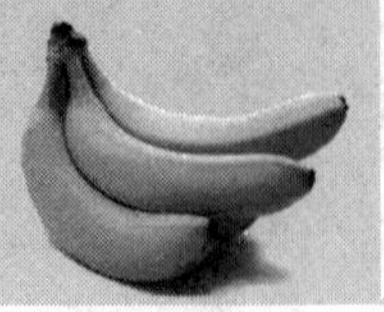

和卵巢间质细胞，正常能合成极少量的雄激素。性激素和肾上腺皮质激素的基本结构与胆固醇相似，为一种类固醇激素，也称甾体激素。各激素合成的基本途径是统一的，仅因组织中酶系统的差别，而合成了不同的激素。活动过程均在细胞的粗面内质网内进行。

(1)雌激素：人体内的雌激素主要有17β-雌二醇(E_2)，活性最强，易被氧化成为雌酮，又可水合为作用最弱的雌三醇(E_3)，后者也可能是E_2的代谢产物。这些变化都在肝脏内进行，都以葡萄糖醛酸和硫酸盐的形式从尿中排出。雌激素的主要生理功能如下：①促使子宫发育，肌层增厚，血管增生，内膜呈增生期改变，宫颈分泌透明稀薄黏液，便于精子通过。有增强子宫对催产素的敏感性作用。②促进输卵管的发育及蠕动，出现纤毛细胞，有利于卵子或受精卵的运行。③促使阴道上皮细胞增生角化，角化程度与雌激素水平成正比，并使上皮细胞内糖原增加，经阴道杆菌分解成为乳酸，使阴道分泌物呈酸性反应，有抑制致病菌繁殖的作用，从而增强局部的抵抗力。④促使乳腺管增生。产后立即用较大量雌激素能抑制乳汁的分泌。⑤促使女性第二性征发育。⑥促使体内钠和水的潴留。⑦加速骨骺端的闭合。⑧对雄激素起拮抗作用。⑨可以调节脂肪代谢(降低胆固醇与磷脂的比例)。⑩一定浓度的激素通过丘脑下部来影响垂体促性腺激素的分泌，一方面是抑制垂体促卵泡成熟激素的分泌，另一方面是刺激黄体生成素的分泌。

(2)孕激素：人体内产生的孕激素，主要是孕酮，其代谢产物主要为孕二醇，与葡萄糖醛酸或硫酸结合，从尿中排出。孕激素主要生理功能如下：①使经雌激素作用而增生的子宫内膜出现分泌现象，宫颈黏液变得黏稠，精子不易通过。②抑制输卵管的蠕动。③逐渐使阴道上皮细胞角化现象消失，脱落的细胞多卷缩成堆。④促使乳腺小泡的发育，但必须在雌激素刺激乳腺管增生之后才起作用。⑤有致热作用，可能系通过中枢神经系统使体温升高约

0.5℃。⑥促使体内钠和水的排出。⑦通过丘脑下部抑制垂体促性腺激素的分泌。孕激素与雌激素既有拮抗作用又有协同作用。孕期此两种激素在血中上升曲线平行,孕末期达高峰,分娩时子宫的强有力收缩,与二者协同作用有关。

(3)雄激素:女性体内的雄激素主要是睾酮,有无生理重要性,一直是探索中的问题。有专家认为,雌激素的组成、代谢和促进生长的能力有限,少女在青春期生长发育迅速,似难单以雌激素作用来解释,还可能有少量雄激素的作用。

(十)为何精神紧张会使月经受累

对女性而言,精神紧张首当其冲受影响的是月经。精神紧张会对机体的内分泌产生不良影响,如焦虑可抑制睾酮、雌激素的分泌,同时使生乳素增多,这些变化都直接影响着月经。那么,精神因素所导致的月经紊乱有哪些表现呢?

(1)月经过少:此类患者往往多愁善感、性格内向并长期遭受轻度的精神刺激,思虑过度。临床表现为月经量逐渐减少,1～2天即止,四肢乏力,失眠健忘,食欲缺乏,精神压抑,性欲低下或厌恶性生活等。

(2)月经稀发:其发病原因多属长期精神压抑、紧张而不能自我开脱者。这类患者接二连三地受到精神刺激,思想负担沉重,加之消极对待饮食起居、导致营养缺乏或下丘脑功能紊乱,在食欲、性行为、自主活动、睡眠等方面都有异常改变。临床表现为月经没有规律,经前期紧张,经色淡红或暗红,量偏少,头晕心悸,神疲乏力,腰膝酸软,喜静恶动等。

(3)闭经:突受惊吓、突然起居变迁、突遭严重的精神创伤,如中年女性丧偶,少女父母离异、失恋、遭强奸、暴力抢劫之后出现闭经。这类闭经的时间,因人、性格、精神创伤的程度不同而长短不一。年轻、性格开朗、精神创伤小者,一般会自行复潮,反之则需配

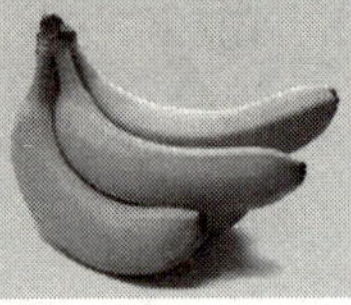

合药物治疗。不良的刺激，发生在月经周期不同的阶段影响也各异。一般发生在经期者最为严重，月经前期次之，月经后影响较小。

(4)痛经：常见于月经期或经前遭受不良刺激者。患者平素多胆小怕事，突然大怒之后出现痛经。一般为月经突然减少或突然增多后即止，色转暗，经行不畅，或见血块，腹痛时轻时重，情绪好时缓解。

精神紧张引起的月经病，绝大部分为功能性病变。只要去除紧张因素，精神放松，一般可自行恢复正常。对于月经一时难于复潮或月经不正常者，可配合药物治疗。中药一般采用养血安神调经、疏肝理气调经、益肾活血调经等，不良反应小，见效较快。

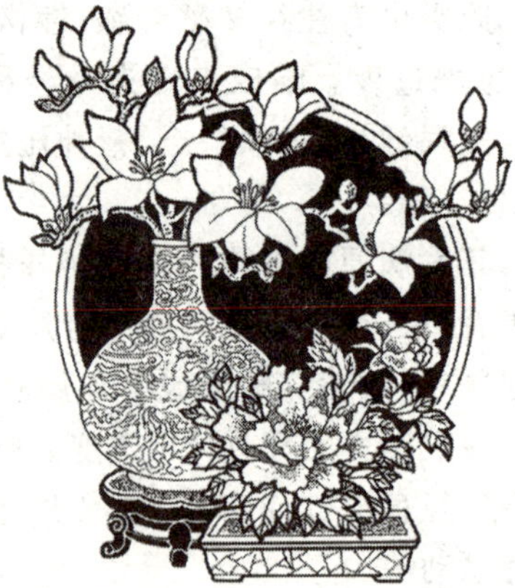

二、月经期的饮食调养

(一)月经期宜健康饮食

妇女月经期宜多吃水果、谷类、豆类等富含复合糖类的食物，减少过多的盐、精制糖、高脂肪及咖啡因的摄入，多吃富含锌、镁及B族维生素食物，如鱼、猪腿肉、牡蛎、禽肉、河蚌、南瓜子、黄豆、奶类、海藻、豌豆、黑芝麻、花椰菜、酵母、甘蓝等。

改变不良的饮食习惯对于月经不调、痛经、闭经的治疗及缓解经前期综合征、绝经期综合征的症状肯定有帮助。改变不良饮食习惯就是使你的食谱构成以全营养谷物、新鲜的蔬菜与水果、豆制品、坚果、果仁为主，包括少量的鱼、鸡和脱脂奶制品。这样做可以消除经前期综合征的症状，如情绪波动、抑郁、焦虑、无精打采、易怒、暴饮暴食、肥胖和头痛等不良反应。如果患有各种月经病，导致身体状况不好，可以通过高质量、高营养的食物来提供能量，改善症状。

健康饮食包括：①尽量多摄食新鲜蔬菜、水果、全营养谷物，以及豆类制品，如干豆、豌豆等。②限制一些经过精加工、纤维含量少的食物，如白面包、面糊、精米、白面、蛋糕、饼干等。③蛋白质的补充可以来源于少量的瘦肉、鱼或猪肉。也可用豆类代替。鸡蛋也可以作为蛋白质的来源，但要限制在每天1个。④不要吃煎炸食品。⑤避免食用饱和脂肪（黄油、动物脂肪等）。⑥食用含少量脂肪的奶制品。⑦每天至少喝6～8杯水。如果能坚持上述饮食原则，那你的身体肯定能够得到保持健康所需的一切营养物质，而营养状态也会比其他人好许多。

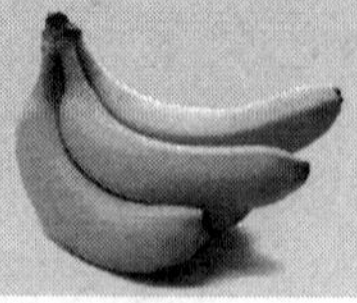

(二)远离咖啡因

有学者曾对200多名大学女生调查研究显示，那些咖啡因饮料摄入量在每天4杯半以上的人，60%患有月经不调、痛经、经前期综合征。

咖啡因能够引起易怒、焦虑、情绪不稳、失眠、B族维生素的消耗和乳房肿痛。许多人可能都有过因食用过多咖啡因而出现精神亢奋的经历，即使少量饮用咖啡因也能促进机体释放肾上腺素。咖啡因还能帮助你保持清醒，所以长期以来，被女性用作夜间熬夜工作、学习的提神剂。当你正为失眠(经前期综合征的一种常见症状)所困扰的时候，它的这种提神作用就不见得是一件好事了。它主要是通过增加神经递质去甲肾上腺素生成而发挥作用的。去甲肾上腺素使机体提高警惕性，同时也使你变得易怒和焦虑。而且，由于咖啡因代谢缓慢，所以，即便在晚餐时喝1杯咖啡或含咖啡因的饮料，都会让人到夜里11时仍然无法入睡。

咖啡因是一种天然的利尿剂，能够促进水的排泄。随着水的排泄，还会带走一些重要的维生素和无机盐。在这一过程中，B族维生素、镁、钾、锌和维生素C都会大量丢失，而这些营养成分的丢失必然导致经前期综合征的发作。举例来说，维生素在葡萄糖代谢过程中起着重要作用。一旦这种维生素缺乏，血糖水平会骤升骤降，导致饥饿、发抖、懒惰等一系列症状。此外，B族维生素对肝脏正常功能的行使也很重要，而肝脏又是雌激素代谢的主要器官。如果没有足够的B族维生素，血中雌激素的水平就会升得过高，导致水潴留、乳房肿痛、情绪波动、偏头痛和失眠。尤其是乳房胀痛，与咖啡因的摄入有很大关系。约有1/3的女性，只要从饮食中去除咖啡因，这些症状就可以得到缓解。

在月经周期的最后两周，也就是第14～28天，身体降解咖啡因所需要的时间更长。最好能够将咖啡因从食谱中去掉。但是，如果做不到这一点，至少应在行经前2周彻底杜绝咖啡因的摄入。

对于大多数人来说，咖啡因主要来自饮料，如咖啡、茶和其他一些饮料。要断绝咖啡因的摄入，主要就是改喝不含咖啡因的饮料。还有巧克力、可可粉及其相关产品中也含有咖啡因，因此在上床睡觉前喝可可奶有害而无益。另外，不要忘了很多药物中也含有咖啡因。镇痛药（尤其是治头痛的药物）就是靠咖啡因来扩张血管，达到止痛的目的。

在完全切断咖啡因来源以前，还有一点需要提醒：如果已经习惯于每天喝两杯以上的咖啡或含咖啡因的饮料，或者是在服用含咖啡因的药物，那最好不要突然完全停止！咖啡因是一种血管收缩剂，长期摄入咖啡因，人体已经习惯于它的作用，若突然停止，会导致血管反应性扩张，导致头痛或痛经。所以，杜绝咖啡因的过程要缓慢进行，可以先用1～2杯白水代替1杯咖啡因饮料，约1周后，再去掉1杯，依此类推，直到最后全部替换。

如果不能完全脱离咖啡因饮料，也不要灰心。只要能控制在正常摄入量的范围之内，经前期综合征或痛经的症状就会有明显改善。开始的时候，将目标定在每天200毫克以内（包括饮料、食物和药物），看效果如何。你会发现，乳房胀痛和焦虑好多了。如果症状没有好转，那就继续减少咖啡因的摄入。

（三）远离酒精

喝酒会使经前期综合征、绝经期综合征、月经不调加重，它主要通过以下几条途径发挥作用。

（1）喝酒会加重雌激素蓄积：酒精是一种必须经肝脏解毒的有毒物质。当肝脏因为解毒而超负荷时，其代谢雌激素的能力必将大大降低，导致雌激素在体内蓄积过多。

（2）喝酒影响B族维生素的吸收与利用：B族维生素在稳定血糖、雌激素灭活及脑内神经递质正常功能的发挥等方面起着举足

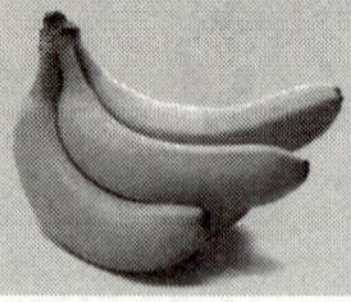

轻重的作用。如果 B 族维生素水平低，很可能会导致月经期疲劳、易怒、肿胀和失眠等症状的发作。

(3)酒精破坏镁：约 80%的酗酒者其血镁含量都很低，而这种无机盐的缺乏与经前期综合征有着很大的联系。血镁含量太低，导致多巴胺水平下降，而多巴胺这种神经递质的主要作用是清除过多的体液，调节食欲，增加警惕性。镁还参与调节葡萄糖代谢，稳定情绪，缓解痛经。镁含量不足，会导致脾气暴躁、食欲缺乏、恶心呕吐、抑郁、痛经等一系列临床症状。

(4)酒精影响正常葡萄糖代谢：酒精通过阻断正常的血糖供应机制，导致低血糖。有时候，饮酒会使血糖处于一种极度不稳定的状态，先是引起血糖骤然升得很高，然后又突然降得很低。尤其是在喝了含有糖或者类似于糖的酒之后。空腹喝酒会加速并放大这种效应，出现低血糖的一些症状，如疲劳、虚弱、烦躁易怒等。很多女性在喝酒之后出现的经前期综合征、绝经期综合征、月经不调，可能就是由低血糖引起的。喝酒往往耽误正常进餐，这使得问题进一步复杂化。

(5)喝酒影响食欲：一两杯酒下肚，很多人就不想吃饭了。她们可能只吃一点儿或者根本就不吃了。那些经常喝酒的人往往会以酒代饭，使进食的很多营养物质根本无法吸收和被有效利用，还有的随着小便和呕吐而丢失。而酒精本身并无任何营养成分，其惟一的营养就是热能，因此严重酗酒的人往往会出现维生素和无机盐缺乏。

(6)酒精是一种抑制剂：如果抑郁还不是经前期综合征、绝经期综合征、月经不调的症状之一，那么饮酒很快就会使之加入这一行列。经前期是酗酒开始或恶化的一个重要时期。很多女性在这一时期为了缓解焦虑和紧张或逃避一些问题开始喝酒。但不幸的是，随之而来的抑郁却变成了最大的问题，因为酒精是一种中枢神经系统抑制剂，它能加剧人的绝望感。

(7)酒精在经前期的打击力更大:在行经前约1周,女性对酒精的耐受力明显降低,喝到平常量的一半就醉了。而且,很多女性在这段时间很难控制自己的饮酒。

最好的对策就是彻底地脱离酒精的影响。如果实在想喝,可以偶尔解解馋。只在吃饭时喝一点,每次要少喝、慢喝,经前期最好不要喝。酒的种类最好选择度数较低的葡萄酒或啤酒。其余时间,坚持喝无酒精饮料,如加入一片酸橙的矿泉水、类似于啤酒但不含酒精的饮料或其他不含咖啡因的饮料。

(四)远离高糖食物

月经不调、经前期综合征、绝经期综合征是一组复杂的病症,其症状、起因及治疗涉及面很广。在行经前一周,机体对胰岛素反应异常敏感。胰岛素的主要作用是将葡萄糖从血液运送到细胞,使之在那里产生能量。如果胰岛素过分地将葡萄糖从血液中运走,就会让机体处于一种低血糖的病理状态,临床称为低糖血症,可因此导致疲劳、发抖、饥饿、情绪不稳定、爱发脾气等一系列症状。这时,人的大脑便向身体发出信号,告知需要更多的燃料,于是人就开始嗜甜食。这也正是很多女性爱吃巧克力的原因。而巧克力除大量的糖分外,还含有镁(常常在经前期缺乏的一种无机盐)和苯乙胺(一种能够缓解抑郁的氨基酸)。但是,经前期最好还是少吃甜食,这是因为如下原因。

(1)糖使人情绪化、爱发脾气、疲劳和虚弱:吃糖会刺激胰岛素的大量释放,导致血糖水平骤然下降。当血糖再度急降的时候,会吃更多的糖。这样就形成了恶性循环,会使女性在整个经前期都烦躁不安。

(2)糖能加重雌激素的累积:过多的糖摄入加重了肝脏的负担,使之没有能力有效地降解雌激素。雌激素水平升高,就会感到肿胀、烦躁和焦虑。

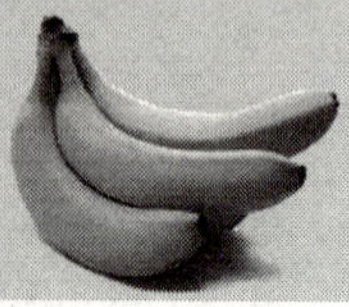

(3)糖会加重人的焦虑感:血液中葡萄糖浓度的骤升骤降会激活肾上腺释放肾上腺素,以帮助血糖恢复正常。但是,肾上腺素会加重人的焦虑,同时还会促进另外一种激素——皮质醇的释放,而这种激素又会加重女性对糖的渴求。

(4)糖能加重孕激素的缺乏:除加重焦虑外,皮质醇的升高还有其他一些不良反应——降低孕激素而增加雌激素含量。此外,皮质醇还使得机体无法有效利用孕激素。这样,即使身体能够合成足量的孕激素,但也无法正确利用。

(5)糖能破坏体内其他营养物质:过量的糖会破坏体内的B族维生素、铬、镁、锌和铜。如果以含糖的食物代替其他有营养的食物,很可能会导致营养缺乏,引起经前期综合征和其他一些疾病。

解决方法:避免吃糖或含糖的食物,尤其是行经前1周更要注意。如果感到低血糖,可以补充一些含有复合糖类的食品,如全麦面包、麦片粥或面糊、黄豆、豌豆或其他一些豆制品。记住:水果,还有一些蔬菜也含有天然的糖分,也会使血糖升高。所以,水果和蔬菜一定要与少量蛋白质食品(松软奶酪就是一种很好的蛋白质来源)或一些复合糖类食品联合食用,这样能够减缓葡萄糖进入血液。

一些精加工食品,如白面包、白米和玉米片等,因其缺乏粗纤维会对机体产生类似于糖的作用。在进食上述食品后血糖会突然升得很高,就跟刚吃过糖果一样。最好能坚持食用全营养食品,因为其中的纤维成分可以减缓葡萄糖进入血液。如果实在想吃上面所列食品,最好同时进食一些高纤维、高蛋白的食物,这样可以防止血糖突然升高。

可以通过一些简单的改变来减少糖的摄入量。例如把糖罐儿从餐桌上拿走,这样就不会总想着往饭里加糖了;尽量吃新鲜的而不是罐装的水果。在经前期最好不要吃糖。

(五)远离高盐食物

人的身体为发挥正常功能就要保持水盐平衡,而大量盐的摄入,必然导致过多水的摄入。对于身体的组织来说,也是同样的道理。组织中盐的浓度越高,进入组织与之平衡的水便越多。所以,经前期女性摄入盐分越多,经前期综合征、绝经期综合征等月经病的症状就越加重。

正常情况下,平均每人每天只要 500 毫克钠就足够了。但大多数人钠的摄入量在每天 5～10 克,是上述数值的 10～20 倍！最好能将食盐的摄入量控制在每天 6 克以下,因为过多的钠会导致高血压、肾脏病和肝脏疾病。

对于那些有水潴留的人来说,最好将盐控制在每日 4 克以内。但是要将钠摄入量控制在一个合理的水平,并不是指在烹调时少放些盐就好了。钠,几乎存在于所有的食物之中,即使新鲜的蔬菜和水果中也存在。当然,这并不是说要杜绝钠摄入。只是提醒你留意哪些食物中钠的含量高,哪些中等,哪些含量较少。我们希望大家最好选择那些钠含量中等偏下的食物,而少吃那些钠含量太高的食物。

菜肴如果无盐,就会变得索然无味。要想真正做到低盐饮食是非常困难的,因此要努力遵循以下几条原则:①在烹调和烤制食品时可以加盐,但用量要减半。②调味时尽量少用食盐。③要限制小苏打和发酵粉的用量。

具体地说,不要把盛盐的瓶子放在餐桌上,以免就餐时往食物中随手加盐。除低盐型之外,不要食用罐装的汤。不要吃在盐中保存的食物,如腌肉、火腿和香肠。不要吃太咸的食物,如咸味薯片、饼干或咸味果仁等。不要吃腌制食品如腌菜、橄榄、腌鱼或泡菜。不要食用咸味调料,像大蒜盐、洋葱盐、作料盐、炖肉调料、酱油或清汤。

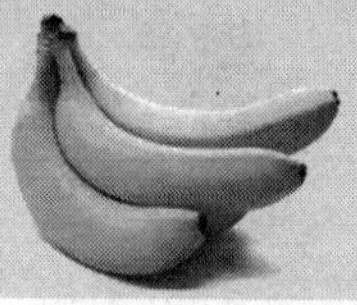

（六）多吃粗纤维食物

膳食纤维实际上就是植物性食物中不能够被消化的那一部分。有些膳食纤维就像笤帚一样，负责清扫机体的消化道系统，把一些废物和毒素清除出去，同时也缩短了食物通过肠道的时间。另外还有一些纤维，它们像海绵一样，能够吸收肠道中的胆汁酸、胆固醇和灭活的雌激素，然后将它们排出体外。所以大量进食纤维素在预防一些严重疾病如癌症、糖尿病和心脏病方面，以及缓解多种月经病症状方面起重要作用。

膳食纤维可以分为两大类：一类是可溶性的（可以溶于水），一类是不溶性的（不能溶于水）。不溶性的纤维很粗糙，难咀嚼，存在于小麦的麸皮、绿色大叶蔬菜、根茎类蔬菜和水果皮中。它形成大量的粪便，能吸收水分，刺激肠壁收缩，加快废物的排出。肠道的废物中含有大量的有毒物质，它们与结肠壁接触时间越长，诱发结肠癌的可能性就越大。如果饮食中含有大量的不溶性纤维，它们就会加速废物排出肠道的速度，因此这也是预防结肠癌最好的方法。

另一方面，可溶性的纤维是指植物中可以溶解于水的成分，如果胶、树脂和黏液。这一家族中最著名的当数燕麦麸，因其能简单而快速地降低血脂，在 20 世纪 80 年代成为家喻户晓的“明星”。可溶性纤维素的主要来源有燕麦、豆类、大麦、魔芋，还有很多蔬菜与水果。

几乎每个人都知道膳食纤维能够形成粪便，有助于防止便秘，但大多数人都不知道它在减轻经前期综合征方面也有很重要的作用。

（1）膳食纤维能够帮助减轻雌激素过量：饮食中含有大量的纤维可以消除经前期综合征的雌激素过量。当雌激素完成它的使命后，就会进入到肝脏，在那里被灭活，然后排到消化道。高脂肪饮食会重新激活肠道中的雌激素，被重新吸收入血，引发经前期综合征、绝经期综合征。消化后的废物在肠道中存留的时间越久，“旧的雌激素”被重新吸收的可能就越大。如果饮食中含有大量可溶性纤维，它会与肠道中的雌激素结合，随着其他废物排出体外。

(2)高纤维饮食能够改善葡萄糖耐受力：可溶性纤维一旦与水结合，就会在消化道中形成胶冻状物质，这会减缓消化的速度。也就是说，葡萄糖可以更加缓慢地释放到血液中去。因为很多女性在经前期都有血糖水平极度不稳的情况，所以这的确是膳食纤维对抗经前期综合征的一个优点。膳食纤维还可以通过改造肠道中某些特定激素而稳定血糖水平。所有这些结果会使情绪稳定，重新焕发活力，不再嗜糖如命。

(3)膳食纤维体积大热量少，很容易让胃感觉到饱，可以防止暴饮暴食：想想如果你吃了3片全麦营养面包之后会有多饱。再设想一下如果你只吃了一块糖果，你会感觉到饱吗？实际上，它们含的热能是一样的，只是纤维的多少而已。高纤维的饮食容易让你吃饱，然后花时间去消化。坚持高纤维饮食，虽然吃了大量的食物，但摄入的热能却减少了。

(4)膳食纤维能够帮助机体充分利用孕激素：很多女性在经前期发作的血糖忽高忽低会导致肾上腺素的释放。肾上腺素释放的目的是要改善血糖的大幅度波动，不幸的是，过量的肾上腺素使得机体无法有效利用孕激素——这相当于造成机体孕激素缺乏。如果大量进食纤维食物，血糖水平便趋于稳定，激素水平随之调节正常。

膳食纤维只存在于植物食品中，而动物食品——肉、鱼、奶、蛋、乳酪或其他动物食品，除混有植物食品的之外，它们之中不含任何的纤维。如牛肉的肌肉呈纤维状，实际上它不含任何形式的纤维。

越是天然的食物，其纤维含量越是丰富——黄豆比豆蛋白的

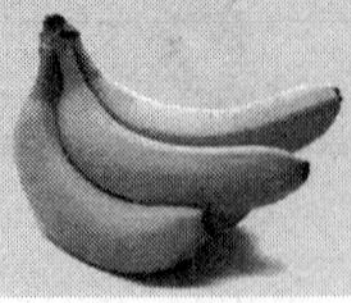

纤维含量要高。同样，新鲜胡萝卜的纤维含量比烹调过的要高。所以，要尽量食用新鲜的水果、鱼、蔬菜。

饮食中还必须包括多种多样的富含纤维的食物。这样的话，你既可以得到可溶性的纤维，又可以得到不溶性的纤维，还有其他一些营养物质。食物经过的加工越少越好。而且，最好将这些富含纤维的食物平均分配到一天当中。在早餐时一下吃上一天所需的纤维，而在余下的时间里一点不吃，这样做会伤害身体健康。要记住多饮水或其他液体。大量进食纤维食物而不补充水，会导致严重的消化系统疾病。

（七）适量吃有益健康的脂肪

研究发现，有些脂肪是有益于健康的。尤其是身受经前期综合征、绝经期综合征等月经病折磨时，有些脂肪对经前期女性是有益的。那些患有经前期综合征、绝经期综合征等月经病的患者，进入其血液的脂肪的种类和数量和其他人是不同的。

患有经前期综合征、绝经期综合征等月经病的女性体内一种称为γ-亚油酸的脂肪酸的含量极低，低到检测不到的水平。为什么说γ-亚油酸缺乏就能导致经前期综合征和绝经期综合征等月经病呢？如果体内γ-亚油酸水平太低，机体就开始生成大量的催乳素——因为能在婴儿出生之后促使乳房产生乳汁而得名。过量的催乳素干扰孕激素的生成，导致雌、孕激素失去平衡。引发雌激素过剩和经前期综合征、绝经期综合征等月经病的一系列症状：水潴留、体重增加、组织肿胀、乳房胀痛、焦虑、疲倦、低血糖等。

不仅如此，γ-亚油酸缺乏还能通过影响前列腺素生成而引起疼痛和炎症反应。前列腺素分为两类：前列腺素-1和前列腺素-2。两者均参与机体的重要反应，但作用完全相反。前者为抗炎因子，后者为引发炎症的因子。所以，前列腺素-1的主要作用是降低炎症反应，松弛子宫，改善血流，减缓痛经，消除组织肿胀和乳房疼痛。而前列腺素-2的作用恰恰相反，它加重炎症反应和组织肿胀，刺激子宫收缩，减慢血液流动。前列腺素-2还能促进体内皮质醇和雌激素的生成，两者生成增加必将导致孕激素的缺乏。所以，前列腺素-1太少或前列腺素-2过多，都会造成经前期综合征。

既然γ-亚油酸能够增加体内有益前列腺素的生成，那么保证饮食中这种脂肪酸的足量供应是很有意义的。据估计，80%的人亚油酸摄入不足，因此γ-亚油酸的不足和有益前列腺素即前列腺素-1缺乏是一个广泛存在的社会现象。可以通过每天在饮食中增加葵花子油和豆油，来增加亚油酸的摄入。最简便有效的解决方法是食用亚麻子油，它不仅富含亚油酸，而且是ω-3脂肪酸的丰富来源。

如果怀疑自己的经前期综合征、绝经期综合征，可能是由过量的前列腺素-2引起的，那就在饮食中增加能够对抗炎症反应的有效武器——ω-3脂肪酸。它不仅能减轻炎症反应，而且可以帮助稳定血糖，治疗经前期的痤疮，提高内啡肽（让人感觉良好的一种激素）的产量，并且能够改善其他一些激素的作用。ω-3脂肪酸主要存在于一些鱼类，如凤尾鱼、鲱鱼、鲭鱼、鲑鱼、沙丁鱼、金枪鱼的脂肪或鱼油中。对鱼油类补品的研究显示，它们可以消除一些与炎症反应相关的疾病症状，这包括风湿性关节炎、偏头痛和经前期综合征、绝经期综合征。在一项对丹麦女性的调查研究中显示，那些ω-3脂肪酸摄入过低的女性易发生痛经。此外，鱼油中还含有丰富的维生素D，这可以帮助机体吸收钙和镁。

为确保你能摄入足够的ω-3脂肪酸，每周至少要吃2～5餐鱼。其他富含ω-3脂肪酸的食物还有核桃和绿豆。有意思的是，ω-3脂肪酸含量最高的不是鱼油，而是亚麻子油，它的含量是鱼油的两倍还多。而且食用亚麻子油是一举两得的好事情：它不仅富含ω-3脂肪酸，同时还能为机体提供大量的γ-亚油酸。总的来说，吃鱼、鱼油或亚麻子油都可以提供足够的ω-3脂肪酸。

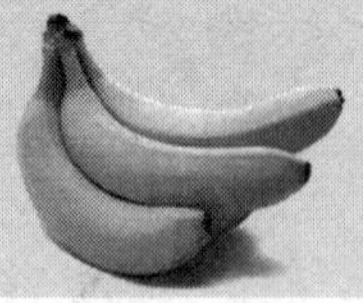

鱼油和 γ-亚油酸补品均会使血管壁变薄，因此过量服用会导致出血。如果你正在服用减薄血管的药物，如非甾类抗炎药，含有姜的补品或其他能导致血管变薄的药物，那在服用鱼油或 γ-亚油酸补药之前最好咨询一下医生。最好不要同时大剂量服用两种该类药物。可以选择一种，或者两种同时服用时剂量减半。

在增加有益前列腺素的同时，还要注意减少不利前列腺素，也就是控制饱和脂肪(它们主要存在于一些瘦肉、乳酪、熏猪肉、猪油和全脂奶制品)的摄入量，还有氢化处理的还原脂肪(主要存在于人造黄油和一些使面点酥松的油脂之中)和哈喇味的腐败植物油。所有上述脂肪均会导致过量前列腺素-2(能够引发炎症反应的前列腺素)的产生。

(八)植物雌激素保健作用不容忽视

植物雌激素是一种能够对机体产生类似于雌激素作用的物质，主要存在于一些特定的植物中。虽然其作用类似于人体激素，但化学结构并不完全一样。

为了理解它怎样在体内发挥作用，需要了解一些人体激素发挥功能的知识。首先，在体内加工合成后的雌激素并非随意进出细胞的。由细胞来决定它是否可以进出。在此之前，雌激素必须首先证明自己是属于那儿的。

可以把一个雌激素分子看作是一把钥匙，它穿过血流去寻找属于自己的那把锁。使用雌激素的细胞必须拥有那把特定的“锁”(医学上称之为雌激素受体位点)。雌激素在漂流之中发现了属于自己的那把锁，然后插入锁眼。于是，细胞上的“锁”被打开，雌激素才能进入细胞内。

植物雌激素也可以被看作是通过血流的钥匙。虽然不是完全等同于人体雌激素，但它也可以与特定的雌激素受体位点相结合。植物雌激素的效应较人体雌激素要减弱 400 倍。而且，经研究证明,无论体内雌激素水平过高或过低,植物雌激素都有助于调节其恢复平衡。

如果人体内的雌激素水平过低,植物雌激素可以作为补充,增加雌激素的效应,帮助缓和月经不规则、潮热、阴道干燥、抑郁、烦躁等症状。如果人体内的雌激素水平过高,植物雌激素会与机体本身的雌激素竞争受体结合位点。这样,进入细胞的正常人体雌激素将大大减少,而代之以植物雌激素,其作用要微弱得多,结果使得全身雌激素水平下降。总而言之,无论雌激素水平高低,植物雌激素看来都有调节使之正常的能力。此外,植物雌激素还有助于预防乳房、前列腺和其他一些与激素刺激有关的癌症,同时还能降低三酰甘油和胆固醇的水平。

植物雌激素有两种形式:异黄酮和木酚素。异黄酮最初发现存在于大豆和一些豆制品如豆奶、豆粉、豆腐中。木酚素主要存在于全营养谷物、亚麻子中,紫花苜蓿、麦片、芹菜、苹果和坚果中也含量有较少的木酚素。植物雌激素还存在于一些中草药中,如何首乌、甘草、大茴香和小茴香中。增加植物雌激素摄入的最好方法就是吃一些富含该物质的食品,如蔬菜、水果和谷物,并且坚持每周吃 2 次豆制品。

(九)从食物中补充维生素 A

维生素是一种基本的营养保障,它可以对抗工作压力、体内毒素和环境污染对身体健康的侵扰。维生素缺乏会引起或加重经前期综合征。而且,对于那些饮食安排不是十分完美的人来说,补充维生素可以弥补饮食不当留下的缺憾。

维生素 A 是脂溶性的,主要存在于鱼肝油、肝脏、蛋黄、黄油和奶油内。绿叶和黄色蔬菜含有 β 胡萝卜素和其他维生素类胡萝卜素,他们在小肠黏膜细胞内转化为视黄醛。视黄醛被还原为视黄醇,然后进行酯化。体内的大部分维生素 A 是以棕榈酸视黄醇

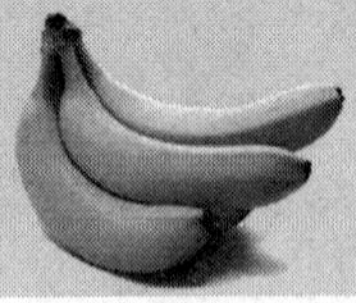

的形式贮存在肝内。它与视黄醇结合蛋白和前白蛋白(甲状腺素转运蛋白)结合以视黄醇形式释入血液循环内。11-顺视黄醛异构体(维生素 A 醛)与视蛋白结合形成视紫红质,此为视网膜感光色素的辅基。在体细胞内,视黄醇转化为视黄酸,它与 DNA 连接及调节基因表达的受体结合以维持上皮组织和各种其他组织的导向分化。

维生素 A 能对抗经前期的痤疮,而维生素 A 与 β-胡萝卜素两者均能对抗氧自由基的作用,有利于孕激素的生成。维生素 A 能维持正常的视力,尤其夜间视力(暗适应能力)和角膜功能,促进生长发育、生殖、维护皮肤和黏膜正常结构。维生素 A 并不只存在于鱼肝之中,其他动物的肝、螃蟹、蛋类、奶中均含有丰富的维生素 A。来源于植物食品的维生素 A 和 β-胡萝卜素作为抗氧化应激因子,能有效地预防肿瘤;保持皮肤、眼睛和黏膜的健康;消除感染。维生素 A 缺乏容易导致经前期综合征、绝经期综合征,而过量则产生严重的不良反应如肝损害和子宫畸形。

维生素 A 只存在于动物性食品中,其中以动物肝脏的含量最高,如鸡肝中每 100 克含维生素 A 50 900 国际单位,羊肝 29 900 国际单位,牛肝 18 300 国际单位。其他如鸭肝和猪肝每 100 克中也分别含 8 900 和 8 700 国际单位。蛋黄、奶油、黄油、全乳等蛋奶食品,也是维生素 A 的良好来源。人奶含维生素 A 比牛奶含量高 70%～80%。水产品中如河蟹、黄鳝、田螺、带鱼等也有较为丰富的维生素 A。鱼肝油的维生素 A 含量特别丰富,达 85 000 国际单位/100 克,通常作为维生素 A 的补充来源,但要注意不可多吃,以免产生中毒症状。

植物性食物基本不含维生素 A,但含有在体内可以转化为维生素 A 的 β 胡萝卜素。绿色蔬菜及红黄色蔬菜与水果中有胡萝卜素,但各种胡萝卜素的生物效用不一样,以 β 胡萝卜素最高。供应量为 1 500～4 000 国际单位时,食物中 1 微克 β 胡萝卜素相当于0.167微克的维生素A,其他胡萝卜素仅为其一半。水果和蔬菜的颜色深浅并非是显示含维生素A多寡的绝对指标。一般来说,β胡萝卜素含量丰富的是黄色食物、绿色蔬菜和某些水果,如胡萝卜、西红柿、青椒、菠菜、苜蓿、豌豆苗、韭菜、红薯、杏、芒果、柿子等。

(十)从食物中补充B族维生素

B族维生素总是同时存在于食物中,包括维生素B_1、维生素B_2、烟酸、生物素、泛酸、维生素B_6、对氨基苯甲酸、胆碱、肌醇、维生素B_{12}和叶酸。

B族维生素的主要功能在于帮助糖的代谢,所以它有助于经前女性稳定血糖,从而消除情绪烦躁、减轻嗜糖、改善睡眠、对抗疲劳和失眠。它还能帮助肝脏灭活雌激素,防止雌激素堆积。此外,B族维生素还可以增进肾上腺的功能,进而减轻炎症、嗜糖和头痛。可寻找维生素B_1、维生素B_2、烟酰胺、泛酸、对氨基苯甲酸、胆碱和肌醇含量为10毫克的药片,每日1～2片,可在经前期短期补充。一定要确保烟酸以烟酰胺的形式摄食,这能促进一种叫做5-羟色胺的神经递质的生成。

B族维生素的主要食物来源比较相近,主要有酵母、谷物、动物肝脏、豆制品等。

(十一)从动植物食物中补充维生素B_6

维生素B_6包括一组关系密切的化合物:吡哆醇、吡哆醛和吡哆胺。它们在体内经代谢和磷酸化而成磷酸吡哆醛,这种物质在许多反应中起辅酶作用,其中包括氨基酸的脱羧作用和转氨基作用,羟氨基酸和半胱氨酸的脱氨基作用,色氨酸转化为烟酸的作用,以及脂肪酸代谢。因此,维生素B_6在血液、中枢神经系统及皮肤代谢中是重要的。

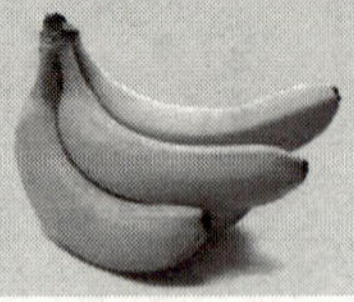

维生素 B_6 是维生素B复合物的一部分，但是它在预防经前期综合征方面作用显著。如果女性缺乏维生素 B_6，就容易出现经前期综合征、绝经期综合征，如易怒、恶心等症状。

有些经前期综合征及绝经期综合征的病例就是由维生素 B_6 缺乏引起的。维生素 B_6 是神经递质多巴胺和5-羟色胺合成过程中的必需物质。这两种递质主要负责调节情绪、记忆、水钠平衡和睡眠，如果这两种物质缺乏，经前女性就会感觉很糟糕。研究发现，如果每天服用维生素 B_6 50毫克，坚持1个月后，在经前期逐渐加量，能够消除抑郁、易怒、情绪不稳定、乳房胀痛、疲劳、嗜糖、痤疮和水潴留。维生素 B_6 还能促进有益前列腺素的生成，保持雌、孕激素的平衡，这可以消除近期头痛、失眠和焦虑等症状。

人体能从两个方面获得维生素 B_6，一是从食物中摄取；二是体内肠道细菌可合成一部分。维生素 B_6 可在肠管中由细菌合成，但不能满足需要。它在食物中分布较广，肉、谷类、坚果、水果和蔬菜中都有。植物中以吡哆醇为主，动物体中磷酸吡哆醛与磷酸吡哆胺为主。肉为维生素 B_6 较丰富的来源，母乳中维生素 B_6 的含量反映母体维生素 B_6 的营养水平，母亲每日摄取2.5毫克时，可使乳中维生素 B_6 的量为0.2毫克。在全麦中维生素 B_6 有85%的含量在研磨粉加工中损失，若将维生素 B_6 强化到白面包中，其生物效用要比全麦粉面包高一些，因全麦粉中的维生素 B_6 从大便排出较多。膨化谷物中维生素 B_6 生物效用较低，烹调过程中也有损失，在热加工及储存过程中，它的生物效用减低，可能只有40%～50%的生物活性。

维生素 B_6 多含在鱼肉中，鲑鱼、沙丁鱼、鱿鱼、青花鱼、比目鱼等含量丰富；坚果类（核桃、榛子等）、豆类（黄豆、扁豆等）、糙米、谷物种子外皮、胡萝卜、大头菜、酵母、肉类及动物肝脏中维生素 B_6 含量也较多。

动植物食物中一般都含有维生素 B_6，但按重量计，动物性的食物相对含量高些。食物中以麦胚、肉类、蛋类、鱼类、肝脏、肾脏、黄豆、花生、谷类等含维生素 B_6 最多，牛奶和绿叶蔬菜中含量较少。另外，维生素 B_6 对热不稳定，因此在烹饪后，其含量马上就会减少。每100克食物中，牛肝含820微克，鸡肝含720微克，猪肝含620微克，肉类多在300～400微克。鱼类含维生素 B_6 也很丰富，如每100克金枪鱼含920微克，沙丁鱼含670微克。牛奶和鸡蛋含量分别为40和100微克。禾谷类食物含维生素 B_6 也较为丰富，每100克含量在400～600微克。但维生素 B_6 和其他B族维生素一样，主要分布在种子的表皮和胚中，如果加工不当，加工过细，则损失很大。如每100克糙米含620微克，而精米只含110微克。豆类和鲜菜也是维生素 B_6 的良好来源，如每100克黄豆含820微克，蒜头含960微克，胡萝卜含250微克。酵母、米糠和麦芽是天然的维生素 B_6 补充来源，含量甚丰，达1 300～3 000微克。

（十二）女性要注意补充维生素C

维生素C是一种抗氧化和应激的维生素，能激发全身免疫功能。它对于胶原（身体结缔组织的主要组成成分）生成、肾上腺功能的发挥（尤其是在应激状态下）和某些特定激素与神经递质的加工是必需的。维生素C辅助肾上腺发挥功能，从而对抗疲劳、痤疮、疼痛、嗜糖和过敏，激发免疫系统。维生素C还能减轻水潴留、消除乳房肿胀、辅助肝脏降解雌激素。

由于维生素C对机体功能的多方面性，当缺乏维生素C时，表现症状也是多样复杂的。比如，缺乏维生素C时机体抗病力降低，易感染疾病，外伤不易愈合，严重时老伤口也会变红并开裂。缺乏维生素C引起机体对铁、叶酸的吸收利用等效率降低，骨髓萎缩，造血功能下降，导致贫血、闭经、月经延后、月经过少。神经递质5-羟色胺及去甲肾上腺素分别由色氨酸和多巴胺合成。在合成时，都需要通过羟化酶作用才能完成，而羟化酶作用时需要维生素C参与。当维生素C缺乏时，这种神经递质合成将受到影响。

摄取维生素C的最好方法就是从食物中补充，因为如果服用维生素C补充剂，1～2小时就会被完全吸收和排泄，而从饮食中摄取的维生素C，则会以缓慢的速度被吸收利用，停留在体内的时间较久。所以，如果在3餐中能充分摄取维生素C，体内的维生素C将足以维持1天的需要量。维生素C的主要食物来源为新鲜蔬菜与水果，蔬菜中维生素C的含量以柿子椒最多，其次在胡萝卜、萝卜、苦瓜、土豆、西红柿、红薯、南瓜、莲藕、菠菜、韭菜、尖椒、芹菜、紫菜和冬瓜中的含量也比较多。柑橘、红果、柚子等含量丰富；野生的苋菜、苜蓿、刺梨、沙棘、猕猴桃、酸枣等维生素C含量尤其丰富。粮谷类和干豆类不含维生素C，但干豆类发芽后，如黄豆芽、绿豆芽维生素C含量，分别为每100克中含4和6毫克，远洋、荒漠、野外等特殊环境下，豆芽往往成为补充维生素C及其他营养素的重要蔬菜，鲜豌豆和蚕豆每100克含维生素C分别为14和12毫克。

新鲜水果中柑橘、柿子、柠檬、橙、杨梅等维生素C的含量丰富，多在40～100毫克/100克。酸枣含有很高的维生素C，每100克中达800～1 000毫克，被称为水果中的维生素C大王；美洲的一种叫西印度樱桃的水果，含维生素C更高，每100克达1 743毫克。

动物性食物含维生素C很少，肝脏每100克可含10～20毫克，其他如肉、心、牛奶等每100克不过含1～2毫克。如果母亲的膳食中含有充足的维生素C，那么母乳中的维生素C可达牛奶的4～6倍。

来自新鲜食物中的维生素C比服用维生素C制剂更佳。因为食物中同时含有其他维生素、无机盐、酶、生物黄酮类和纤维素等，组成了一个完整的生化复合物，便于人体的吸收和利用。

(十三)女性要注意补充维生素 E

维生素 E 是一种有效的抗氧化剂,能提高免疫功能,可缓解绝经期综合征症状。它还能保护体内的维生素 A 和不饱和脂肪酸免受降解。维生素 E 在保持眼睛、皮肤、乳房、肌肉和肝脏的组织健康方面是至关重要的。研究表明,它能有效预防一些癌症和心脏病的发生,还能保护红细胞,提高胰岛素的效率。

维生素 E 对于消除乳房胀痛十分有利。对患有乳房胀痛者进行的一项研究显示,在坚持服用维生素 E(每日 300 国际单位)2 个月后,症状获得显著改善。维生素 E 还参与前列腺素-1(有益前列腺素,能消除炎症反应和痛经)的形成,可能有助于减轻抑郁、失眠和疲倦。

维生素 E 主要存在于各种油料种子及植物油中,含量丰富的食物有食用植物油、油料作物(花生、向日葵等),以及海产鱼的肝脏等。谷类(胚芽)、坚果类(榛子、杏仁等)和绿叶菜中也有一定含量,肉、奶、蛋及鱼肝油中也含有少量的维生素 E。豆油、花生油和香蕉含维生素 E 的量均较高,每 100 克花生油含维生素 E 12毫克,饮食是维生素 E 的主要来源。小麦胚芽、豆类、菠菜、蛋、甘蓝菜里,都有丰富的维生素 E。食用维生素 E 的食物或营养补充品,可以由内而外抗氧化,从身体内部到皮肤外表达到全面延缓老化的目的。但由于人们膳食结构的不够合理,使得人体内维生素 E 的含量远远不能满足人体需要。

动物组织中维生素 E 含量较少,但鱼肝油、鸡蛋和肝、肉中含有一些维生素 E。如鱼肝油含量每 100 克为 20 毫克,鸡蛋 1～2 毫克,牛肉 0.5～1 毫克,猪肉 0.6 毫克左右,人奶中的维生素 E 含量是牛奶的 2～4 倍。

维生素 E 为天然的极好的抗氧化物,能防止体内不饱和脂肪酸的氧化,保护细胞膜不受损伤。食入不饱和脂肪酸多的动物,其

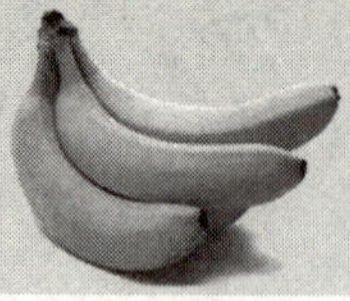

维生素 E 的需要量也多。人体对维生素 E 的需要也随膳食中的有关成分而有变化。例如，当饮食里不饱和脂肪酸大量存在时，就显著地增加维生素 E 的需要量。

(十四)多种月经病与无机盐缺乏有关

无机盐对细胞发挥正常功能、保持健康骨骼、牙齿和机体组织极为重要。它们在蛋白质、糖类和脂肪的代谢、激素的生成和免疫功能调节方面也起重要作用。

各种无机盐就像交响乐团的每个成员一样，必须相互平衡，相互配合，共同发挥作用。就像低音号的声音不能淹没长笛的声音一样(这样会影响整体效果)，如果体内某一种无机盐过量，则无法很好地发挥作用。这种过多的无机盐在被吸收的时候，会跟其他无机盐发生竞争，使其他无机盐无法正常吸收，导致一些重要物质缺乏。例如，钙过量会导致镁缺乏。而过量铜会导致锌缺乏。所以要保持各种无机盐的摄入平衡，这一点非常重要。如果某一种摄入过量，必将导致另外一种的缺乏。

补充无机盐对经前期、月经期、绝经期女性的身体绝对有益，尤其是那些患有经前期综合征的女性。很多患者都伴有镁含量低，只要吃一些含镁丰富的食物，如坚果、粗粮、绿叶蔬菜，或定量补充镁药物，就可以缓解雌激素过剩、水潴留、经期偏头痛和嗜糖等症状。但一定要避免某一种无机盐摄入过量。

(十五)女性要注意补钙

女性对钙质的需要量与卵巢的活动有关，在月经来潮前 1 周，血钙降低，而有紧张、暴躁，或是情绪沮丧等现象。在月经开始来潮时，血钙降得更低，时常造成子宫壁的肌肉痉挛。青春期的少女情况特别严重，若不固定服用钙片，这种情形可能会从月经来潮前 1 周，持续至月经完全结束。如果只是轻微的抽筋，可以多次用小剂量钙片(比一次性服用大剂量钙片效果好),通常每颗钙元素含量<300 毫克,直到不再抽筋为止;此种月经性抽筋,通常会在 30 分钟内停止。

钙的主要作用是保持骨和牙齿的强壮和健康,维持血压正常,主管肌肉收缩、神经冲动的传导,是多种酶系统的重要组成成分。此外,它还能预防心律失常、肌肉痉挛、失眠、抑郁、高血压、骨质疏松和认知障碍。研究表明,补充钙可以缓解经前期综合征患者的水潴留、暴饮暴食、情绪不稳定、头痛和痛经等症状。它还有助于消除焦虑、神经质和关节疼痛。在 1998 年,纽约的圣卢克罗斯福医院的一个研究小组对 466 名患有中重度经前期综合征的女性进行研究。患者被分为两组,其中一组每天补钙 1 200 毫克。另外一组给安慰剂。经过 3 个月的治疗,补钙的一组全身症状减轻 48%,而对照组只减轻 30%。虽然还不知道钙缓解经前期综合征的确切原因,但钙的抗炎作用,以及钙在 5-羟色胺生成过程中的作用都是其治疗机制的一部分。有研究表明,如果钙摄入水平太低,将会导致雌激素的过度释放,从而引发经前期综合征。

摄取充足的钙质,可以避免妇女在更年期时暴躁、燥热、夜间盗汗、腿部抽筋或是情绪沮丧等情形。甚至在月经完全停止之后,每个月的月经周期,仍然可以感觉出钙质的缺乏症状,此时即应该增加钙质的摄取量。

通常,推荐钙镁的摄入比例为 2∶1(如 1 200 毫克钙和 600 毫克镁)。但是,由于镁缺乏的现象普遍存在,国外有些专家甚至建议这一比例应该颠倒,即镁的摄入量是钙的两倍。孰是孰非,尚无定论。也许,1∶1 的比例可能是最安全的方法——钙和镁各 400 毫克。

富含钙的食品有奶制品(不含脂肪的类型)、罐装鲑鱼和沙丁鱼(需连骨头一块儿吃)、牡蛎、加钙豆奶、加钙橘子汁、菠菜、豆腐、杏仁等。但是要注意,因为植物中含有纤维和其他一些物质,蔬菜中的钙通常很难被机体吸收。

（十六）女性要重视补镁

研究表明，经前期综合征患者有45%体内的镁含量明显低于正常人。镁除了有激活体内多种镁、抑制神经兴奋、参与蛋白质合成、体温调节等功能外，还影响人的情绪。镁的缺乏会使人情绪趋于紧张，从而增加紧张激素的分泌，导致经前期综合征的发生率增加。镁在体内很多代谢过程中起非常重要的作用。它在将脂肪、糖类和蛋白质转化为能量，调节心率、血糖、肌肉舒缩、神经冲动和细胞内电平衡等生理过程中是必不可少的。在完成上述很多功能的时候，镁都需要和钙一起发挥作用，所以镁的缺乏也会影响钙的代谢。

镁可以帮助肝脏灭活雌激素。还可以减轻水潴留、提高葡萄糖耐受力、消除偏头痛。镁缺乏会导致偏头痛、情绪不稳定、嗜糖、痛经或肌肉痉挛、心律失常、骨骼脆弱、骨质疏松、液体潴留、疲劳和体能下降。

大多数女性在月经前期都存在镁离子水平较低，但是那些患有经前期综合征的女性镁含量格外低。镁缺乏可能是由于雌激素过剩、紧张、酒精、怀孕、过度锻炼、腹泻、呕吐、糖尿病、年龄增长和钙摄入过多引起的。值得庆幸的是，补充镁对于治疗是有效的。在一项研究中，给予经前期综合征患者每次补充镁360毫克，每日3次，仅2个月后，患者的症状便显著好转。在另外一项研究中，患者每日服用200毫克氧化镁，2个月后，其水潴留的症状明显减轻。

镁的摄入量的推荐标准为每日350毫克，有专家甚至建议补充400～800毫克。但需要从小剂量开始，因为过多的镁会导致腹泻。可以从每日200毫克开始，如果身体可以耐受的话，在几周的时间内逐渐增加到400毫克。如果镁的补充量增加到400毫克，最好分早晚2次服用，这样更容易被吸收，也更容易耐受。如果愿意的话，你也可以花几周的时间将剂量增加到每日 800 毫克，一旦出现腹泻，应立即减少剂量。以氧化镁的形式进行补充可以缓解水潴留，而天冬氨酸镁的形式有助于减轻疲劳。

经前期综合征患者在预防时除注意劳逸结合、避免过度紧张、合理睡眠外，还应该在饮食中增加含镁丰富的食物，以提高人体组织的含镁浓度。含镁较多的谷类有：荞麦面、小米、玉米、高粱面等。豆类有黄豆、黑豆、蚕豆、豇豆、豌豆等。蔬菜及水果有苋菜、荠菜、香菇、紫菜、杨桃、桂圆、花生、核桃仁等。应注意的是，动物性脂肪含量过高会影响人体对镁的吸收，所以要尽量少吃高脂肪的食品。同时，还应少吃含镁过低的精细米面等食物。

（十七）女性要关注补锌

女性体内锌不足时可导致性激素的产生减少，而乳房的健康发育、月经的产生都是与激素密切相关的，吃糖、饮酒可增加机体锌的消耗，容易缺锌。锌可促进蛋白质的合成，维持皮肤的弹性，对女性的美丽有着关键性的影响。

锌普遍存在于体内每个细胞，是 200 多种酶的重要组成成分。它是体内很多激素包括胰岛素、性激素和甲状腺激素的成分之一，同时在免疫功能中起重要作用。锌缺乏可以由雌激素过剩引发，它能引起有害前列腺素（致炎性前列腺素）的生成增加。结果，雌激素水平将更加升高，以抑制前列腺素的作用，减少皮质醇的生成。补充足量的锌，可以帮助恢复激素的平衡，支持前列腺素的生成，减少雌激素过量，辅助有益前列腺素的生成。锌还有助于刺激免疫系统，控制痤疮。

女性经期前宜补充锌 25～50 毫克。天然的含锌丰富的食物无疑是女性补锌的最安全、最简单的良方，食物中最丰富的锌元素来源是猪瘦肉、牛瘦肉、羊瘦肉、鱼肉及蚝肉等。植物性食物则以硬壳果类如核桃仁等含锌元素最丰富。多吃鱼类、海产品、南瓜、

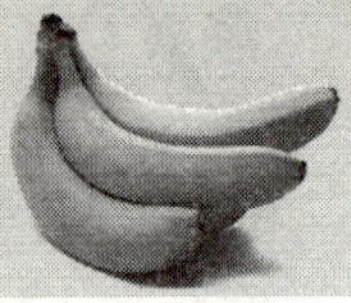

茄子、白菜、豆类、坚果类等含锌丰富的食物，少吃甜食、不嗜酒，就可使你皮肤富有弹性、皱纹减少、青春永驻！

（十八）女性要确保摄入足够的碘

碘对于维持甲状腺的正常功能与调节代谢是必不可少的。它有抗生素的作用，能对抗放射损伤，在伤口的愈合与皮肤、头发和指甲的保养方面起重要作用。它还能激发免疫功能，防止黏液堆积。

消除经前期综合征的原理：碘缺乏导致行经困难和经前期综合征。这是因为甲状腺素——甲状腺中调节代谢率的激素，它负责控制雌激素水平。如果你体内缺碘，甲状腺就无法生成足够的甲状腺素，这便导致雌激素水平开始增加。

治疗经前期综合征的推荐剂量：成年女性每日碘的摄入量为150 微克。碘最显而易见的来源便是加碘盐，但是由于我们在饮食中要尽量控制盐的摄入，所以最好还是选择海藻或其他一些富含碘的食物来代替。

要确保足够的碘摄入，最简单的方法就是每天补充 1 000～1 500毫克海藻。也可将 6～8 滴碘加入 1 杯水中饮用，但在此之前，必须咨询医生并对甲状腺功能进行检查。如果你的甲状腺素处于正常水平，那么最好补充多种无机盐，其中包括 150 微克碘，不过有些人可能需要补充 250 微克才有效果。具体可以咨询医生。

碘的食物来源为加碘盐、海产鱼、虾、海藻、海参、海蜇等。

（十九）月经期的饮食调理

月经是女性性成熟的征象之一，是成年女性正常的生理活动，它受生理、心理、饮食、环境等多种因素影响。很多女性在月经来潮前，有乳房胀痛、腹胀、下腹胀痛、易疲劳、抑郁、失眠等症状。如果在经前和经期能注意饮食调理，可减少和减轻经前症状和不适感。

(1)月经来潮的前1周的饮食宜清淡，易消化，富含营养。可以多吃豆类、鱼类等高蛋白食物，并增加绿叶蔬菜、水果，也要多饮水，以保持大便通畅，减少骨盆充血。

(2)月经来潮初期时，女性常会感到腰痛、不思饮食，这时不妨多吃一些开胃、易消化的食物，如大枣、面条、薏苡仁粥等。

(3)月经期要吃营养丰富、容易消化的食物，以利于营养物质的补充，多饮水、多吃蔬菜，可以保持大便通畅，这样也可以减少盆腔充血。

(4)月经期会损失一部分血液。因此，月经后期需要多补充含蛋白及铁、钾、钠、钙、镁的食物，如肉、动物肝、蛋、奶等。

(5)女性在月经来潮前应忌食咸食。因为咸食会使体内的盐分和水分贮量增多，在月经来潮之前，孕激素增多，易出现水肿、头痛等现象。月经来潮前10天开始吃低盐食物，就不会出现上述症状。

(6)有不少喜欢喝含气饮料的女性，在月经期会出现疲乏无力和精神不振的现象，这是铁质缺乏的表现。因为汽水等饮料大多含有磷酸盐，同体内铁质产生化学反应，使铁质难以吸收。此外，多饮汽水会因汽水中碳酸氢钠和胃液中和，降低胃酸的消化能力和杀菌作用，并且影响食欲。

(7)月经来潮前也不要吃刺激性食物和辣椒之类，还要少吃肥肉、动物油和甜食。辛辣生冷的食物有刺激性，容易引起盆腔血管收缩而引起经血量过少，甚至突然停止。另外，烟酒等刺激性物质对月经也会有一定影响。如果不注意避免这些不良刺激，长此以往，会发生痛经或月经紊乱。

(二十)月经期需摄入的食物

(1)巧克力：巧克力可提高脑内血清素浓度，而血清素愈多，就

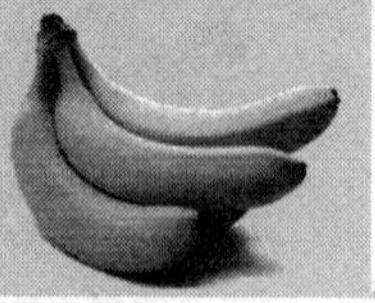

愈快乐。除巧克力外，梅子、茄子、西红柿、菠萝、胡桃，也可以增加血清素，达到控制经前期综合征的目的，热能又不太高。研究表明，在正常情况下，人体内的苯乙胺处于相当稳定的状态，而时常抑郁的人，大都是身体内苯乙胺含量低。致使情绪低落，造成抑郁状态。巧克力中含有一定量的苯乙胺，可以让人摆脱抑郁。女性在经前期，会特别想吃巧克力，这是因为巧克力具有镇定作用，巧克力的独特味道、质感和气味的共同作用刺激了人脑的快乐中枢，使人感到心情愉悦。但一次大量吃巧克力，可能会因巧克力中的大量单糖进入体内，刺激胰岛素大量分泌，使血糖骤降。所以，一次吃 1～2 小块巧克力是合适的量。

(2)香蕉：香蕉含有一种称为生物碱的物质，生物碱可以振奋精神和提高信心，而且香蕉是色胺素和维生素 B_6 的超级来源，这些都可以帮助大脑制造血清素。

(3)葡萄柚：葡萄柚有强烈的香味，可以净化繁杂思绪，也可以提神。此外，葡萄柚里高含量的维生素 C，不仅可以维持红细胞的浓度，使身体有抵抗力，而且维生素也可以抗压。最重要的是，在制造多巴胺、去甲肾上腺素时，维生素 C 是重要成分之一。一项有趣的研究发现，吃维生素 C，可以平均提高学童智力 5 分。

(4)全麦面包：糖类可以帮助血清素增加，美国麻省理工学院的渥特曼博士就说："有些人把面食、点心这类食物当成一种可以吃的抗抑郁剂。"但吃复合性的糖类，如全麦面包、苏打饼干，虽然效果慢一点，更合乎健康原则。更令人欣喜的是，近来发现微量无机盐硒能振奋情绪，全谷类也富含硒。而且别忘了全麦面包的嚼劲、口感，也是为它得分的因素之一。

(5)菠菜：医学文献一致指出，缺乏叶酸也会导致精神疾病，包括抑郁症及早发性的失智等。研究发现，那些被控制无法摄取足够叶酸的人，在 5 个月后，都出现无法入睡、健忘、焦虑等症状，研究人员推论，缺乏叶酸，会导致脑中的血清素减少，导致抑郁症。

菠菜含叶酸最多，几乎所有的绿色蔬菜、水果也都含有。另外，菠菜含铁丰富，可以促进血红蛋白的合成，避免缺铁现象出现。

(6)樱桃：鲜艳欲滴的樱桃可以放松心情。美国密西根大学的研究发现，樱桃中有一种叫做花青素的物质，可以降低发炎的概率，密大的科学家们认为，吃 20 粒樱桃比吃阿司匹林有效。另外，樱桃的含铁量高居各种水果之首，在经期可以多食用。

(7)大蒜：大蒜虽然会带来不好的口气，却会带来好心情。德国一项针对大蒜对胆固醇的功效研究，从病人回答的问卷发现，他们吃了大蒜制剂之后，感觉比较不疲倦、不焦虑、不容易发怒，研究人员万万没想到，大蒜竟有这种特别的作用。

(8)南瓜：南瓜之所以与好心情有关，是因为它富含维生素 B_6 和铁，这两种营养素都能帮助身体所储存的血糖，转变成葡萄糖，葡萄糖正是脑部惟一的燃料。南瓜派也被认为是菜单上“最聪明”的甜点。因为每吃一口南瓜派，就会同时摄取 3 种类胡萝卜素，这对预防心脏病、抗老化都十分有用。而南瓜既可中式料理，也可吃西式的南瓜汤、南瓜派。

(9)低脂牛奶：研究发现，让有经前症候群的妇女吃 1 000 毫克的钙片，3 个月之后，3/4 的人都比较不紧张、暴躁或焦虑。日常生活中，钙的最佳来源是牛奶、乳酪和酸乳酪。幸运的是，低脂或脱脂的牛奶拥有最多的钙。

(10)鸡肉：心理学家给受试者吃了 100 微克的硒之后，受试者普遍反应觉得精神很好、更为协调。硒的丰富来源有鸡肉、海鲜、全谷类等。

(11)鱼油：鱼油中的脂肪酸，与常用的抗抑郁药有类似作用，即阻断神经传导路径，增加血清素的分泌量。这项研究将解开精神病患者在消化脂肪酸的酶上，是否有生理的先天缺陷。

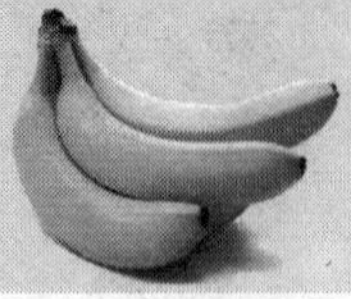

三、月经病宜吃食物与辨证食疗方

(一)月经不调

1. 概述 月经不调为妇女的常见病症，是指月经的周期、经期、经量、经色、经质异常。月经不调包括的范围很广，是一组妇科病的总称。常见的有月经先期、月经后期、月经先后无定期，经期延长及月经过多、月经过少等。

月经周期是指妇女行经第一天到下次月经第一天的间隔，一般为 28 天，间隔时间在 22～35 天尚属正常范围，最短不少于 21 天，最长不超过 35 天。经期是指月经的持续时间，正常为 3～7 天。经量第一天较少，第二、第三天较多，第四天逐渐减少，总量为 30～80 毫升。经色多为暗红，开始时较浅，亦可见色鲜红者；继而逐渐加深，最后又呈现淡红色。经质不稀稠，呈黏液状，不凝固，无血块，且无特殊气味。

中医学认为，月经周期提前 7 天以上，即少于 21 天，甚至半月余一行者，称为月经先期，又称月经超前。应与经间期出血、青春期、更年期月经先期相鉴别。月经周期延后 7 天以上，即超过 35 天，甚或 45 天一行者，连续 2 个月经周期以上，称为月经后期，又称月经延后，育龄妇女周期延后，应与妊娠、青春期、更年期月经延后相鉴别。月经或提前或延后均超过 7 天以上，并连续 2 个月经周期以上者，称为月经先后无定期，应与青春期、更年期月经紊乱相鉴别。经期超过 7 天，甚至淋漓 15 天方净者，称为经期延长。经量过多，超过 80 毫升或时间超过 7 天者，称为月经过多。月经周期基本正常，经量少于 30 毫升或经期缩短不到两天者，称为月经过少。以上情况统称为月经不调。

外界的气候、地域、环境的改变，生活习惯的变化，以及情绪的波动因素等，均足以影响月经的正常规律。对于偶尔失常一两次，能迅速得以调整者，一般不作疾病看待。

中医学认为，本病主要是由于郁怒忧思、过食辛辣寒凉食物、经期感受寒湿或忽视卫生，以及久病等内外因素，导致气血不调、脏腑功能失职、冲任两脉损伤而成。

西医学认为，月经不调的原因较多，归纳起来有两种：一是功能性的，如内分泌功能失常引起的月经不调；二是器质性的，如月经过多的，须做妇科检查，排除有无子宫肌瘤等器质性变化，临床盆腔炎、子宫内膜炎，以及子宫内膜异位症等病变，也可引起月经不调；还须检查血小板计数及出凝血时间等，以观察血液凝固情况是否正常。月经过少的，需考虑有无子宫内膜结核、贫血及慢性消耗性疾病的存在。此外，尚须考虑一些手术的并发症、药物的不良反应，如宫内放置节育器、口服避孕药、应用某些激素类药物等，亦可引起月经不调。

对月经不调的辨证非常重要，一般从月经的特点进行辨证：根据期、量辨寒热，色、质识虚实，同时还需结合全身症状进行分析。对常见的月经不调，可归纳以下几类：先期量多、色红或紫、质黏的属血热；色淡、质薄属气虚。先期量少、色红、质稀属虚热。后期量少、色淡、质薄属气虚；色紫、质薄属虚寒；色淡、质黏属痰湿；色黑、有块、质黏属气滞血瘀。先后无定期、量或多或少、色淡、质薄或色紫色、质黏属肝郁。

月经不调的食疗原则应以理血调经为主，并需重视在经期阶段的治疗，如因病而月经不调的先治病，如因月经不调而病的则先调经。一般多吃瘦肉、谷类、绿叶蔬菜和含钙丰富的食物，同时加强锻炼，保持心情愉快。

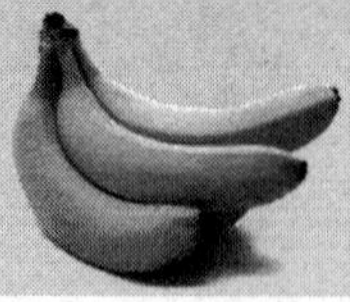

2. 辨证施食

(1)血热型

主要症状：经期超前，经量过多，经色鲜红或紫红，质黏有块，经期出现周期性鼻出血或吐血（倒经），伴有面色红赤，心烦口渴，喜冷恶热，苔黄舌边红，脉数而有力。

食疗原则：清热凉血。

食物宜忌：宜选用马兰头、马齿苋、芹菜、苦瓜、鲜藕、金针菜、荸荠、淡菜、白茅根等清热凉血的食物；忌食肉桂、胡椒、辣椒、茴香、丁香、洋葱、生姜、芥菜等辛辣动火食物。

马兰白茅根蜜饮

【原　料】 新鲜马兰头100克（干品50克），鲜白茅根250克（干品125克），蜂蜜20克。

【制　作】 将马兰头、白茅根分别拣去杂质，洗净，放入温开水中浸泡片刻，捞出，切成碎末，放入洁净的双层纱布袋中，扎紧袋口，绞压取汁。将马兰头、白茅根汁液放入杯中，加入蜂蜜，拌和均匀即成。

【用　法】 早晚分饮。

【功　效】 清热凉血，止血调经。适用于血热型月经超前、月经量多。

紫珠仙鹤草蜜饮

【原　料】 紫珠30克，仙鹤草30克，蜂蜜30克。

【制　作】 将紫珠晒干，撕碎。仙鹤草洗净，晒干，切成段，与紫珠同入锅中，加适量水，用小火煎煮30分钟，去渣取汁约300毫升，加入蜂蜜，搅匀即成。

【用　法】 上下午分饮。

【功　效】 清热凉血，止血调经。适用于血热型月经超前、月经量多。

蒲公英蜜饮

【原 料】 鲜蒲公英100克,蜂蜜20克。

【制 作】 将春夏蒲公英开花前或开花时连根挖取,洗净,放入温开水中浸泡片刻,捞出后捣烂,放入榨汁机中榨取浆汁,用洁净纱布过滤取汁,加入蜂蜜,拌匀即成。

【用 法】 早晚分饮,当日饮完。

【功 效】 清热凉血,止血调经。适用于血热型月经超前、月经量多。

生大黄冰糖饮

【原 料】 生大黄10克,冰糖末10克。

【制 作】 将生大黄洗净,入锅,加适量水,煎煮3分钟,去渣取汁,趁热加入冰糖末,待冰糖溶化即成。

【用 法】 当茶频饮,当日饮完。

【功 效】 清热凉血,止血调经。适用于血热型月经超前、月经量多。

二黄蜜饮

【原 料】 黄连3克,黄芩10克,蜂蜜20克。

【制 作】 将黄连、黄芩洗净后入锅,加适量水,煎煮10分钟,去渣取汁,等药汁转温后调入蜂蜜即成。

【用 法】 当茶频饮,当日饮完。

【功 效】 清热凉血,止血调经。适用于血热型月经超前、月经量多。

大黄黄连蜜饮

【原 料】 生大黄10克,黄连3克,蜂蜜20克。

【制 作】 将生大黄、黄连洗净,晒干或烘干,切成片。再将黄连放入砂锅,加水浸泡片刻,中火煎煮20分钟,加入生大黄片,改用小火煎煮3分钟,用洁净纱布过滤取汁,放入容器,趁热加入

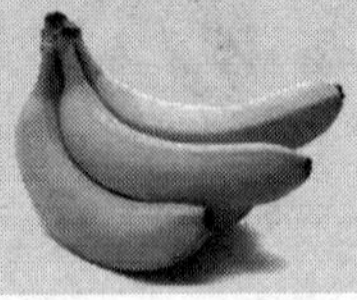

蜂蜜，拌和均匀即成。

【用　法】 早晚分饮。

【功　效】 清热凉血，止血调经。适用于血热型月经超前、月经量多。

黄连米汤蜂蜜饮

【原　料】 黄连3克，稠米汤500毫升，蜂蜜30克。

【制　作】 将黄连洗净，晒干或烘干，研成粗末，放入杯中，用煮沸的稠米汤冲泡，加盖闷3分钟，加入蜂蜜，调和均匀即成。

【用　法】 早晚分饮。

【功　效】 清热凉血，止血调经。适用于血热型月经超前、月经量多。

龙胆草夏枯草蜜饮

【原　料】 龙胆草6克，夏枯草30克，蜂蜜30克。

【制　作】 将龙胆草、夏枯草拣杂，洗净，入锅，加水浸泡10分钟后，煎煮30分钟，去渣取汁，待药汁转温后对入蜂蜜即成。

【用　法】 上下午分饮。

【功　效】 清热凉血，止血调经。适用于血热型月经超前、月经量多。

白茅根蜜饮

【原　料】 鲜白茅根200克，蜂蜜20克。

【制　作】 将新鲜白茅根洗净，晾干，切成碎小段，放入砂锅，加适量水，中火浓煎30分钟，用洁净纱布过滤取汁，放入容器中，趁温热加入蜂蜜，拌匀即成。

【用　法】 早晚分饮。

【功　效】 清热凉血，止血调经。适用于血热型月经超前、月经量多。

马兰白糖饮

【原　料】 马兰30克,白糖15克。

【制　作】 将马兰去杂,除去老、黄叶子,洗净,沥干水,切成段。将马兰和白糖一同放入保温茶杯中,以沸水冲泡,温浸半小时后即成。

【用　法】 上下午分饮。

【功　效】 清热凉血,止血调经。适用于血热型月经超前、月经量多。

生地藕节饮

【原　料】 鲜生地黄50克,鲜藕节100克,冰糖20克。

【制　作】 将鲜生地黄、鲜藕节共放入锅内,加水600毫升,煎取200毫升,去渣,加冰糖溶化后饮用。

【用　法】 上下午分饮。

【功　效】 清热凉血,止血调经。适用于血热型月经超前、月经量多。

芹菜番茄汁

【原　料】 番茄200克,芹菜200克,柠檬汁、精盐各适量,小冰块2块。

【制　作】 将芹菜去根、黄叶后洗净,再用冷开水漂一下,切成小段;番茄洗净,用热开水泡一下,剥去皮,切成小块。将番茄、芹菜一起投入捣搅机中,打成汁,用洁净的纱布过滤。把滤液倒入玻璃杯中,加入柠檬汁和精盐,用长柄匙调匀。饮用时加入2块小冰块。

【用　法】 上下午分饮。

【功　效】 清热凉血,止血调经。适用于血热型月经超前、月经量多。

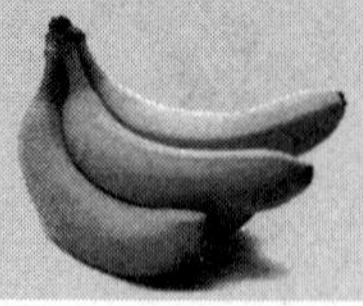

蒲公英豆汁

【原　料】 黄豆汁150毫升，鲜蒲公英200克，鸡蛋1个，柠檬汁10毫升，蜂蜜15毫升。

【制　作】 将鲜蒲公英洗净，放入温开水中浸泡10分钟，切碎，用纱布包起来，绞取汁。将黄豆汁、鲜蒲公英汁投入家用搅拌机中，搅打5分钟，磕入鸡蛋，继续搅打20秒钟，然后加入蜂蜜、柠檬汁，调匀后入锅煮沸即成。

【用　法】 上下午分饮。

【功　效】 清热凉血，止血调经。适用于血热型月经超前、月经量多。

银花蒲公英汁

【原　料】 新鲜金银花30克，鲜嫩蒲公英100克。

【制　作】 将以上两味洗净后用温开水浸泡，捣烂，取汁即成。

【用　法】 上下午分饮。

【功　效】 清热凉血，止血调经。适用于血热型月经超前、月经量多。

蒲公英淡盐水

【原　料】 鲜蒲公英500克，精盐2克。

【制　作】 春、夏蒲公英开花前或刚开花时连根挖取，除去根部泥土，连根洗净；精盐用200毫升温开水溶化。将蒲公英捣烂，取汁，加入淡盐水中，混合均匀即成。

【用　法】 早晚温饮。

【功　效】 清热凉血，止血调经。适用于血热型月经超前、月经量多。

芹菜藕汁

【原　料】 芹菜50克，藕150克，苹果90克（大半只），柠檬汁5毫升。

【制　作】 芹菜洗净，切碎；藕洗净，切成薄片；苹果去皮、心后切块。将上述食材置捣搅机中，搅打成汁，再加入柠檬汁调匀。

【用　法】 上下午分饮。

【功　效】 清热凉血。适用于血热型月经超前、月经量多。

墨旱莲白茅根鲜汁

【原　料】 鲜墨旱莲 100 克，鲜槐花 50 克，鲜白茅根 100 克。

【制　作】 将鲜墨旱莲、鲜槐花、鲜白茅根洗净，放入温开水中浸泡片刻，捞出后切成细末，捣烂取汁，调入少量白糖，拌匀即成。

【用　法】 早晚分饮。

【功　效】 清热凉血。适用于血热型月经超前、月经量多。

莴苣汁

【原　料】 莴苣 500 克，白糖 30 克。

【制　作】 将莴苣除去老叶，去皮，洗净，切成薄片，连洗净的嫩叶一道捣烂，榨取汁液，加入白糖，待糖溶化即成。

【用　法】 上下午分饮。

【功　效】 清热凉血。适用于血热型月经超前、月经量多。

双花黄连茶

【原　料】 绿梅花 3 克，玫瑰花 3 克，黄连 2 克。

【制　作】 将绿梅花、玫瑰花、黄连同入杯中，用沸水冲泡，加盖闷 10 分钟即成。

【用　法】 当茶频饮，可冲泡 3～5 次。

【功　效】 清热凉血。适用于血热型月经超前、月经量多。

佛手莲心茶

【原　料】 佛手 10 克，莲心 3 克。

【制　作】 将佛手、莲心同入杯中，用沸水冲泡，加盖闷 10 分钟即成。

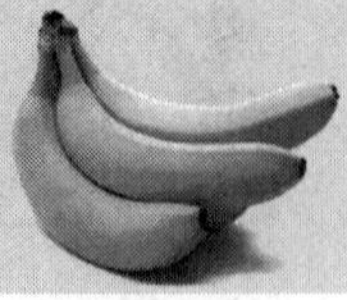

【用　法】 当茶频饮，可冲泡3～5次。

【功　效】 清热凉血。适用于血热型月经超前、月经量多。

西瓜牛奶

【原　料】 牛奶230毫升，西瓜汁250毫升，绵白糖20克。

【制　作】 将西瓜汁、绵白糖置容器中，倒入牛奶，边倒边搅，混匀后加盖，置冰箱中冻冷后饮用。

【用　法】 上下午分饮。

【功　效】 清热凉血，益气解暑。适用于血热型月经超前、月经量多。

香蕉冰淇淋

【原　料】 香蕉2根，鸡蛋2只，鲜牛奶300毫升，茯苓粉10克，玉米粉20克，红糖25克。

【制　作】 将鸡蛋磕入碗内，用竹筷搅拌成糜糊，放入用水调匀的茯苓粉、玉米粉中，边倒边搅，用力搅打成鸡蛋粉糊；将香蕉去皮，切碎，捣绞成香蕉泥。将牛奶倒入锅中，小火煮沸后慢慢拌入鸡蛋粉糊，同时不断地用筷子搅拌，加入红糖，混合均匀，离火，加入香蕉泥，搅拌均匀成冰淇淋糊，放入冰箱的冷冻室中，快速冷冻20分钟后取出，再搅打片刻，放回冰箱冷冻室，使成冰淇淋即可。

【用　法】 早晚分食。

【功　效】 清热凉血，益气解暑。适用于血热型月经超前、月经量多。

白茅根藕节煎

【原　料】 鲜白茅根60克，鲜藕节60克。

【制　作】 将白茅根洗净，切成段。将鲜藕挖采后，切下藕节，洗净，切片，与白茅根同入锅中，加适量水，煎煮熟20分钟，去渣取汁即成。

【用　法】 上下午分饮。

【功　效】 清热凉血，益气解暑。适用于血热型月经超前、月经量多。

大黄藕粉糊

【原　料】 生大黄5克，藕粉60克，白糖15克。

【制　作】 将生大黄洗净，晒干或烘干，研成细粉，与藕粉混匀，用沸水冲成稠糊，加白糖，拌匀即成。

【用　法】 上下午分食。

【功　效】 清热凉血，止血调经。适用于血热型月经超前、月经量多。

生大黄蜜糊

【原　料】 生大黄50克，蜂蜜200克。

【制　作】 将生大黄晒干或烘干，研成细粉，服用时与蜂蜜调成糊即成。

【用　法】 每次取大黄粉2.5克，与10克蜂蜜调成糊状后吞食。每日2次。

【功　效】 清热凉血，益气解暑。适用于血热型月经超前、月经量多。

藕汁牛奶

【原　料】 鲜藕汁20毫升，鲜牛奶适量。

【制　作】 将鲜牛奶煮沸消毒，再加入鲜藕汁，两者搅匀放凉后即成。

【用　法】 上下午分饮。

【功　效】 清热凉血，益气补虚。适用于血热型月经超前、月经量多。

丹皮鲜藕羹

【原　料】 新鲜牡丹皮15克，鲜藕100克。

【制　作】 将牡丹皮洗净，加适量水，煎成汁，鲜藕洗净，切

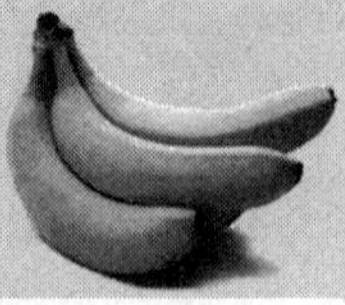

碎，绞汁，与牡丹皮汁混合，加入适量白糖，煨煮成羹即成。

【用　法】 上下午分食。

【功　效】 清热凉血，益气补虚。适用于血热型月经超前、月经量多。

荠菜粥

【原　料】 鲜荠菜 250 克（干荠菜 90 克），大米 100 克。

【制　作】 将鲜荠菜洗净，切碎，备用。把大米淘洗干净，放入锅中，加适量水，把切碎的荠菜亦放入锅内，先置大火上煮沸，再用小火熬煮成粥即成。

【用　法】 早晚分食。

【功　效】 清热凉血，益气补虚。适用于血热型月经超前、月经量多。

三地凉血粥

【原　料】 生地黄 20 克，地骨皮 15 克，炒地榆 15 克，大米 50 克。

【制　作】 将生地黄、地骨皮、炒地榆同放砂锅内，加适量水，煎 30 分钟后去渣取汁，再用药汁煮大米至烂成粥即成。

【用　法】 早晚分食。

【功　效】 清热凉血，止血调经。适用于血热型月经超前、月经量多。

马兰头拌香干

【原　料】 新鲜马兰头 250 克，嫩荠菜 250 克，香豆腐干 50 克，精盐、味精、香醋、绵白糖、香油各适量。

【制　作】 将新鲜马兰头，嫩荠菜洗净，保留根茎部分，放入沸水锅中焯片刻，捞出后切成细末，放入盘碗中。将香干洗净，入沸水锅中烫一下，切成细丝，放在马兰头、荠菜末上，加精盐、味精、香醋、绵白糖、香油各适量，拌和均匀即成。

【用　法】 佐餐，随量食用。

【功　效】 清热凉血，止血调经。适用于血热型月经超前、月经量多。

芹菜拌干丝

【原　料】 芹菜300克，豆腐干100克，酱油、香油、精盐、味精、白糖、姜丝各适量。

【制　作】 将芹菜洗净，切成4厘米长的段；豆腐干切成丝。炒锅上大火，加水煮沸，放入芹菜段和豆腐干丝，至芹菜断生时捞出，放凉水中过凉，控水后放碗中，加入精盐、酱油、味精、白糖、姜丝、香油，拌匀后装盘即成。

【用　法】 佐餐，随量食用。

【功　效】 清热凉血。适用于血热型月经超前、月经量多。

苦瓜泥

【原　料】 苦瓜250克，白糖30克。

【制　作】 将苦瓜洗净，捣烂如泥，加入白糖后拌匀，2小时后将水汁滗出即成。

【用　法】 佐餐，随量食用。

【功　效】 清热凉血。适用于血热型月经超前、月经量多。

凉拌蒲公英

【原　料】 新鲜蒲公英500克，熟芝麻粉20克，酱油、红糖、精盐、味精、香油各适量。

【制　作】 将新鲜蒲公英拣杂，洗净，保留根头部分，入沸水锅中焯透，捞出，码齐，切成段，放入盘中，匀布熟芝麻粉，加酱油、红糖、精盐、味精各少许，拌匀，淋入香油即成。

【用　法】 佐餐，随量食用，当日吃完。

【功　效】 清热凉血。适用于血热型月经超前、月经量多。

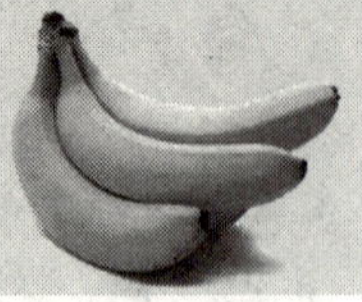

茄汁藕松

【原　料】 鲜藕400克，番茄酱10克，醋5克，白糖20克，精制油250克（实耗约25克），湿淀粉、精盐各适量。

【制　作】 将鲜藕去皮、节，切成细丝，入水中略漂洗，捞出控水，加精盐略腌。炒锅上大火，放入精制油烧至七成热，下藕丝炸至淡黄色，捞出控油即成藕松；炒锅内留余油，烧至四成热，放入番茄酱炒散，然后加入水50毫升、白糖、醋，至汤沸后撇去浮沫，用湿淀粉勾芡，放入炸好的藕松，颠翻均匀，装盘即成。

【用　法】 佐餐，随量食用。

【功　效】 清热凉血。适用于血热型月经超前、月经量多。

凉拌莴苣

【原　料】 莴苣500克，精盐、酱油、白糖、醋、香油各适量。

【制　作】 将莴苣削去皮，切成片，用水洗净，再用沸水烫一下，捞出，用精盐腌一下，挤去水，加酱油、白糖、醋、香油，拌匀即成。

【用　法】 佐餐，随量食用。

【功　效】 清热凉血。适用于血热型月经超前、月经量多。

绿豆鲜藕汤

【原　料】 绿豆50克，鲜藕200克。

【制　作】 将鲜藕洗净，切成片或小块，并将藕节一剖为四，备用；绿豆淘洗干净，放入砂锅，加适量水，大火煮沸后改用小火煨煮30分钟，煮至绿豆熟烂、藕熟、汤汁黏稠即成。

【用　法】 早晚分饮。

【功　效】 清热凉血。适用于血热型月经超前、月经量多。

(2)血寒型

主要症状：经期延后，月经量少，色暗红，质稠有血块，经期小腹冷痛，得热则减，苔白或质紫，脉沉紧或迟。

食疗原则：温经散寒。

食物宜忌：宜食生姜、干姜、肉桂、红糖、艾叶、花椒、胡椒、丁香、小茴香等食物；忌食柿子、柿饼、梨、苦瓜、河蟹、螺蛳、鸭肉、皮蛋、绿豆、冷茶及各种冷饮。

醋蒜红糖饮

【原　料】 大蒜250克，食醋250毫升，红糖90克。

【制　作】 将大蒜去皮，捣烂，浸泡在糖醋溶液中，1周后取其汁服用。

【用　法】 代茶饮，每次1汤匙，每日3次。

【功　效】 温经散寒，止痛调经。适用于血寒型月经延后、月经量少、闭经。

干姜艾叶红糖茶

【原　料】 干姜20克，艾叶10克，红糖30克。

【制　作】 将干姜、艾叶分别洗净，晾干后切碎，同放入砂锅，加水浸泡片刻，煎煮20分钟，用洁净纱布过滤，去渣，留汁回入砂锅，加入红糖，用小火煨煮溶化，拌匀即成。

【用　法】 早晚分饮。

【功　效】 温经散寒，止痛调经。适用于血寒型月经延后、月经量少、闭经。

红葡萄酒茶

【原　料】 红茶120毫升，红葡萄酒50毫升，橘汁15毫升，杏仁酱15毫升，杏脯1枚。

【制　作】 将橘汁和红葡萄酒一起放入小锅中煮热后，加入红茶继续加热至将要沸腾时端离炉火，舀入杏仁酱调匀，倒入杯中，放上杏脯即成。

【用　法】 早晚分饮。

【功　效】 温经散寒，止痛调经。适用于血寒型月经延后、月

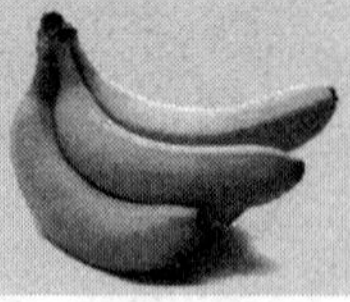

经量少、闭经、痛经。

肉桂红茶

【原　料】 肉桂粉 1.5 克，白糖 15 克，红茶汁 200 毫升。

【制　作】 将红茶汁中加入白糖和肉桂粉，搅匀即成。

【用　法】 代茶频饮，当日饮完。

【功　效】 温经散寒，止痛调经。适用于血寒型月经延后、月经量少、闭经。

辣椒粥

【原　料】 辣椒 30 克，大米 100 克，植物油、精盐各适量。

【制　作】 将辣椒洗净，去子，切成细丝，与大米同入锅中，用中火煨煮成粥，放入植物油及精盐，再稍煮几分钟即成。

【用　法】 早晚分食。

【功　效】 温经散寒，止痛调经。适用于血寒型月经延后、月经量少、闭经。

小茴香粥

【原　料】 小茴香 3 克，大米 50 克。

【制　作】 将小茴香去净杂质，研为细末；将大米淘洗干净入锅，加 500 毫升水，用大火煮沸，再转用小火熬煮成稀粥，待粥熟时加入小茴香，稍煮即成。

【用　法】 每日 2～3 次，温热空腹食用。

【功　效】 温经散寒，止痛调经。适用于血寒型月经延后、月经量少、闭经。

艾姜粥

【原　料】 艾叶 9 克，生姜 15 克，大米 60 克，红糖 20 克。

【制　作】 将艾叶洗净，切段，生姜洗净，切片，同入锅中，煎煮 20 分钟，去渣取汁，与淘洗干净的大米同入锅中，加适量水，用大火煮沸，改小火煮成稠粥，调入红糖即成。

【用　法】 早晚分食。

【功　效】 温经散寒，止痛调经。适用于血寒型月经延后、月经量少、闭经。

姜椒鲫鱼羹

【原　料】 鲜鲫鱼1条（约250克），生姜20克，橘皮10克，胡椒粉3克，精盐适量。

【制　作】 将鲫鱼去鳞、鳃及内脏，用清水洗净；生姜去外皮，洗净，切成丝。将橘皮洗净，与姜丝、胡椒粉一同装入布袋，扎紧袋口，放入鲫鱼腹中，再将鲫鱼放入锅中，加水后置于火上，用小火煨熟，取出药袋，加精盐调味即成。

【用　法】 佐餐，随量食用。

【功　效】 温经散寒，止痛调经。适用于血寒型月经延后、月经量少、闭经。

姜韭牛奶

【原　料】 牛奶200毫升，生姜25克，韭菜250克。

【制　作】 将生姜洗净，切成片；韭菜洗净，切成小段。将姜片、韭菜段一同捣烂，用洁净纱布包好绞汁；将姜韭汁放在锅中，倒入牛奶，用小火加热，煮沸3分钟即成。

【用　法】 早晚分饮。

【功　效】 温经散寒，补气调经。适用于血寒型月经延后、月经量少、闭经。

鹿角霜酒

【原　料】 鹿角霜50克，低度白酒500毫升。

【制　作】 将鹿角霜置容器中，加入白酒密封，静置7日后取上清液即成。

【用　法】 早晚各饮15毫升（1小盅）。

【功　效】 温经散寒，止痛调经。适用于血寒型月经延后、月

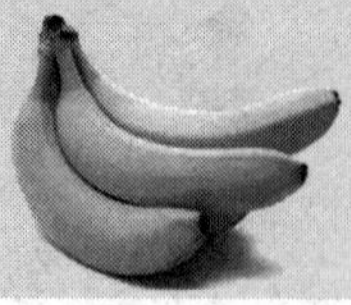

经量少、闭经。

茴香焖羊肉

【原　料】 羊肉300克，大葱100克，蒜15克，生姜5克，黄酒10克，小茴香3克，植物油、花椒粉、精盐、酱油各适量。

【制　作】 将羊肉洗净，切成片，大葱洗净，切成菱形，蒜切成片，生姜切成米粒状。羊肉放入碗内，加入葱、生姜、蒜、花椒粉、精盐、酱油拌匀。炒锅上大火，放植物油烧热，将拌好的羊肉投入锅内，淋上黄酒，放入小茴香爆炒，待肉变色后加盖，移小火焖1小时，装盘即成。

【用　法】 佐餐，随量食用。

【功　效】 温经散寒，止痛调经。适用于血寒型月经延后、月经量少、闭经。

生姜鱼丝

【原　料】 草鱼中段500克，鲜生姜30克，鸡蛋(取清)1个，植物油、精盐、味精、胡椒粉、黄酒、鲜汤、淀粉各适量。

【制　作】 将生姜洗净，切成丝待用；草鱼劈开两片，再去鱼皮和鱼骨刺，将鱼肉切成鱼丝。把鱼丝放在盛器内，加入鸡蛋清、精盐、味精、胡椒粉、干淀粉拌匀上浆。炒锅上火，放油烧至四成热，下鱼丝，用勺划散，待鱼丝熟后倒入漏勺沥油；锅内留底油，下姜丝煸炒，再加入黄酒、鲜汤、精盐、味精，最后下鱼丝煮沸后，用湿淀粉勾芡，淋少许热油翻匀即成。

【用　法】 佐餐，随量食用。

【功　效】 温经散寒，止痛调经。适用于血寒型月经延后、月经量少、闭经。

洋葱烤羊肉

【原　料】 洋葱100克，羊后腿肉300克，香油、酱油、精盐、味精、花椒粉、辣椒粉、胡椒粉、葱花、姜汁各适量。

【制　作】 将羊肉洗净，切成块；洋葱洗净，切成相应的块；用小碗放入酱油、味精、精盐、花椒粉、辣椒粉，调匀成小料装碟备用。用铁钎将羊肉和洋葱间隔穿起来（一串 8～9 块），把羊肉串平架在炭火上，用微火烤制，边烤边用毛刷将调好的姜汁均匀地刷在羊肉串上，并均匀地撒上配好的小料，当两面均烤至棕黄色时，刷香油，连同铁钎放在盘中即成。

【用　法】 佐餐，随量食用。

【功　效】 温经散寒，止痛调经。适用于血寒型月经延后、月经量少、闭经。

当归生姜羊肉汤

【原　料】 羊瘦肉 300 克，当归 15 克，生姜、大茴香、桂皮、精盐、味精、五香粉、料酒各适量。

【制　作】 将当归、生姜分别拣去杂质，洗净，晾干或晒干，切成片，同放入纱布袋中，扎紧袋口，备用。将羊肉洗净，入沸水锅氽一下，用清水过凉，切成羊肉小块或羊肉片，与当归、姜药袋同放入砂锅，加入大茴香、桂皮及适量清水，先用大火煮沸，烹入料酒，改用小火焖煮至羊肉熟烂如酥，取出药袋，滤尽药汁，捞出大茴香、桂皮，加精盐，味精、五香粉，拌和均匀即成。

【用　法】 佐餐，随量食用。

【功　效】 温经散寒，止痛调经。适用于血寒型月经延后、月经量少、闭经、痛经。

糖醋大蒜

【原　料】 大蒜头 200 克，红糖 250 克，米醋 300 毫升。

【制　作】 将大蒜头去皮洗净，沥干水分。把米醋、红糖放入锅中，加清水适量煮沸，待冷却后，倒入干净大瓶内，加入大蒜瓣浸 10 余日即成。

【用　法】 佐餐，吃糖蒜，喝糖醋浸液，每次 20 毫升，每日 1

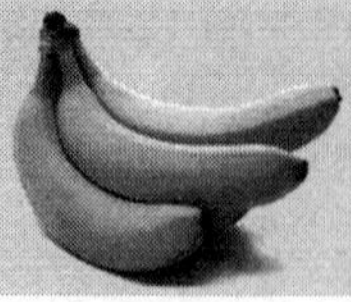

次，连食5～7日。

【功　效】 温经散寒，止痛调经。适用于血寒型月经延后、月经量少、闭经。

茴香豆

【原　料】 蚕豆1 000克，大茴香20克，桂皮20克，精盐10克。

【制　作】 将蚕豆洗净，水泡后放入锅中，加入大茴香、桂皮、精盐和水500毫升，用大火煮沸后转用小火煮至豆熟即成。

【用　法】 当零食。

【功　效】 温经散寒，止痛调经。适用于血寒型月经延后、月经量少、闭经。

(3)气虚型

主要症状：月经超前，经量多多，色淡质薄且稀，伴有面色淡白，眩晕心悸，神疲乏力，气短懒言，不思饮食，舌质淡，脉细弱。

食疗原则：补气摄血。

食物宜忌：宜食牛肉、猪肉、火腿肉、兔肉、鸡蛋、鹌鹑、鸽肉、黄鳝、黄豆、桂圆肉、大枣、人参、黄芪等食物及药食兼用品；忌食生萝卜、槟榔及生冷瓜果、冷饮。

参芪蜜饮

【原　料】 黄芪30克，党参20克，白术10克，大枣5枚，炙甘草3克，蜂蜜30克。

【制　作】 将黄芪、党参、白术、大枣、炙甘草洗净，同入锅中，加适量水，煎煮2次，每次30分钟，合并滤汁。待药液转温后调入蜂蜜搅匀即成。

【用　法】 上下午分饮。

【功　效】 益气摄血。适用于气虚型月经量过多或月经延后、月经量少。

花生豆奶

【原　料】 黄豆150克，花生仁25克，白糖适量。

【制　作】 将黄豆和花生仁淘洗干净，用冷水浸泡4小时，再将浸胀的黄豆和花生加清水捣碎，用纱布过滤。将滤液置锅中煮沸，加入适量白糖即成（夏天可以将煮沸的豆奶晾凉后，置冰箱中冻冷后饮用）。

【用　法】 早晚时食用。

【功　效】 益气摄血。适用于气虚型月经量过多或月经延后、月经量少。

红枣糕

【原　料】 红枣500克，荸荠100克，核桃仁50克，红薯100克，鸡蛋（取清）3个，白糖250克，湿绵纸1张，冬瓜片、猪网油、猪板油各适量【制　作】 将红枣冲洗干净，沥去水，放在小铁丝网上，置火上烧焦枣皮，边烧边颠动丝网，见红枣都起黑壳时，将铁丝网离火，倒入清水中稍泡，沥去水后，擦去黑壳，剔除枣核压成泥；把核桃仁放入开水中泡好，用漏勺捞出去皮，放入热油中将呈黄色时捞出；红薯洗净，放入锅中，煮至熟烂，捞出去皮，制成蓉；猪板油洗净，去膜后压成泥；荸荠洗净，去皮，切成细丁；冬瓜片、核桃仁均可切成碎丁。把枣泥、红薯泥、鸡蛋清、板油放入盆中，加入冬瓜片、荸荠、核桃仁、白糖拌匀；将网油放入碗底，倒入拌匀的泥，用手勺按平，蒙上湿绵纸，用线绳扎牢，装入笼屉，蒸熟后取出，揭去湿绵纸，扣入盘中，除去网油，撒上白糖即成。

【用　法】 当点心。

【功　效】 益气摄血。适用于气虚型月经量过多或月经延后、月经量少。

猪肉粥

【原　料】 猪瘦肉末50克，大米50克，精盐适量。

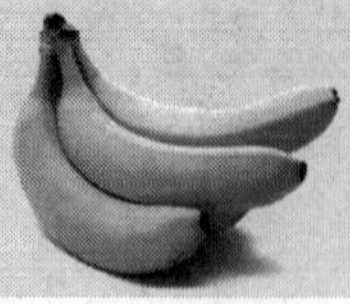

【制　作】 将猪肉末与淘洗干净的大米一同入锅，加适量水，用大火煮沸后改用小火熬煮成稀粥，调入精盐即成。

【用　法】 当早餐食用。

【功　效】 益气摄血。适用于气虚型月经量过多或月经延后、月经量少。

人参桂圆糯米粥

【原　料】 白参 3 克，桂圆肉 10 克，糯米 50 克。

【制　作】 将白参磨研成细末。桂圆肉与淘洗的糯米煮稠粥，粥成时加入白参细末，再煮一两沸即成。

【用　法】 早晚分食。

【功　效】 益气摄血。适用于气虚型月经量过多或月经延后、月经量少。

鳝鱼鸡蛋粥

【原　料】 鳝鱼 2 条(约 400 克)，大米 100 克，鸡蛋 3 个，黄酒、香醋、葱花、姜末、精盐、味精各适量。

【制　作】 将鸡蛋打入碗中，用筷子迅速打散；大米淘洗干净；将活鳝鱼宰杀，去内脏，洗净，切成小段，与黄酒、香醋、精盐拌匀。煮锅刷洗净，加入适量水和大米，置于大火上，水沸后加入鳝鱼拌匀，改用小火慢慢煮至米开花时，调入鸡蛋汁、葱花、姜末、味精稍焖即成。

【用　法】 早晚分食。

【功　效】 益气摄血。适用于气虚型月经量过多或月经延后、月经量少。

牛肉粥

【原　料】 鲜牛肉 50 克，糯米 100 克，生姜、葱、植物油、精盐各适量。

【制　作】 将牛肉洗净，切成肉丁，糯米洗净入砂锅内，加水用常法煮粥，待肉烂粥熟，入姜、葱、植物油、精盐少许，稍煮2～3沸即成。

【用　法】 每日早晨温热食用。

【功　效】 益气摄血。适用于气虚型月经量过多或月经延后、月经量少。

鳝鱼干饭

【原　料】 大米500克，鳝鱼750克，植物油、酱油、白糖、精盐、葱花、蒜泥、胡椒粉、黄酒、鲜汤各适量。

【制　作】 将大米拣去杂物，淘洗干净，控去水；鳝鱼头钉在木板上，用刀剖腹开膛，去掉内脏和脊骨，剁去头尾，洗净，切成段，用少许精盐和黄酒擦抹，腌渍10分钟左右。锅置火上，加水煮沸，倒入大米，再沸后搅拌均匀，煮8～10分钟，见米粒开花，放上鳝鱼段，盖上锅盖，用小火焖15～20分钟，至米汤收净，米饭、鱼肉熟透离火；另一锅上火，放植物油烧至五六成热，下葱花、蒜泥，炒出香味后，放酱油、白糖、胡椒粉、精盐和适量鲜汤，搅匀煮沸，制成味汁。食用时，先从饭锅中取出鳝鱼段，将米饭拨松，盛入碗中，再放上鳝鱼段，浇上味汁即成。

【用　法】 主餐食用。

【功　效】 益气摄血。适用于气虚型月经量过多或月经延后、月经量少。

红枣白鸽饭

【原　料】 红枣25个，米饭200克，净乳鸽1只，香菇3朵，黄酒、酱油、白糖、植物油、姜片各适量。

【制　作】 将乳鸽斩块，用黄酒、白糖、酱油、植物油浸6小时；枣洗净，去皮、核；香菇水发后切丝。将香菇、生姜片一起入鸽肉中拌匀；米饭中加鸽肉、香菇、红枣，蒸15分钟即成。

【用　法】 主餐食用，每日1次。

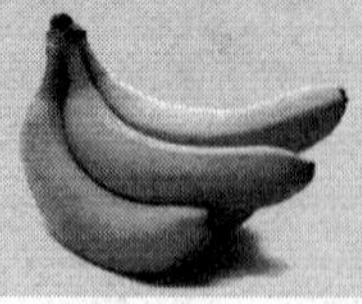

【功　效】 益气摄血。适用于气虚型月经量过多或月经延后、月经量少。

香菜牛肉饺

【原　料】 香菜50克，面粉500克，牛肉350克，白菜100克，酱油、香油、精盐、味精、葱花、姜末各适量。

【制　作】 将白菜去净老根，择洗干净，沥水，剁成菜末，挤去水；香菜择洗干净，沥水，切成段。牛肉剔净筋膜，洗净，剁成肉泥，放入盆内，加适量酱油腌浸一会儿，用筷子顺着一个方向搅动，边搅边加水，待搅至浓稠时，加入酱油、精盐、味精、葱花、姜末、香油、香菜末调拌均匀，最后加入白菜末，拌匀，即成为馅料。面粉(200克)加入沸水烫拌，稍凉，揉匀揉透成烫面团；面粉(300克)加水和成面团，反复揉搓，揉匀揉透成冷水面团。在案板上将两种面团揉在一起，揉匀揉透，盖上湿布放置饧面，再稍揉几下；搓成长条，揪成每50克4个面剂，按扁，擀成中间稍厚的圆形面皮；将馅料打入面皮里，包捏成半月形，并在边上捏成花边，即成为饺子生坯；将湿屉布铺在笼里，把饺子坯摆在笼布上，盖上盖，上锅大火沸水蒸约15分钟即成。

【用　法】 主餐食用。

【功　效】 益气摄血。适用于气虚型月经量过多或月经延后、月经量少。

五圆全鸡

【原　料】 净母鸡1只(约1 000克)，桂圆肉15克，荔枝肉15克，黑枣15克，莲子肉15克，枸杞子15克，红糖、葱花、姜末、料酒、精盐、味精、胡椒粉各适量。

【制　作】 将净母鸡洗净，入沸水中汆一下，将其腹部朝上放在大碗内，待用。将桂圆肉、荔枝肉、黑枣(去核)、莲子肉、枸杞子洗净，分放在鸡腹及蒸碗的四周，匀放红糖，加适量清水，并加葱花、姜末、料酒、精盐、味精，放入笼屉，上笼蒸 2 小时，待鸡肉熟烂，取出，撒上胡椒粉即成。

【用　法】 佐餐，随量食用。

【功　效】 益气摄血。适用于气虚型月经量过多或月经延后、月经量过少。

芙蓉鳝鱼丝

【原　料】 大活鳝鱼 500 克，鸡蛋(取清)6 只，熟火腿肉丝 25 克，水发香菇丝 25 克，黄酒、精盐、味精、葱丝、姜丝、湿淀粉、猪油各适量。

【制　作】 将鳝鱼宰杀，去内脏、骨、皮洗净，切成长丝，放入清水盆中泡白，捞出挤干水，放入碗内，加入精盐、味精、黄酒、淀粉、鸡蛋清拌匀。油锅烧至四成热时，倒入调好的鳝鱼丝，用筷子划散，待熟后捞出沥油；锅中留余油，投入葱、姜丝煸香，放入火腿肉、香菇煸炒，加入精盐、味精、黄酒调味，倒入鳝鱼丝煸炒，用湿淀粉勾芡，出锅即成。

【用　法】 佐餐，随量食用。

【功　效】 益气摄血。适用于气虚型月经量过多或月经延后、月经量过少。

黄芪炖牛肉

【原　料】 牛肉 750 克，黄芪 20 克，陈皮 5 克，黄酒、葱、生姜、酱油、白糖、精盐、味精、胡椒粉、花椒、豆瓣辣酱、植物油各适量。

【制　作】 将牛肉洗净，切成条，放入沸水锅中氽去血水；生姜拍松，葱切长段，黄芪洗净后切成厚片，陈皮洗净待用。炒锅上火，放入植物油烧至七成热，放入牛肉条炸一会儿，捞起肉条；锅内留底油，下葱、生姜、花椒、豆瓣酱煸香，放入清水和牛肉条、黄芪，加入陈皮、精盐、酱油、胡椒粉、黄酒，用大火煮沸后转用小火慢炖

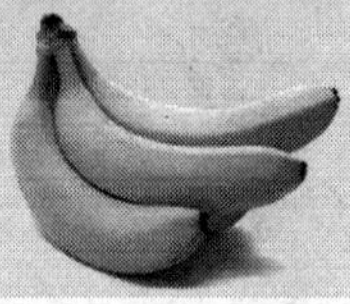

2小时左右,待牛肉熟烂时去葱、生姜、黄芪、陈皮,加味精调味,收汁,装盘即成。

【用　法】 佐餐,随量食用。

【功　效】 益气摄血。适用于气虚型月经量过多或月经延后、月经量过少。

人参砂锅鸡

【原　料】 嫩母鸡1只(约1 500克),白参3克,料酒、葱花、姜末、精盐、味精、植物油各适量。

【制　作】 将白参洗净,晒干或烘干,切成片。将嫩母鸡宰杀,去毛、内脏,洗净,放入沸水锅中汆透,捞出,控净水,放入砂锅,加清汤(或清水)淹没鸡身,待用。另锅置火上,加植物油烧至六成热,加葱花、姜末煸炒出香,倒入砂锅,大火煮沸,烹入料酒,改用小火煨1.5小时,待鸡肉熟烂,加白参片、精盐、味精,拌和均匀,再煨至沸即成。

【用　法】 佐餐,随量食用。

【功　效】 益气摄血。适用于气虚型月经量过多或月经延后、月经量少。

牛奶菜花

【原　料】 菜花500克,鲜蘑25克,牛奶、鲜汤、精盐、味精、湿淀粉各适量。

【制　作】 将菜花洗净,用手掰成小朵,放入沸水锅中烫一下捞出;鲜蘑去蒂。炒锅上火烧热,下鲜汤,煮沸后下鲜蘑、菜花,加精盐、味精、牛奶,转小火煮片刻,捞出,摆在盘中。原汁用湿淀粉勾芡,浇在菜花上即成。

【用　法】 佐餐,随量食用。

【功　效】 益气摄血。适用于气虚型月经量过多或月经延后、月经量过少。

花生乳鸽

【原　料】 花生仁150克,乳鸽1只,冰糖60克。

【制　作】 将花生仁加水浸泡12小时,洗净;乳鸽宰杀,去毛及内脏,剔去骨头,切成小块。将花生仁、乳鸽肉块、冰糖放入锅内,加适量水炖煮,待鸽肉煮烂即成。

【用　法】 隔日1剂,分2次食完,宜常食用。

【功　效】 益气摄血。适用于气虚型月经量过多或月经延后、月经量过少。

桂圆鸡丁

【原　料】 鸡脯肉200克,桂圆肉20克,小白菜30克,鸡蛋2个,植物油、精盐、白糖、酱油、味精、黄酒、胡椒粉、葱、生姜、蒜、鲜汤、湿淀粉各适量。

【制　作】 将桂圆肉、小白菜分别洗净;取一小碗,加入白糖、酱油、味精、鲜汤、胡椒粉、湿淀粉,调成汁;鸡脯肉用刀背捶松,切成小丁,放在碗中,加精盐和湿淀粉拌匀。炒锅上火,放油烧热,倒入桂圆肉、鸡丁急速炒至鸡肉颜色发白、质干,加入黄酒、葱、生姜、蒜,炒匀后即加入调味汁,再加进在油锅中滑过的小白菜,炒匀即成。

【用　法】 佐餐,随量食用。

【功　效】 益气摄血。适用于气虚型月经量过多或月经延后、月经量过少。

红枣炖兔肉

【原　料】 红枣60克,兔肉250克,精盐、黄酒、味精、姜片、植物油各适量。

【制　作】 将兔肉洗净切块,红枣用温水泡发并洗净,一同放入砂锅中,加入适量精盐、味精、黄酒、姜片、植物油和清水,用大火煮沸,再用小火煮至兔肉熟烂即成。

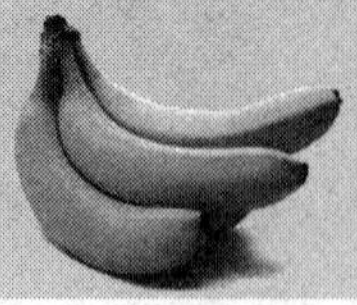

【用　法】 佐餐，随量食用。

【功　效】 益气摄血。适用于气虚型月经量过多或月经延后、月经量过少。

黄芪山药炖乳鸽

【原　料】 黄芪 15 克，山药 10 克，乳鸽 1 只，精盐、味精、香油各适量。

【制　作】 将乳鸽宰杀，去毛及内脏，洗净。将黄芪、山药洗净后切片，与乳鸽共入炖锅内，加适量水，隔水炖 2 小时，加精盐、味精、香油即成。

【用　法】 佐餐，随量食用。

【功　效】 益气摄血。适用于气虚型月经量过多或月经延后、月经量过少。

芪枣阿胶汤

【原　料】 黄芪 30 克，红枣 10 枚，东阿阿胶 10 克。

【制　作】 将黄芪、红枣洗净，用冷水浸泡 30 分钟，以小火煎煮 40 分钟，去渣取汁，趁热放入东阿阿胶块，用小火烊化即成。

【用　法】 佐餐，随量食用，食枣饮汤。

【功　效】 益气摄血。适用于气虚型月经量过多或月经延后、月经量少。

蛎肉山药汤

【原　料】 牡蛎肉 250 克，山药 250 克，猪油、精盐、味精各适量。

【制　作】 将牡蛎肉洗净，切片，与去皮、洗净的山药片同入锅中，加适量水，先以大火煮沸，再改小火炖至牡蛎肉熟烂，加入猪油、精盐、味精即成。

【用　法】 佐餐，吃肉饮汤。

【功　效】 益气摄血。适用于气虚型月经量过多或月经延后、月经量少。

兔肉山药汤

【原　料】 净兔肉120克,山药30克,红枣30克,枸杞子15克,姜汁、黄酒、精盐各适量。

【制　作】 将兔肉洗净,切成块,连同洗净的山药、红枣、枸杞子一同放入锅内,加水适量,煮至肉熟透,加入姜汁、黄酒、精盐调味即成。

【用　法】 佐餐,随量食用。

【功　效】 益气摄血。适用于气虚型月经量过多或月经延后、月经量过少。

花生桂圆汤

【原　料】 花生仁100克,桂圆肉50克,红枣5个,白糖适量。

【制　作】 花生仁、桂圆肉、红枣一同入锅,加水适量煮汤,加入白糖溶化即成。

【用　法】 饮汤,每日1剂。食花生仁、桂圆肉、红枣。

【功　效】 益气摄血。适用于气虚型月经量过多或月经延后、月经量过少。

(4)血虚型

主要症状:月经延后、月经量少,色淡、质稀、无血块,伴有面色萎黄无华,头昏眼花,心悸气短,经后小腹隐痛,肤不润泽,大便或见干燥,舌淡红,苔薄,脉细弱。

食疗原则:养血,益气,调经。

食物宜忌:宜食桂圆肉、鸡蛋、鹌鹑蛋、阿胶、桑椹、葡萄、黑芝麻、猪肝、羊肝、菠菜、猪血、鸭血等食物;忌食生冷、油腻食物及白酒。

四物蜜饮

【原　料】 当归10克,炒白芍10克,熟地黄12克,川芎6

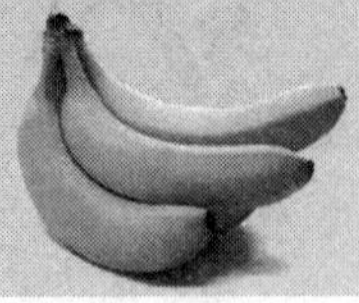

克，蜂蜜 30 克。

【制　作】 将当归、炒白芍、熟地黄、川芎洗净，同入锅中，加适量水煎煮 2 次，每次 30 分钟，合并滤汁，待药液转温后调入蜂蜜搅匀即成。

【用　法】 上下午分饮。

【功　效】 养血调经。适用于血虚型月经延后，月经量少。

参芪当归羊血羹

【原　料】 羊血块 300 克，党参 15 克，黄芪 15 克，当归 10 克，黄酒、葱花、姜末、蒜泥、精盐、味精、五香粉、香油、湿淀粉各适量。

【制　作】 将党参、黄芪、当归洗净，切成饮片，放入纱布袋，扎口，备用；将羊血块按常法放入水中浸泡片刻，洗净，切成小丁，盛入碗中，待用。烧锅置火上，加水适量，放入药袋，大火煮沸，改用中火煨煮 40 分钟，取出药袋，滤尽药汁；药汁加清水适量，放入羊血小丁块，烹入黄酒，加葱花、姜末、蒜泥、精盐、味精，大火煮沸，用湿淀粉勾芡成羹，停火，撒入五香粉、淋入香油即成。

【用　法】 上下午分食。

【功　效】 养血调经。适用于血虚型月经延后，月经量少。

鲜葡萄汁

【原　料】 葡萄 100 克，白糖 20 克。

【制　作】 将葡萄洗净，去除果柄、外皮及子，放入家用食品搅拌机中，加冷开水及白糖一并搅拌，去渣取汁即成。

【用　法】 当饮料，随量饮用。

【功　效】 养血调经。适用于血虚型月经延后，月经量少。

黄芪阿胶粥

【原　料】 黄芪 30 克，东阿阿胶 30 克，糯米 100 克，红糖 15 克。

【制　作】将阿胶块捣碎，放入铁锅中，炒至黄色，为细末，备用。再将黄芪洗净，切成饮片，与淘洗干净的糯米同放入砂锅，加适量水，大火煮沸，改用小火煨煮30分钟，调入东阿阿胶粉及红糖，继续用小火煨煮成黏稠粥即成。

【用　法】早晚分食。

【功　效】养血调经。适用于血虚型月经延后，月经量少。

阿胶粥

【原　料】东阿阿胶30克，糯米50克，红糖20克。

【制　作】将糯米淘洗干净，入锅，加适量水，煮成稠粥，粥成时放入东阿阿胶，继续加热，待阿胶充分烊化后加入红糖即成。

【用　法】早晚分食。

【功　效】养血调经。适用于血虚型月经延后，月经量少。

胡萝卜鸡肝粥

【原　料】胡萝卜60克，鸡肝30克，糯米60克，香菜末、植物油、精盐、味精、胡椒粉各适量。

【制　作】将糯米淘净，胡萝卜洗净，切丝，鸡肝切碎，共加水慢火煮成稀粥，加入植物油、精盐、香菜、味精、胡椒粉拌匀，略煮即成。

【用　法】每日1次，连食3～4周。

【功　效】养血调经。适用于血虚型月经延后，月经量少。

桑椹红枣粥

【原　料】桑椹30克，红枣10枚，百合30克，大米100克。

【制　作】将以上前3味加水煎取汁液，去渣后与淘洗干净的大米一同煮粥即成。

【用　法】每日1剂，连食5～10天。

【功　效】养血调经。适用于血虚型月经延后，月经量少。

鸡蛋猪肝粥

【原　料】 猪肝50克，鸡蛋1个，大米50克，精盐、生姜、味精各适量。

【制　作】 将猪肝洗净后切碎，与大米一同加水煮粥，粥熟后打入鸡蛋，加精盐、生姜、味精等，调匀，再稍煮即成。

【用　法】 早晚分食。

【功　效】 益气养血，调经。适用于血虚型月经延后，月经量少。

八宝菠菜

【原　料】 菠菜250克，炒花生仁30克，熟猪肉20克，五香豆腐干20克，净虾皮10克，生姜、葱、精盐、味精、醋、香油各适量。

【制　作】 将菠菜去杂，洗净，连根投入沸水锅中，翻一个身即捞出沥水，稍冷，理齐后切成碎末，稍挤水，放入盘中；将炒花生仁去皮，碾成小粒。生姜、葱、熟猪肉、五香豆腐干，均切成碎末，然后与菠菜末、虾皮、花生等一起拌匀，再加少许味精、精盐、香油、醋，调拌均匀即成。

【用　法】 佐餐，随量食用。

【功　效】 养血调经。适用于血虚型月经延后，月经量少。

菠菜拌肉丝

【原　料】 菠菜500克，猪肉100克，香菜15克，胡萝卜15克，植物油、酱油、精盐、味精、花椒粉、米醋、大蒜泥各适量。

【制　作】 将菠菜择洗干净，用开水烫一下，捞出，用凉开水过凉，用手轻轻挤去水，切成段，放在盘里；将胡萝卜切成细丝，用开水烫一下，用凉开水过凉，控去水，放在菠菜段上；香菜切成末，放在菠菜段上；猪肉切成细丝，待用。炒锅上火，放油烧热后下入肉丝，快速煸炒，同时加入花椒粉、酱油，出锅后倒入盘内，再加入精盐、味精、米醋、大蒜泥，调拌均匀即成。

【用　法】 佐餐，随量食用。

【功　效】 养血调经。适用于血虚型月经延后，月经量少。

五香猪肝

【原　料】 新鲜猪肝500克，五香卤汁2 500克，黄酒适量。

【制　作】 将新鲜猪肝洗净，切除肝筋膜，在整块猪肝表面轻划几刀，入沸水锅烫至刚变色即捞出，待用。铁锅置火上，放入五香卤汁，大火煮沸后放入猪肝，再煮至沸，烹入黄酒，改用小火煨煮30分钟，捞出，待其冷却后剖条，切成薄猪肝片，按拼盘花样码放在盘内，均匀浇上卤汁即成。

【用　法】 佐餐，随量食用。

【功　效】 养血调经。适用于血虚型月经延后，月经量少。

首乌猪肝片

【原　料】 鲜猪肝250克，制何首乌20克，水发木耳75克，青菜50克，葱丝、蒜片、料酒、酱油、精盐、醋、姜片、味精、湿淀粉、香油、植物油各适量。

【制　作】 将制何首乌切片，入锅，加适量水，浓煎，提取浓缩液20毫升，备用；猪肝切成薄片；木耳水发，洗净；青菜洗净，并用开水焯一下。将水发木耳、青菜、葱丝、蒜片、料酒、酱油、精盐、醋、姜片、味精、湿淀粉、制何首乌提取液及少量荤汤调成芡汁。炒锅中放植物油，用大火烧至七八成热时，将猪肝投入油锅炒透，倒入漏勺沥油；炒锅留底油，上大火，把猪肝倒回炒锅，随即把芡汁倒入，搅拌均匀，淋入少许香油即成。

【用　法】 佐餐，随量食用。

【功　效】 养血滋阴，调经。适用于血虚型月经延后，月经量少。

灵芝猪肝

【原　料】 猪肝250克，灵芝10克，黑木耳5克，青菜100

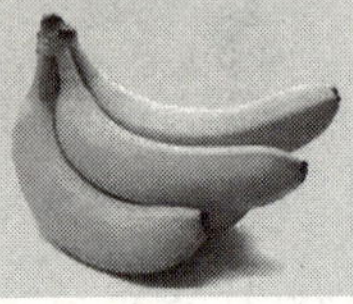

克，酱油、醋、白糖、料酒、葱花、姜末、味精、淀粉、植物油各适量。

【制　作】 将猪肝洗净，切成薄片，备用；黑木耳用冷水泡发，洗净，撕成小朵，待用；青菜洗净，切段，待用；灵芝洗净，晾干后切成片或切碎，放入砂锅，加水浓煎 40 分钟，用洁净纱布过滤，去渣，留汁备用。将猪肝片放入大碗中，先加精盐、白糖、料酒各适量，拌匀，再加适量清水和淀粉拌匀，然后加少量植物油拌一下；另碗用酱油、醋、白糖、淀粉、料酒、葱花、姜末、味精、鲜汤调成芡汁，待用。炒锅置火上，加植物油烧至八成热，放入猪肝片及木耳，急火熘炒，加入灵芝浓汁及嫩青菜，翻炒片刻，再把调好的芡汁搅匀后倒入，呈稀稠黏羹时，淋入香油即成。

【用　法】 佐餐，随量食用。

【功　效】 养血滋阴，宁心调经。适用于血虚型月经延后，月经量少，对兼有失眠、心悸者也适宜。

蒸乌鸡

【原　料】 乌骨鸡 1 只，川芎 20 克，黄酒、精盐各适量。

【制　作】 将乌骨鸡宰杀后去毛及内脏，洗净，加艾叶、黄酒、水 1 杯，蒸熟烂，入精盐调味即成。

【用　法】 佐餐，食肉喝汤。

【功　效】 养血滋阴，宁心调经。适用于血虚型月经延后，月经量少，对兼有失眠、心悸者也适宜。

归参桂圆炖乌鸡

【原　料】 当归 20 克，吉林参 3 克，桂圆肉 30 克，乌骨鸡 1 只(约 500 克)，葱花、姜末、精盐、味精、香油、黄酒各适量。

【制　作】 将当归、吉林参分别洗净，晒干或烘干，当归切成片，放入纱布袋中，扎紧袋口，备用；吉林参切成饮片或研，待用；将桂圆肉洗净，放入碗中，待用。将乌骨鸡宰杀，去毛及内脏，洗净，入沸水锅中氽透，捞出，用冷水过凉，转入砂锅，加入洗净的桂圆肉、当归药袋及鸡汤、适量清水，大火煮沸，烹入黄酒，改用小火煨炖1小时，待乌骨鸡肉熟烂如酥，加葱花、姜末，取出药袋，沥尽药汁，调入吉林参饮片，拌匀，再煨煮至沸，加少许精盐、味精，淋入香油，拌和即成。

【用　法】 佐餐，随量食用。

【功　效】 养血滋阴，宁心调经。适用于血虚型月经延后，月经量少，对兼有失眠、心悸者也适宜。

归参炖母鸡

【原　料】 当归20克，党参20克，母鸡1只(约1200克)，姜片、葱段、料酒、精盐各适量。

【制　作】 将母鸡宰杀，去毛及内脏，洗净。将党参、当归分别洗净，切片，塞入鸡腹中，放入砂锅，加姜片、葱段、料酒、精盐及清水，用大火煮沸，改用小火煨炖，至鸡肉熟烂即成。

【用　法】 佐餐，随量食用，吃鸡肉饮汤。

【功　效】 养血益气，调经。适用于血虚型月经延后，月经量少。

酸辣猪血

【原　料】 鲜猪血250克，鸡蛋皮100克，鲜豆腐100克，速冻青豆50克，花椒水、味精、精盐、食醋、黄酒、湿淀粉、白胡椒粉、香油、植物油各适量。

【制　作】 将猪血过箩，加适量的水，上屉蒸成血豆腐，取出后切成条，鸡蛋皮、豆腐也切成同样的条。炒锅上火，放植物油烧热，放入猪血、鸡蛋皮、豆腐、青豆、精盐、花椒、味精、食醋、黄酒、胡椒粉，煮熟后用湿淀粉勾芡，淋上香油即成。

【用　法】 佐餐，随量食用。

【功　效】 养血益气，调经。适用于血虚型月经延后，月经量少。

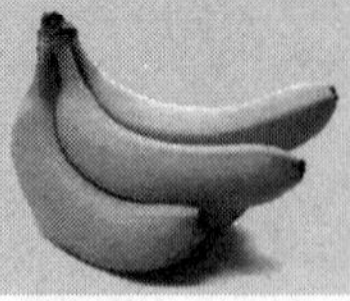

猪血瘦肉烧豆腐

【原　料】 猪血、豆腐各 300 克，猪瘦肉 100 克，胡萝卜 50 克，豌豆苗、蒜苗各 30 克，蒜片、姜片、香油、精盐、味精、胡椒粉各适量。

【制　作】 将猪血加工成块；豆腐漂洗后切成块；猪瘦肉洗净，切成小薄片；胡萝卜洗净，切成块。炒锅上火，放香油烧至五成热，放入姜片、大蒜片炒一下，加入鲜汤、胡萝卜块、胡椒粉煮沸，再加入猪瘦肉、豆腐、猪血烧至熟透，待汁少时放入精盐、味精、豌豆苗、蒜苗，推匀即成。

【用　法】 佐餐，随量食用。

【功　效】 养血益气，调经。适用于血虚型月经延后，月经量少。

首乌煮鸡蛋

【原　料】 制何首乌 30 克，鸡蛋 2 个，葱段、姜片、精盐、黄酒、白糖、酱油、五香粉、八角各适量。

【制　作】 将制何乌切片，与洗净的鸡蛋同入锅中，加适量葱段、姜片、精盐、黄酒、白糖、酱油、五香粉、八角，用小火煮沸约 30 分钟，取出鸡蛋，浸泡于冷水中，剥去蛋壳，再将去壳的鸡蛋投入锅中，煮沸 10 分钟，去除药渣即成。

【用　法】 当点心。

【功　效】 养血益气，调经。适用于血虚型月经延后，月经量少。

鸭血汤

【原　料】 鸭血 500 毫升，鸡汤 1 000 毫升，姜丝、葱花、蒜末、精盐、味精各适量。

【制　作】 将鸭血加精盐少许，调匀后放入碗中，蒸熟，用刀划成块。将鸡汤置大火上煮沸，加入姜丝、葱花、蒜末、精盐、味精及鸭血块，沸后停火即成。

【用　法】 佐餐，随量食用。

【功　效】 养血调经。适用于血虚型月经延后，月经量少。

鸡肝番茄汤

【原　料】 鸡肝 200 克，番茄 200 克，水发黑木耳 20 克，熟猪油、味精、精盐、胡椒粉、鲜汤各适量。

【制　作】 将番茄洗净，切片；鸡肝洗净，切片。净锅上火，加入鲜汤煮沸，下鸡肝、黑木耳、番茄片、胡椒粉、精盐、味精、熟猪油，待鸡肝片烧熟时起锅即成。

【用　法】 佐餐，随量食用。

【功　效】 养血调经。适用于血虚型月经延后，月经量少。

鸡血豆腐汤

【原　料】 豆腐 30 克，熟鸡血 50 克，熟瘦肉、熟胡萝卜各 10 克，水发黑木耳 5 克，鸡蛋 1 个，鲜汤、香油、酱油、精盐、黄酒、葱花、湿淀粉各适量。

【制　作】 将豆腐、鸡血切成略粗的丝；黑木耳、熟瘦肉、熟胡萝卜均切成粗细相等的丝。炒锅上火，放入鲜汤，入下豆腐丝、鸡血丝、黑木耳丝、熟瘦肉丝、熟胡萝卜丝，煮沸后，撇去浮沫，加入酱油、精盐、黄酒，煮沸后，用湿淀粉勾薄芡，淋入鸡蛋液，加入香油、葱花，盛入碗内即成。

【用　法】 佐餐，随量食用。

【功　效】 养血调经。适用于血虚型月经延后，月经量少。

黄豆芽猪血汤

【原　料】 黄豆芽 250 克，猪血 400 克，蒜蓉、黄酒、精盐、味精、葱花、姜末、植物油各适量。

【制　作】 将黄豆芽去根，洗净；猪血切成小方块，漂洗干净。炒锅上火，放植物油少许，烧热后先爆蒜蓉、葱花、姜末，下猪血并

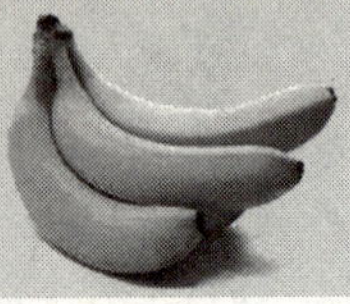

烹上黄酒，加水煮沸，放入黄豆芽，再煮2分钟，调味即成。

【用　法】 佐餐，随量食用。

【功　效】 养血调经。适用于血虚型月经延后，月经量少。

蘑菇羊肉汤

【原　料】 鲜蘑菇150克，羊血块200克，葱花、姜末、黄酒、青蒜、精盐、味精、五香粉、麻辣汁各适量。

【制　作】 将鲜蘑菇择洗干净，将大的纵剖为二，同盛入碗中，备用；将羊血块洗净，入沸水锅烫透，取出，切成2厘米见方的羊血块，待用。烧锅置火上，加植物油烧至六成热时，加葱花、姜末煸炒出香，加鸡汤或清水适量并加羊血块，烹入黄酒，大火煮沸，加蘑菇，拌和均匀，改用小火煨煮30分钟，加青蒜细末、精盐、味精、五香粉及少许麻辣汁水，再煮至沸即成。

【用　法】 佐餐，随量食用。

【功　效】 养血调经。适用于血虚型月经延后，月经量少。

(5)气滞血瘀型

主要症状：经行延后，月经量少，色黯或紫黑，质稠有小块，经前或经期小腹胀痛剧烈、拒按，血块排出后痛减，精神抑郁，胸闷不舒，舌质紫黯或有紫点，苔薄，脉弦涩。

食疗原则：行气活血，祛瘀止痛。

食物宜忌：宜选用玫瑰花、月季花、凌霄花、大茴香、花椒、酒、醋、青皮、陈皮、橘叶、桃仁、红花、海螵蛸、牡蛎等行气活血的食物及药食兼用品；忌食柿子、柿饼、甘蔗、苦瓜、菊花脑、海带、紫菜、皮蛋、螃蟹、蚌肉及生冷瓜果、冷饮。

益母草蜜饮

【原　料】 鲜益母草120克（干品减半），红糖10克，蜂蜜20克。

【制　作】 将益母草拣去杂质，洗净，晾干，切成碎小段，放入砂锅，加水浓煎2次，每次30分钟，过滤，合并2次滤汁，回入砂锅，用小火浓缩至300毫升，调入红糖，稍凉后加入蜂蜜，拌匀即成。

【用　法】 上下午分饮。

【功　效】 活血调经。适用于气滞血瘀型月经延后、月经量少、月经先后不定期。

郁金蜜饮

【原　料】 郁金20克，蜂蜜15克。

【制　作】 将郁金片洗净，加适量水，煎煮30分钟，去渣取汁，待汤汁转温后加入蜂蜜，搅匀即成。

【用　法】 上下午分饮。

【功　效】 行气活血，调经。适用于气滞血瘀型月经延后、月经量少、月经先后不定期。

陈皮山楂饮

【原　料】 陈皮10克，山楂30克，白糖10克。

【制　作】 将陈皮洗净，和洁净山楂一起放入锅中，加适量水，用中火煮25分钟后离火，去渣，加白糖稍搅拌即成。

【用　法】 上下午分饮，吃山楂、饮汤，当日饮完。

【功　效】 行气活血，调经。适用于气滞血瘀型月经延后、月经量少、月经先后不定期。

丹参蜜饮

【原　料】 丹参30克，蜂蜜20克。

【制　作】 将丹参饮片洗净，入锅，加适量水，煎煮30分钟，去渣取汁，待汤汁转温后加入蜂蜜，搅匀即成。

【用　法】 上下午分饮。

【功　效】 行气活血，调经。适用于气滞血瘀型月经延后、月经量少、月经先后不定期。

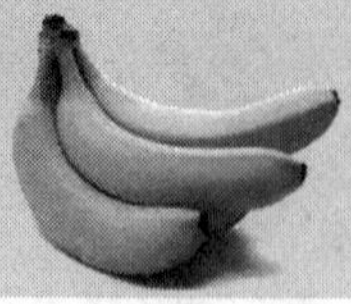

皂角刺橘皮蜜饮

【原　料】 皂角刺30克，青皮20克，陈皮20克，王不留行20克，郁金15克，蜂蜜30克。

【制　作】 将皂角刺、青皮、陈皮、郁金分别洗净，晒干或烘干，切碎或切成片，备用。将王不留行洗干净，晾干后敲碎或研碎，与切碎的皂角刺、青皮、陈皮、郁金一同放入砂锅，加水浸泡片刻，煎煮30分钟，用洁净纱布过滤，去渣，取滤汁放入容器，待其温热时加入蜂蜜，拌和均匀即成。

【用　法】 早晚分饮。

【功　效】 行气活血，调经。适用于气滞血瘀型月经延后、月经量少、月经先后不定期。

蒲黄五灵脂蜜饮

【原　料】 蒲黄粉30克，五灵脂40克，生山楂15克，蜂蜜30克。

【制　作】 将五灵脂、生山楂(洗净后切片)同放入砂锅，加适量水，浓煎30分钟，用洁净纱布过滤，去渣，取汁回入砂锅，调入蒲黄粉，视滤汁量可再加适量清水，再煎煮15分钟，离火，待煎汁温热时加入蜂蜜，拌匀即成。

【用　法】 每次100毫升，每日3次，温饮。

【功　效】 行气活血，调经。适用于气滞血瘀型月经延后、月经量少、月经先后不定期。

青皮红花茶

【原　料】 青皮10克，红花10克。

【制　作】 将红花洗净。青皮洗净、晾干后切成丝，与红花同入砂锅，加水浸泡30分钟，煎煮30分钟，用洁净纱布过滤，取汁即成。

【用　法】 上下午分饮。

【功　效】 行气活血，调经。适用于气滞血瘀型月经延后、月经量少、痛经。

青皮山楂粥

【原　料】 青皮 10 克，生山楂 30 克，大米 100 克。

【制　作】 将青皮、生山楂分别洗净、切碎后一同放入砂锅，加适量水，浓煎 40 分钟，用洁净纱布过滤，去渣取汁，待用。将大米淘洗干净，放入砂锅，加适量水，用小火煨煮成稠粥，粥将成时加入青皮、山楂浓煎汁，拌匀，继续煨煮至沸即成。

【用　法】 早晚分食。

【功　效】 行气活血，调经。适用于气滞血瘀型月经延后、月经量少、痛经。

桃仁红花延胡索粥

【原　料】 桃仁 30 克，红花 6 克，延胡索 30 克，大米 100 克，红糖适量。

【制　作】 将桃仁去皮，洗净，与红花、延胡索一起放入砂锅中，加适量清水，用小火煮 30 分钟左右，取汁去渣，将汁放入砂锅中，加入淘洗干净的大米，用大火煮沸，改用小火熬煮，待粥成时调入红糖即成。

【用　法】 早晚分食。

【功　效】 行气活血，调经。适用于气滞血瘀型月经延后、月经量少、痛经。

凌霄花皂角刺金橘粉

【原　料】 干凌霄花 100 克，皂角刺 100 克，金橘 200 克。

【制　作】 将金橘的外表皮洗净，晒干，入锅再用微火焙干，与凌霄花、皂角刺共研成细粉末，瓶装即成。

【用　法】 每次 10 克，每日 2 次，温开水送服。

【功　效】 行气活血，化瘀调经。适用于气滞血瘀型月经延后、月经量少、痛经。

桃仁川芎粉

【原　料】 桃仁150克,川芎100克,鳖甲200克。

【制　作】 将桃仁、川芎、鳖甲分别洗净,晒干或烘干,共研成细粉,瓶装,备用。

【用　法】 每次15克,每日2次,用温开水送服。

【功　效】 行气活血,化瘀调经。适用于气滞血瘀型月经延后、月经量少、痛经。

橘皮桃仁饼

【原　料】 桃仁30克,橘皮30克,面粉200克,香油30克。

【制　作】 将桃仁、橘皮洗净,晒干或烘干,研成极细粉,与面粉充分拌和均匀,倒在台板上,中间扒开一凹塘,加沸水100毫升,快速拌和揉透后摊开让其冷却,随后搓成长条,揿平擀成长方形薄皮子,涂上香油,把它卷拢成圆筒形,用刀切成每段重约30克的小段,竖起(刀口朝上)揿扁后,擀成圆饼生坯。平底锅烧热,在饼上刷些油,随后放入锅底面上,用小火烙,待一面熟后翻身,再刷些油,烙至两面呈现金黄色取出,用双手在饼的两边轻轻拍松,装入盘碗即成。

【用　法】 早晚餐随量食用。

【功　效】 行气活血,化瘀调经。适用于气滞血瘀型月经延后、月经量少、痛经。

三七延胡索蒜糊

【原　料】 三七粉10克,延胡索粉10克,紫皮大蒜50克。

【制　作】 将三七、延胡索洗净,晒干或烘干,研成细末后充分拌和均匀;再将紫皮大蒜去外膜,洗净,切碎,剁成蒜蓉,盛入碗中,拌入三七、延胡索细末,视需要可酌加适量温开水,搅拌成糊即成。

【用 法】 早晚分食。

【功 效】 行气活血，化瘀调经。适用于气滞血瘀型月经延后、月经量少、痛经。

仙人掌炒牛肉

【原 料】 鲜仙人掌100克，牛肉100克。黄酒、精盐、湿淀粉、植物油、葱花、姜末、酱油、红糖、味精各适量

【制 作】 将鲜仙人掌择洗干净，除去皮刺，剖片后切成丝，备用；将牛肉洗净，切成片或丝，放入碗中，加黄酒、精盐、湿淀粉拌和均匀，抓匀上浆，待用。炒锅置火上，加植物油烧至六成热，加葱花、姜末煸炒炝锅，出香后即加入上浆的牛肉片熘炒，待牛肉炒至九成熟时加入仙人掌丝，急火翻炒，加酱油、红糖、味精，拌和均匀，用湿淀粉勾薄芡即成。

【用 法】 佐餐，随量食用。

【功 效】 行气活血，化瘀调经。适用于气滞血瘀型月经延后、月经量少、痛经。

(6)肝郁型

主要症状：月经或先或后，经期不定，月经量或多或少，行经不畅，色黯质稠，有血块，伴有乳胀，胸闷，胁痛，小腹胀痛，精神抑郁或性情急躁，舌苔正常，脉弦细。

食疗原则：疏肝解郁，和血调经。

食物宜忌：宜食青皮、陈皮、金橘、佛手、绿梅花、萝卜、莱菔子、香橼皮、刀豆等食物；忌食人参、黄芪、老母鸡等滋补食物。

青橘皮蜜饮

【原 料】 青皮10克，橘皮10克，橘核15克，金银花30克，郁金10克，蜂蜜10克。

【制 作】 将青皮、橘皮、橘核、金银花、郁金分别洗净，晾干后切碎，同放入锅内，加水浸透，煎煮20分钟，用洁净纱布过滤，去

渣，收取滤汁放入容器，待其温热时调入蜂蜜，拌和均匀即成。

【用　法】 早晚温饮。

【功　效】 疏肝理气，解郁调经。适用于肝郁型月经先后不定期、月经量或多或少。

玫瑰金橘饮

【原　料】 玫瑰花6克，金橘饼半只。

【制　作】 将玫瑰花瓣洗净、晾干，与切碎的金橘饼同放入有盖杯中，用刚煮沸的水冲泡，加盖闷15分钟即成。

【用　法】 当茶频饮，可冲泡3～5次，当日饮完，玫瑰花瓣、金橘饼也可一并嚼服。

【功　效】 疏肝理气，解郁调经。适用于肝郁型月经先后不定期、月经量或多或少。

莱菔子二头粥

【原　料】 莱菔子20克，枸杞头30克，马兰头50克，大米100克。

【制　作】 将莱菔子（俗称萝卜子）洗净，放入纱布袋中，扎紧袋口；将枸杞头、马兰头洗净，与莱菔子布袋及淘洗干净的大米同入砂锅，加适量水，大火煮沸，改用小火煨煮30分钟，取出莱菔子药袋，滤尽药汁，继续用小火煨煮成黏稠粥即成。

【用　法】 早晚分食。

【功　效】 疏肝理气，解郁调经。适用于肝郁型月经先后不定期、月经量或多或少。

香橼橘皮粥

【原　料】 香橼皮10克，橘皮15克，大米100克。

【制　作】 将香橼皮、橘皮洗净，入锅，加适量水，煎煮30分钟，去渣取汁。将大米淘洗干净，入锅，加入两皮煎汁及适量清水，煮成稠粥即成。

【用　法】 早晚分食。

【功　效】 疏肝理气,解郁调经。适用于肝郁型月经先后不定期、月经量或多或少。

青陈皮粉

【原　料】 青皮 30 克,陈皮 30 克。

【制　作】 将青皮、陈皮洗净,晒干或烘干,切碎或捣碎,共研成极细末,瓶装即成。

【用　法】 每次 3 克,每日 3 次,温开水送服。

【功　效】 疏肝理气,解郁调经。适用于肝郁型月经先后不定期、月经量或多或少。

萝卜丝饼

【原　料】 白萝卜 500 克,面粉 500 克,熟火腿肉 25 克,植物油、葱花、姜末、精盐、味精、香油各适量。

【制　作】 将白萝卜洗净,除去蒂头及根须,剖片,切成细丝,放入洁净的大搪瓷碗内,加适量精盐,拌和均匀,稍腌渍片刻,挤去腌渍汁液,备用。将适量面粉放入盆内,加植物油拌和揉成干油酥,揪成 10 个剂子,并将另留的面粉,放入盆内,按 1∶1 比例加水及植物油拌揉成水油酥,也揪成 10 个挤子,把干油酥逐个包入水油酥内,擀长叠拢,再擀长叠拢,用手压成圆形酥皮,待用。将熟火腿肉切成碎末,抖和萝卜丝内,先加入经植物油煸炒出香的葱花、姜末,再加精盐、味精、香油,拌和成馅,分成 10 份,包入酥皮内制成厚饼形,轻揉中微压展平,逐个放入平底油锅中,微火(或小火)煎至两面金黄熟透即成。

【用　法】 当主餐食用,2 日内吃完。

【功　效】 理气调经。适用于肝郁型月经先后不定期、月经量或多或少。

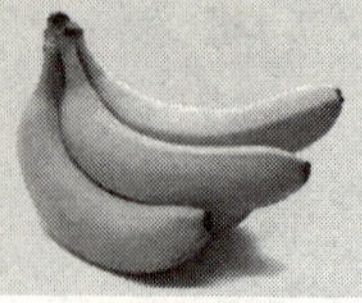

玫瑰糕

【原　料】 面粉500克，面肥50克，食碱5克，鲜玫瑰花100克，白糖、葡萄干、青梅各适量。

【制　作】 将面肥用温水调匀，倒入盆内，再加入面粉及适量水，和成面团发酵；将鲜玫瑰花洗净，搓碎；青梅切成小丁与葡萄干拌合在一起。待面团发起后，加碱揉匀，再加入鲜玫瑰花和白糖，揉均匀，然后擀成面片，待用；将面片放在笼屉上，将青梅、葡萄干均匀地撒在上面，稍按一下，用大火蒸30分钟(取出晾凉，切成块)即成。

【用　法】 当点心，随量食用。

【功　效】 疏肝理气，解郁调经。适用于肝郁型月经先后不定期、月经量或多或少。

葱油橘皮萝卜丝

【原　料】 青葱(连葱白)5根，新鲜橘皮50克，白萝卜500克，香菇50克，葱花、味精、香油、植物油、精盐各适量。

【制　作】 将新鲜橘皮、香菇洗净，橘皮切成丝，香菇用沸水冲泡，浸渍片刻，洗净，切成丝条状，备用；将白萝卜洗净，刨去薄层外皮，剖片，切成丝，放入大碗中，加适量精盐，抓揉浸渍片刻，挤去浸渍水，匀放在深盘内，备用；青葱洗净，切成葱花，撒布在萝卜丝上，待用。炒锅置火上，加植物油烧至八成热，取1小勺浇在青葱上；锅留底油，烧热后，下入香菇丝、橘皮丝，熘炒均匀后倒在深盘内，加味精、香油，拌和均匀即成。

【用　法】 佐餐，随量食用。

【功　效】 疏肝理气，解郁调经。适用于肝郁型月经先后不定期、月经量或多或少。

木香橘皮粉

【原　料】 木香100克，鲜橘皮100克。

【制　作】 将木香、鲜橘皮分别洗净，晒干或烘干，青木香切成极薄片并剁碎，鲜橘皮切碎，共研成细末，瓶装即成。

【用　法】 每次15克，每日3次，温开水送服。

【功　效】 疏肝理气，解郁调经。适用于肝郁型月经先后不定期、月经量或多或少。

糖渍枸橘

【原　料】 鲜枸橘500克，红糖250克。

【制　作】 将鲜枸橘的外皮洗净，切成薄片，放入锅中，加红糖125克及适量水，用小火煎煮至汤汁将干时将枸橘放入盘中，冷却后均匀撒入余下的红糖，拌和均匀即成。

【用　法】 当蜜饯，随量食用。

【功　效】 疏肝理气，解郁调经。适用于肝郁型月经先后不定期、月经量或多或少。

刀豆木瓜肉片汤

【原　料】 刀豆50克，木瓜100克，猪肉50克，精盐、味精、葱花、姜末、湿淀粉、黄酒各适量。

【制　作】 将猪肉洗净，切成薄片，放入碗中，加精盐、湿淀粉，抓揉均匀，备用。刀豆、木瓜洗净，木瓜切成片，与刀豆同放入砂锅，加适量水，煎煮30分钟，用洁净纱布过滤，取汁后回入砂锅，视滤液量可酌加适量清水，大火煮沸，加入肉片，拌匀，烹入黄酒，再煮至沸，加葱花、姜末，并加少许精盐、味精，拌匀即成。

【用　法】 佐餐，随量食用，当日吃完。

【功　效】 疏肝理气，解郁调经。适用于肝郁型月经先后不定期、月经量或多或少。

(7)虚热型

主要症状：月经超前，经量较少(黄昏增多)，色红质清稀，伴有面色少华，两颧红，消瘦，潮热骨蒸，肤干不润，腰酸乏力，舌质红，

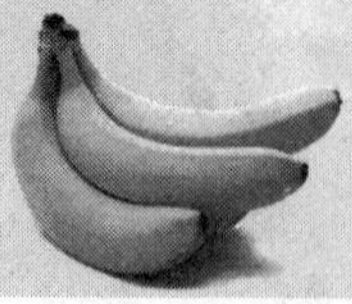

苔薄或无苔，脉细数。

食疗原则：滋阴清热，调经。

食物宜忌：宜食甘蔗、荸荠、梨、乌梅、柠檬、银耳、黑豆、黑芝麻、鸭肉、芦根、枸杞子、女贞子、北虫草、石斛、沙参、玉竹、燕窝、鳖、乌龟、东阿阿胶、生地黄等食物及药食两用之品；忌食辛辣、动火、温热食物。

四汁饮

【原　料】 藕汁、甘蔗汁、芦根汁各50毫升，牛奶125毫升。

【制　作】 将上述4汁混匀后同入锅中，用小火煮沸即成。

【用　法】 当饮料，分3次趁温饮用。

【功　效】 滋阴清热，调经。适用于虚热型月经超前，经量过少。

玉竹二汁饮

【原　料】 甘蔗250克，玉竹20克，鲜柠檬15克，冰糖末10克。

【制　作】 将甘蔗去皮，切成小段，与柠檬共同压榨取汁。玉竹洗净后入锅，加适量水，用小火煎煮30分钟，去渣取汁，与甘蔗、柠檬汁混合调匀，加入冰糖末，待冰糖溶化即成。

【用　法】 分3次饮用，当日饮完。

【功　效】 滋阴清热，调经。适用于虚热型月经超前，经量过少。

甘蔗柠檬饮

【原　料】 甘蔗汁100毫升，柠檬汁30毫升。

【制　作】 将上述两汁混合调匀即成。

【用　法】 分3次饮用，当日饮完。

【功　效】 滋阴清热，调经。适用于虚热型月经超前，经量过少。

陈皮梅饮

【原　料】 陈皮梅6粒。

【制　作】 将市售陈皮梅切成小碎块，放入茶杯中，用沸水冲泡，加盖闷10分钟即成。

【用　法】 当茶频饮，当日饮完。

【功　效】 滋阴清热，调经。适用于虚热型月经超前，经量过少。

乌梅冰糖饮

【原　料】 乌梅15克，冰糖20克。

【制　作】 将乌梅洗净，入锅，加适量水，用小火煎煮30分钟，放入冰糖，再煮二沸，待冰糖溶化即成。

【用　法】 当茶频饮，当日饮完。

【功　效】 滋阴清热，调经。适用于虚热型月经超前，经量过少。

柠檬生地黄连速溶液

【原　料】 鲜柠檬2个，鲜生地黄30克，白糖20克，黄连适量。

【制　作】 将鲜柠檬肉切碎，与洗净切片的鲜生地黄以洁净纱布绞取汁液，先以大火煎煮，后以小火煎煮成膏，待冷却后，加研成粉的适量黄连及白糖，将汁膏吸干，晒干，再压碎，装瓶即成。

【用　法】 每次10克，每日2次，以沸水冲化后饮用。

【功　效】 滋阴清热，调经。适用于虚热型月经超前，经量过少。

咸黑豆汁

【原　料】 黑大豆50克，精盐2克。

【制　作】 将黑大豆洗净，用冷开水浸泡12小时，放入家用压榨粉碎机中榨汁，将汁入锅煮沸，加精盐调匀即成。

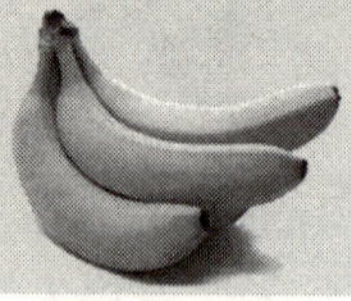

【用　法】 当饮料，当日饮完。

【功　效】 滋阴清热，调经。适用于虚热型月经超前，经量过少。

麦冬青蒿茶

【原　料】 麦冬20克，青蒿15克，绿茶2克。

【制　作】 将麦冬、青蒿洗净，与绿茶一道放入锅中，加适量水，大火煮沸，改用小火煎煮30分钟，去渣取汁即成。

【用　法】 当茶频饮，当日饮完。

【功　效】 滋阴清热，调经。适用于虚热型月经超前，经量过少。

沙参乌梅粥

【原　料】 北沙参15克，乌梅20克，大米50克，冰糖15克。

【制　作】 将北沙参洗净，捣碎，与淘净的大米及乌梅同入锅中，加适量清水，大火煮沸，小火煮至粥稠，调入冰糖即成。

【用　法】 早晚分食。

【功　效】 滋阴清热，调经。适用于虚热型月经超前，经量过少。

石斛青蒿粥

【原　料】 鲜石斛30克，青蒿20克，大米100克，白糖15克。

【制　作】 将鲜石斛、青蒿洗净，放入砂锅中，加适量清水，用大火煮沸，小火煮30分钟左右，去渣留汁，把大米放入药汁中，再加适量水，用大火煮至米烂粥稠，调入白糖即成。

【用　法】 早晚分食。

【功　效】 滋阴清热，调经。适用于虚热型月经超前，经量过少。

地黄粥

【原 料】 熟地黄、生地黄各30克，大米100克。

【制 作】 将生地黄、熟地黄用布包裹，入砂锅，加适量水，小火煎至药汁呈棕黄色，加入淘洗干净的大米煮成稠粥，去生熟地黄药包即成。

【用 法】 早晚分食。

【功 效】 滋阴清热，调经。适用于虚热型月经超前，经量过少。

牛奶燕窝

【原 料】 燕窝10克，鲜牛奶250毫升。

【制 作】 将燕窝泡发后拣去杂质，放入锅内，加入水煮沸30分钟，对入牛奶，再煮沸即成。

【用 法】 早晚分食。

【功 效】 滋阴清热，调经。适用于虚热型月经超前，经量过少。

北虫草蒸鸭

【原 料】 光填鸭1只(约1250克)，北虫草3克，水发香菇、水发玉兰片各50克，熟火腿肉20克，葱段、姜块、鲜汤、精盐、黄酒、味精各适量。

【制 作】 将光填鸭从肋部开口处取出内脏，去鸭爪，用清水泡2小时；虫草中加适量黄酒、鲜汤，上笼蒸20分钟取出；将葱段、姜块拍松，与香菇、玉兰片、火腿肉片从鸭肋部开口处填入，用竹签在鸭脯上扎出洞眼，嵌入北虫草。将鸭子放入锅内，加入鲜汤、精盐、味精、葱段、姜块、虫草原汁，上笼蒸约3小时至鸭熟烂，脱骨取出，将鸭放入大盘中，用汤汁调味，再分装入10个小碗一齐上桌即成。

【用 法】 佐餐，随量食用，虫草可嚼食咽下。

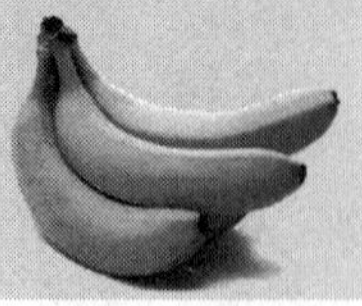

【功　效】 滋阴清热，调经。适用于虚热型月经超前，经量过少。

虫草红枣蒸甲鱼

【原　料】 甲鱼1只(约750克)，冬虫夏草2根，红枣50克，鲜汤、葱结、姜片、蒜瓣、精盐各适量。

【制　作】 先将冬虫夏草、红枣分别洗净。再将甲鱼宰杀后从头颈处割开，剖腹抽去气管，去内脏，剁去脚爪，入沸水锅中氽过，取出后刮去背壳黑膜，剁成数块，甲鱼壳与甲鱼肉一同放在大碗内，加入适量冬虫夏草、红枣、鲜汤、葱结、姜片、蒜瓣、精盐，上笼蒸2小时，拣去葱、姜即成。

【用　法】 佐餐，随量食用，虫草及红枣可同时嚼食。

【功　效】 滋阴清热，调经。适用于虚热型月经超前，经量过少。

地骨皮金龟

【原　料】 乌龟1只，地骨皮15克，熟地黄20克，菠菜60克，黄酒、蒜头、姜块、葱花、精盐、味精、湿淀粉、鸡油各适量。

【制　作】 将乌龟腹部朝上，待头伸出来时宰去2/3，放净血，据开龟壳，取出整形，去净内脏，洗净，放入沸水锅中焯一下，斩去脚爪、头尾，刮洗干净，用刀将腹部肉划成块，不破皮，盛入蒸碗，腹部朝上，加入地骨皮、熟地黄、姜块、葱花、黄酒、蒜、味精、精盐，上笼蒸至熟烂后取出，去地黄、姜块、葱花。将菠菜洗净，入沸水锅中焯熟，装盘垫底。滗出龟肉汤汁，将龟肉翻扣在菠菜上。独头蒜摆于龟肉四周。湿淀粉与龟肉汤汁入锅，淋上鸡油调好味，收汁，浇于盘内即成。

【用　法】 佐餐，随量食用。

【功　效】 滋阴清热，调经。适用于虚热型月经超前，经量过少。

山药枸杞炖甲鱼

【原　料】　甲鱼1只(约500克),山药50克,枸杞子20克,红枣8枚,生姜、精盐、味精、黄酒各适量。

【制　作】　将山药用温水浸泡30分钟,泡软后洗净;红枣去核,洗净,枸杞子洗净;将甲鱼用开水烫死,去内脏,洗净,切成小块。把全部用料一同放入炖盅内,加适量开水,再倒入黄酒,小火隔水炖2小时,加入精盐、味精,调味即成。

【用　法】　佐餐,随量食用。

【功　效】　滋阴清热,调经。适用于虚热型月经超前,经量过少。

生地黄地骨皮百合汤

【原　料】　生地黄20克,地骨皮10克,百合瓣30克,白糖10克。

【制　作】　将生地黄、地骨皮洗净,入锅,加适量水,煎煮30分钟,去渣取汁,与洗净的百合瓣同入锅中,小火煨炖至百合熟烂,调入白糖即成。

【用　法】　上下午分饮。

【功　效】　滋阴清热,调经。适用于虚热型月经超前,经量过少。

双耳甲鱼汤

【原　料】　甲鱼1只(约750克),银耳30克,黑木耳30克,精盐、黄酒、葱段、姜片、香油各适量。

【制　作】　将甲鱼宰杀后从头颈处割开,剖腹抽去气管,去内脏,斩去脚爪,入沸水锅中氽水,取出刮去背壳黑膜,剁成数块,甲鱼壳与甲鱼肉一同放在汤锅内炖;银耳与黑木耳水发后洗净。锅中加入适量清水,放入甲鱼、银耳、黑木耳、精盐、黄酒、葱段、姜片、香油,用大火煮沸,改用小火慢炖,直至甲鱼肉熟烂入味,拣去葱

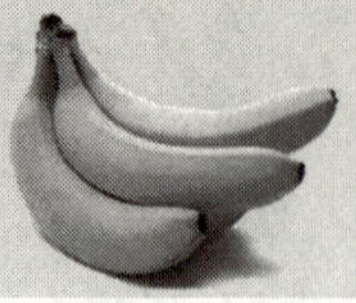

段、姜片即成。

【用　法】 佐餐，随量食用。

【功　效】 滋阴清热，调经。适用于虚热型月经超前，经量过少。

银柴胡地骨皮蜜饮

【原　料】 银柴胡 15 克，地骨皮 20 克，蜂蜜 30 克。

【制　作】 将银柴胡、地骨皮洗净，入锅，加适量水，用大火煮沸，改以小火煎煮 30 分钟，去渣取汁，等药液转温后调入蜂蜜即成。

【用　法】 上下午分饮。

【功　效】 滋阴清热，调经。适用于虚热型月经超前，经量过少。

沙参龙胆草蜜饮

【原　料】 沙参 20 克，龙胆草 5 克，蜂蜜 30 克。

【制　作】 将沙参、龙胆草洗净，入锅，加适量水，用大火煮沸，改以小火煎煮 30 分钟，去渣取汁，等药液转温后调入蜂蜜即成。

【用　法】 上下午分饮。

【功　效】 滋阴清热，调经。适用于虚热型月经超前，经量过少。

生地黄丹皮蜜饮

【原　料】 生地黄 20 克，牡丹皮 15 克，蜂蜜 30 克。

【制　作】 将生地黄、牡丹皮洗净，入锅，加适量水，大火煮沸，改以小火煎煮 30 分钟，去渣取汁，待药汁转温后调入蜂蜜即成。

【用　法】 上下午分饮。

【功　效】 滋阴清热，调经。适用于虚热型月经超前，经量过少。

生地黄蜜饮

【原　料】 生地黄 50 克，鲜藕 250 克，蜂蜜 30 克。

【制　作】 将生地黄择洗干净，切片，放入砂锅，加水浓煎 2 次，每次 30 分钟，合并 2 次滤液，待用。将鲜藕洗净，切碎，放入果汁机中，快速捣绞成鲜藕汁，盛入杯中，加入生地黄滤液及蜂蜜，拌和均匀即成。

【用　法】 早晚分饮。

【功　效】 滋阴清热，调经。适用于虚热型月经超前，经量过少。

生地墨旱莲蜜饮

【原　料】 生地黄 20 克，墨旱莲 20 克，蜂蜜 30 克。

【制　作】 将生地黄切成片，墨旱莲切成碎小段，同放入砂锅，加清水浸泡片刻，用中火煎煮 30 分钟，用洁净纱布过滤，取汁，趁温热调入蜂蜜，拌匀即成。

【用　法】 早晚分饮。

【功　效】 滋阴清热，调经。适用于虚热型月经超前，经量过少。

白鸭冬瓜汤

【原　料】 白鸭 1 只，猪瘦肉 100 克，冬瓜 2 000 克，海参 50 克，芡实 50 克，薏苡仁 50 克，葱、生姜、精盐、味精各适量。

【制　作】 将白鸭宰杀，洗净，切块；将海参用清水泡发，洗净；冬瓜切成块；芡实、薏苡仁去杂，洗净；猪瘦肉洗净，切片。鸭肉、猪肉、海参、冬瓜、葱、生姜一同放入锅中，加适量水，煮至鸭肉熟透、冬瓜烂熟为止，最后加入精盐、味精，调味即成。

【用　法】 佐餐，随量食用。

【功　效】 滋阴清热，调经。适用于虚热型月经超前，经量

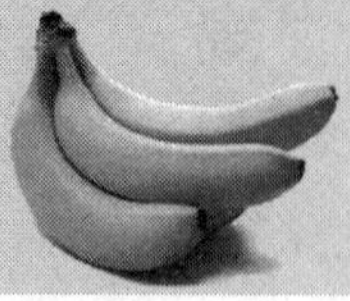

过少。

甲鱼二子汤

【原　料】 甲鱼1只(约500克),女贞子15克,枸杞子30克,精盐适量。

【制　作】 将甲鱼杀后去内脏,清洗干净,入锅,加适量水,煮沸5分钟后剥去外壳,与洗净的枸杞子、女贞子一同入锅,用小火炖至甲鱼肉烂后加少许精盐即成。

【用　法】 佐餐,随量食用。

【功　效】 滋阴清热,调经。适用于虚热型月经超前,经量过少。

牡蛎肉枸杞子汤

【原　料】 鲜牡蛎肉200克,枸杞子20克,精盐、香油各适量。

【制　作】 将洗净的牡蛎肉切成片,与洗净的枸杞子同入砂锅,加适量水,用大火煮沸,改小火煨炖至牡蛎肉熟烂,调入精盐、香油,再煮片刻即成。

【用　法】 佐餐,随量食用。

【功　效】 滋阴清热,调经。适用于虚热型月经超前,经量过少。

牡蛎海带汤

【原　料】 鲜牡蛎肉250克,海带50克,葱花、姜末、精盐、味精、五香粉、香油、植物油各适量。

【制　作】 将鲜牡蛎肉洗干净,切成片。海带用冷水泡发,漂洗干净,切成菱形片,放入砂锅,加适量水,用小火煮沸,待海带熟软后加牡蛎肉,并加适量植物油,煮沸后烹入黄酒,加葱花、姜末、精盐、味精、五香粉等,再煮至沸,淋入香油即成。

【用　法】 佐餐,随量食用。

【功　效】 滋阴清热，调经。适用于虚热型月经超前，经量过少。

(8)痰阻型

主要症状：月经过少，甚至闭经，伴有形体肥胖，眩晕，胸闷腹胀，恶心，多痰，口淡无味，舌苔白腻，脉细滑。

食疗原则：化痰行滞，化湿调经。

食物宜忌：宜食橘子、橘皮、芦柑、金橘、萝卜、萝卜子、萝卜缨、薏苡仁、海带、昆布、车前草、大贝、制半夏、苍术、白术、茯苓等食物及药食两用之品；忌食油腻、寒凉、生冷食物。

金橘萝卜饮

【原　料】 金橘5个，白萝卜半个，蜂蜜适量。

【制　作】 将金橘洗净后去子，捣烂；白萝卜洗净，切丝榨汁。将金橘泥、萝卜汁混匀，放入蜂蜜，调匀即成。

【用　法】 上下午分饮。

【功　效】 化痰理气，调经。适用于痰阻型月经不调。

芎归苍术蜜饮

【原　料】 川芎10克，当归10克，苍术15克，香附10克，蜂蜜20克。

【制　作】 将川芎、当归、苍术、香附洗净，沥水，切片或切碎，同放入砂锅，加水浸泡透，浓煎30分钟，用洁净纱布过滤，去渣，取滤汁放入容器，待其温热时调入蜂蜜，拌匀即成。

【用　法】 早晚分饮。

【功　效】 化痰理气，调经。适用于痰阻型月经不调。

陈皮半夏蜜饮

【原　料】 陈皮15克，半夏20克，蜂蜜20克。

【制　作】 将陈皮、半夏洗净，沥水，陈皮切碎或切成丝，半夏切成片，同放入砂锅，加水浸泡透，浓煎30分钟，用洁净纱布过滤，

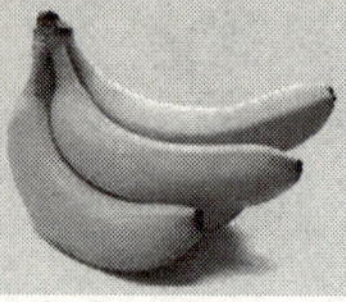

去渣，取滤汁放入容器，待其温热时调入蜂蜜，拌匀即成。

【用　法】 早晚分饮。

【功　效】 化痰理气，调经。适用于痰阻型月经不调。

橘红茯苓生姜饮

【原　料】 橘红 10 克，白茯苓 15 克，生姜 5 克。

【制　作】 将以上 3 味加水共煎煮，去渣取汁即成。

【用　法】 上下午分饮。

【功　效】 化痰理气，调经。适用于痰阻型月经不调。

萝卜丹参蜜饮

【原　料】 白萝卜 250 克，丹参 30 克，冰糖 20 克，蜂蜜适量。

【制　作】 将白萝卜洗净，切片，加冰糖和水煮至熟烂，调入丹参浓缩汁及蜂蜜即成。

【用　法】 食萝卜饮汤，早晚各 1 次。

【功　效】 化痰理气，调经。适用于痰阻型月经不调。

陈皮青皮大贝饮

【原　料】 陈皮 20 克，青皮 15 克，大贝母粉 5 克，白糖适量。

【制　作】 将陈皮、青皮洗净，切成小块，与大贝母粉一同放入容器内，然后用沸水冲泡，加白糖溶化拌匀即成。

【用　法】 上下午分饮。

【功　效】 化痰理气，调经。适用于痰阻型月经不调。

橘杏丝瓜饮

【原　料】 橘皮 20 克，杏仁、丝瓜各 15 克，白糖、精盐各适量。

【制　作】 将橘皮、杏仁、丝瓜择洗干净，放入锅中加适量水，置火上煮沸，去渣，加白糖、精盐即成。

【用　法】 上下午分饮。

【功　效】 化痰理气，调经。适用于痰阻型月经不调。

陈皮川芎凉茶

【原　料】 陈皮 20 克，川芎 15 克。

【制　作】 将陈皮洗净，撕成小块，川芎切片一同放入茶杯内，倒入沸水，盖严盖子，待杯内水温降至可饮用时即成。

【用　法】 饮汁，或冰凉后饮用。

【功　效】 化痰理气，调经。适用于痰阻型月经不调。

红橘羹

【原　料】 红橘 250 克，山糕 250 克，白糖 150 克，玉米粉适量。

【制　作】 将山楂糕切成碎块。炒锅上火，放水煮沸，放入山楂糕煮 10 分钟后，放入白糖，再放入去皮和子切成丁的橘子，水沸后，下入玉米粉勾芡即成。

【用　法】 佐餐食用。

【功　效】 化痰理气，调经。适用于痰阻型月经不调。

烩橘子山楂羹

【原　料】 橘子 150 克，山楂糕丁 100 克，白糖 50 克，湿淀粉适量。

【制　作】 将橘子去外皮，分瓣，去筋及子。炒锅上火，放水适量，下入白糖，煮沸后撇去浮沫，下入橘子瓣，撒上山楂糕丁，用湿淀粉勾芡即成。

【用　法】 佐餐食用。

【功　效】 化痰理气，调经。适用于痰阻型月经不调。

陈皮大贝粥

【原　料】 陈皮 20 克，大贝母粉 6 克，大米 100 克。

【制　作】 将陈皮研末；大米淘洗干净。炒锅上火，加入清水、大米，用大火煮沸后，改用小火煮至粥熟时，再加入陈皮，调入大贝母粉，略煮即成。

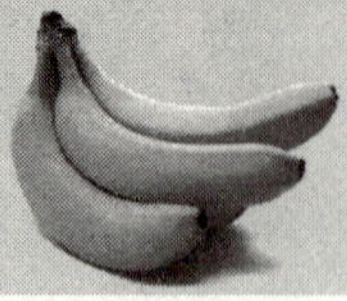

【用　法】 早晚分食。

【功　效】 化痰理气，调经。适用于痰阻型月经不调。

蜜饯橘皮

【原　料】 鲜橘皮500克，蜂蜜100克。

【制　作】 将新鲜橘子皮洗净，沥水，切成细条，浸泡于蜂蜜中腌制1周即成。

【用　法】 当蜜饯嚼食，每次10克，每日2～3次。

【功　效】 化痰理气，调经。适用于痰阻型月经不调。

柚肉蜜酒

【原　料】 鲜柚肉500克，蜂蜜250克，当归30克，白酒适量。

【制　作】 将鲜柚肉去核，切成小块，放入瓷罐中，加入当归片，再加入适量白酒，密封，浸闷2夜，再倒入锅中，煎煮至余液欲干时加入蜂蜜，拌匀晾凉后装瓶即成。

【用　法】 每次3克，每日2～3次。

【功　效】 化痰理气，调经。适用于痰阻型月经不调。

菖蒲川芎酒

【原　料】 石菖蒲120克，川芎30克，低度白酒500毫升。

【制　作】 将石菖蒲、川芎一同浸于酒瓶中，封口，5日后开启即成。

【用　法】 每日早晚空腹饮10～20毫升。

【功　效】 化痰理气，调经。适用于痰阻型月经不调。

杜蘅松萝瓜蒂酒

【原　料】 杜蘅10克，松萝10克，瓜蒂30枚，黄酒250毫升。

【制　作】 将以上前3味加黄酒，浸泡1日后去渣即成。

【用　法】 温服，每次40毫升，每日2次。

【功　效】 化痰理气，调经。适用于痰阻型月经不调。

萝卜拌海蜇皮

【原　料】 白海蜇皮100克，白萝卜200克，植物油、葱、白糖、味精、精盐、香油各适量。

【制　作】 将白萝卜洗净，切成细丝，用精盐拌透；将海蜇皮切丝，先用凉水冲洗，再用冷开水漂清，沥干，与萝卜丝一起放碗内散开。炒锅上火，放油烧热，下葱花炸香，趁热倒碗内，加白糖、味精、香油，拌匀即成。

【用　法】 佐餐，随量食用。

【功　效】 化痰理气，调经。适用于痰阻型月经不调。

凉拌萝卜缨

【原　料】 小萝卜缨300克，植物油、精盐、味精、香油、花椒各适量。

【制　作】 将萝卜缨两端切掉，摘去余叶，只取中间的硬梗，洗净，在开水锅内烫蔫，捞出沥去水，切成段，装盘。炒锅上火，加油烧成九成热，放入花椒10余粒，等花椒焦黑，捞出，趁热将油淋在萝卜缨上，加适量精盐、味精、香油，拌匀即成。

【用　法】 佐餐，随量食用。

【功　效】 化痰理气，调经。适用于痰阻型月经不调。

橘味海带丝

【原　料】 陈皮25克，干海带150克，香菜30克，白糖、酱油、醋、香油、味精各适量。

【制　作】 将海带放进笼内，蒸20分钟，取出，投入热水中浸泡，洗净泥沙，沥干，切丝，放入盘中，加入酱油、白糖、香油、味精，拌匀；将陈皮放入开水中，换2次水，洗净，沥干，剁末，放碗中加醋拌匀，倒入海带丝盘中搅拌均匀；然后将香菜洗净，切段后撒上即成。

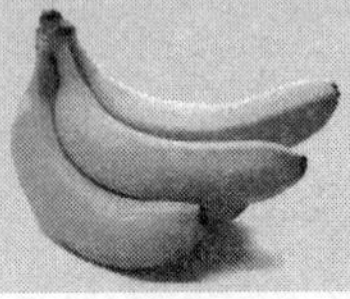

【用　法】 佐餐，随量食用。

【功　效】 化痰理气，调经。适用于痰阻型月经不调。

开洋萝卜

【原　料】 白萝卜300克，青蒜30克，海米50克，植物油、精盐、酱油、味精、白糖、黄酒各适量。

【制　作】 将萝卜洗净，切成块，青蒜切成段。炒锅上火，放植物油烧热，下萝卜煸炒，然后加入清水、海米，加盖煮沸片刻，至萝卜煮熟后，加入精盐、酱油、味精、白糖、黄酒，撒入青蒜，待锅内汤汁即将收干时，起锅装盆即成。

【用　法】 佐餐，随量食用。

【功　效】 化痰理气，调经。适用于痰阻型月经不调。

奶油萝卜球

【原　料】 大萝卜500克，香油30克，鲜汤、鲜牛奶、味精、精盐、黄酒、湿淀粉、鸡油各适量。

【制　作】 将萝卜洗净，去皮，切成段，削成栗子大小的圆球，放入沸水锅中煮，见萝卜变成透明、玉色，捞出，冷水透凉，控干。炒锅上火，放香油烧热，下鲜汤、味精、黄酒等，煮沸撇沫，放入萝卜球稍烧一会儿，萝卜变酥(内部无硬心)，倒入鲜牛奶，一见微沸就用湿淀粉勾稀芡，淋上鸡油即成。

【用　法】 佐餐，随量食用。

【功　效】 化痰理气，调经。适用于痰阻型月经不调。

三色萝卜球

【原　料】 白萝卜、心里美萝卜、胡萝卜各250克，精盐、味精、黄酒、植物油、湿淀粉、姜末、素鲜汤、胡椒粉各适量。

【制　作】 将胡萝卜洗净，切成段，白萝卜、心里美萝卜均洗净，先切成大片，再切成段，将3种萝卜段均削成枣形球。锅内加清水，上火煮沸，下入白萝卜球、心里美萝卜球煮透，捞入凉水盆中过凉;再下入胡萝卜球煮透,捞入凉水盆中过凉,控水。炒锅上中火,加植物油烧至五成热,放入3种萝卜球炸透捞出;炒锅内留底油,上火烧热,下姜末煸炒出香味,冲入素鲜汤,倒入萝卜球煮沸,改用小火,加精盐、味精、黄酒、胡椒粉,待萝卜球煮烂时,用湿淀粉将汤汁勾浓芡,淋上香油即成。

【用　法】 佐餐,随量食用。

【功　效】 化痰理气,调经。适用于痰阻型月经不调。

糖醋辣萝卜

【原　料】 大萝卜500克,干红辣椒10克,植物油、精盐、白糖、醋、葱花、姜末、淀粉、味精、鲜汤各适量。

【制　作】 将大萝卜洗净,去皮,切成丁,放入沸水锅中焯八成熟,捞出晾凉;干红辣椒切成小段。炒锅内放油加热,用葱花、姜末炝锅,放入萝卜丁、干红辣椒段、白糖、醋、精盐,加少许鲜汤,待萝卜丁熟透时,加入味精,用湿淀粉勾芡,出锅装盘即成。

【用　法】 佐餐,随量食用。

【功　效】 化痰理气,调经。适用于痰阻型月经不调。

辛味莴苣

【原　料】 去皮莴苣200克,白芥子粉10克,杏仁6克,香油、味精各适量。

【制　作】 将莴苣切成条;白芥子粉放入杯中,用开水闷熟;杏仁泡透去皮,切成末。将莴苣、杏仁末连同闷熟的白芥子粉放在一起,加入香油及味精,调拌均匀即成。

【用　法】 佐餐,随量食用。

【功　效】 化痰理气,调经。适用于痰阻型月经不调。

(9)湿热型

主要症状:经期长,经来涩少,色淡不鲜或暗黑,有小血块,平时腰酸,下腹部隐痛,带下量多,色黄质黏有秽气,苔黄腻,脉滑数。

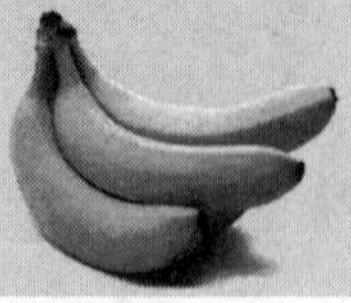

食疗原则：清热利湿，理气调经。

食物宜忌：宜食马齿苋、蒲公英、地锦草、车前草、车前子、苦菜、苦瓜、大蒜、苋菜、冬瓜、丝瓜、薏苡仁、扁豆、赤小豆、玉米须、茶叶、茯苓、猪苓、苍术、知母、黄柏、当归等食物及药食两用之品；忌食辛辣香燥、动火、湿热之食物。

地锦草红糖饮

【原　料】 鲜地锦200克（干品100克），白糖20克。

【制　作】 将鲜地锦洗净，切碎，放入砂锅，加水浸泡片刻，煎煮30分钟，用洁净纱布滤汁去渣，取滤汁，趁热调入白糖，拌和均匀即成。

【用　法】 早晚分饮。

【功　效】 清热化湿，调经。适用于湿热型月经不调。

龙胆草蜜饮

【原　料】 龙胆草3克，蜂蜜15克。

【制　作】 将龙胆草放入杯中，用沸水冲泡，加盖闷10分钟，加入蜂蜜，调匀即成。

【用　法】 当茶频饮，可冲泡3～5次，当日饮完。

【功　效】 清热化湿，调经。适用于湿热型月经不调。

蒲公英赤芍蜜饮

【原　料】 蒲公英30克，赤芍20克，蜂蜜30克。

【制　作】 将蒲公英、赤芍洗净，入锅，加适量水，煎煮30分钟，去渣取汁，等药汁转温后调入蜂蜜即成。

【用　法】 上下午分饮。

【功　效】 清热化湿，调经。适用于湿热型月经不调。

玉米须茶

【原　料】 玉米须30克，车前草20克，生甘草2克。

【制　作】 将玉米须、车前草、生甘草洗净，入锅，加适量水，用大火煮沸，改用小火煎煮30分钟，去渣取汁即成。

【用　法】 当茶频饮，当日饮完。

【功　效】 清热化湿，调经。适用于湿热型月经不调。

知柏绿茶

【原　料】 知母、黄柏各15克，绿茶2克。

【制　作】 将知母、黄柏洗净，与绿茶一道放入锅中，加适量水，煎煮30分钟，去渣取汁即成。

【用　法】 当茶频饮，当日饮完。

【功　效】 清热化湿，调经。适用于湿热型月经不调。

马齿苋甜茶

【原　料】 马齿苋40克，白糖10克。

【制　作】 将马齿苋洗净，入锅，加适量水，煎煮30分钟，去渣取汁，加入白糖，待糖溶化即成。

【用　法】 当茶频饮，当日饮完。

【功　效】 清热化湿，调经。适用于湿热型月经不调。

大蒜茯苓粥

【原　料】 蒜头30克，茯苓20克，大米100克。

【制　作】 将蒜头剥去外皮，切碎，捣烂成蓉；茯苓洗净后晒干或烘干，研成极细末，盛入碗中。大米淘净后放入砂锅，加适量水，用大火煮沸，调入茯苓粉，拌和均匀，改用小火煨煮成稠粥，粥成时加蒜蓉，搅拌均匀即成。

【用　法】 早晚分食。

【功　效】 清热化湿，调经。适用于湿热型月经不调。

马齿苋苡仁粥

【原　料】 鲜马齿苋100克，薏苡仁60克，大米60克。

【制　作】 将鲜马齿苋洗净，切成小段；薏苡仁、大米淘净，同入砂锅，加适量水，用大火煮沸，加入马齿苋小段，改用小火煨煮成

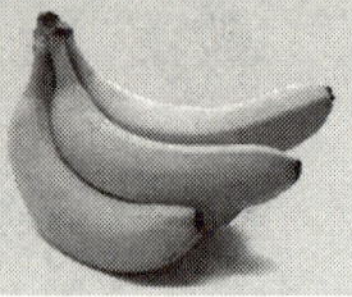

黏稠粥即成。

【用　法】 早晚分食。

【功　效】 清热化湿，调经。适用于湿热型月经不调。

生大黄苡仁粥

【原　料】 生大黄5克，薏苡仁100克，白糖15克。

【制　作】 将生大黄洗净，放入杯中，用沸水冲泡，加盖闷10分钟，去渣取汁，与淘洗干净的薏苡仁同入锅中，加适量水，用大火煮沸，改用小火煨煮至薏苡仁熟烂，趁热调入白糖，待糖溶化即成。

【用　法】 上下午分食。

【功　效】 清热化湿，调经。适用于湿热型月经不调。

蒲公英粥

【原　料】 蒲公英30克(鲜品60克)，大米60克，精盐、味精各适量。

【制　作】 将蒲公英洗净，切碎，入锅水煎，去渣取汁；把大米洗净，加入药汁，用小火煮成稀粥，加精盐、味精即成。

【用　法】 早晚分食。

【功　效】 清热化湿，调经。适用于湿热型月经不调。

赤豆茯苓苡仁粥

【原　料】 赤小豆50克，白茯苓20克，薏苡仁100克，白糖适量。

【制　作】 将赤小豆、白茯苓、薏苡仁洗净，赤小豆浸泡半天。将赤小豆与薏苡仁一起入锅，加适量水，用大火煮沸，再用小火煮至赤小豆熟烂，加茯苓粉再煮约15分钟，加白糖少许稍煮即成。

【用　法】 早晚分食。

【功　效】 清热化湿，调经。适用于湿热型月经不调。

番茄芹菜汁

【原　料】 番茄250克，芹菜300克，小冰块、柠檬汁、精盐各适量。

【制　作】 将芹菜去根、黄叶，洗净，用温开水浸泡 10 分钟，切成小段；番茄洗净后用热开水浸泡 5 分钟，剥去皮，切成小块。将番茄与芹菜一起投入家用捣搅机中，打成汁，用洁净纱布过滤。把滤液倒入玻璃杯中，加入柠檬汁和精盐，用长柄匙调匀即成。

【用　法】 上下午分食，饮前各加小冰块 1 块。

【功　效】 清热化湿，调经。适用于湿热型月经不调。

玉米须赤豆羹

【原　料】 玉米须 50 克，赤豆 100 克。

【制　作】 将玉米须洗净，切碎，装入洁净的纱布袋，扎紧口，与淘洗干净的赤豆一同投入沸水锅中，用大火煮沸，改用小火煮至赤豆熟烂，去玉米须袋即成。

【用　法】 上下午分食。

【功　效】 清热化湿，调经。适用于湿热型月经不调。

马齿苋包子

【原　料】 面粉 500 克，干马齿苋 200 克，油豆腐 100 克，精盐、味精、植物油各适量。

【制　作】 将马齿苋用温水泡发，去杂质及老黄叶片，再用凉水清洗 1～3 遍，切碎；将油豆腐洗净，切碎。两者同放入盆中，加入精盐、味精、植物油，拌匀成包子馅；面粉放入泡好酵头的盆内，和成面团，放在温暖处发酵，将发酵的面团对上碱水中和酸味，揉匀搓成长条，揪成小面剂子，擀成包子面皮，包馅成生包子，上笼蒸熟即成。

【用　法】 当点心，随量食用。

【功　效】 清热化湿，调经。适用于湿热型月经不调。

大蒜泥拌马齿苋

【原　料】 大蒜头 15 瓣，鲜马齿苋 150 克，精盐、味精、酱油

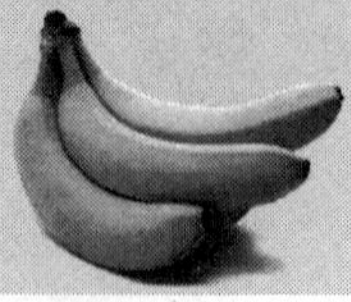

各适量。

【制　作】将大蒜头瓣剥去外皮，洗净，晾干后切碎，捣烂，剁成泥糊，备用。将新采摘的马齿苋全草洗干净，理顺码齐，入沸水中焯一下，捞出，切成段，放入盘碗内，加入大蒜泥糊、味精、精盐，拌和均匀，淋入少许酱油即成。

【用　法】早晚餐分食，当日吃完。

【功　效】清热化湿，调经。适用于湿热型月经不调。

玉米须归尾炖蚌肉

【原　料】玉米须 50 克，当归尾 15 克，蚌肉 200 克，精盐、黄酒、花椒、香油、葱段、姜片各适量。

【制　作】将玉米须、当归尾洗净，与洗净的蚌肉同入锅中，加入精盐、黄酒、花椒、葱段、姜片和适量清水，大火煮沸后改用小火炖至蚌肉熟烂入味，拣去玉米须、当归尾、葱段、姜片，淋上香油，煮至再沸即成。

【用　法】佐餐，食肉饮汤。

【功　效】清热化湿，调经。适用于湿热型月经不调。

泥鳅炖豆腐

【原　料】泥鳅 500 克，豆腐 250 克，姜片、精盐、黄酒、香油各适量。

【制　作】将泥鳅放进竹箩里盖好，用热水烫死，冷水洗去黏液，去鳃及内脏，洗净后切成段，与洗净切成小方块的豆腐及生姜片一同入锅，加适量水，用大火煮沸，加少许精盐、黄酒调味，移至小火上炖约 30 分钟，待泥鳅熟透时淋上香油即成。

【用　法】佐餐，上下午分食。

【功　效】清热化湿，调经。适用于湿热型月经不调。

清炒马齿苋

【原　料】鲜马齿苋 500 克，葱花、蒜蓉、精盐、味精、黄酒、香油各适量。

【制　作】 将马齿苋择洗干净，切段。炒锅上大火，放油烧至七成热，下葱花、蒜蓉煸香，烹入黄酒，下马齿苋翻炒至刚断生，加入精盐、味精炒匀，淋上香油，装盘即成。

【用　法】 佐餐，随量食用。

【功　效】 清热化湿，调经。适用于湿热型月经不调。

苡仁赤豆汤

【原　料】 薏苡仁 30 克，赤小豆 30 克，红枣 6 枚，白糖 10 克。

【制　作】 将薏苡仁、赤小豆、红枣分别洗净，入锅，加适量清水，用小火慢炖 1 小时，待薏苡仁、赤小豆熟烂后加入白糖即成。

【用　法】 上下午分饮。

【功　效】 清热化湿，调经。适用于湿热型月经不调。

马齿苋绿豆汤

【原　料】 马齿苋 250 克，绿豆 100 克，猪瘦肉 100 克，蒜泥、香油、精盐、味精各适量。

【制　作】 将马齿苋除根，去老茎，洗净，切成段。绿豆淘洗净后直接放入煲内，加适量清水，用小火煮约 15 分钟，再放入猪瘦肉、马齿苋、蒜泥，煮 1～2 小时至猪肉熟烂，放入香油、精盐、味精调味即成。

【用　法】 上下午分饮。

【功　效】 清热化湿，调经。适用于湿热型月经不调。

(10)肾阴虚型

主要症状：月经延后或先后不定期，经量过少或经量多少不一，月经色红质稀，形体消瘦，午后潮热，手足心热，头昏腰酸，乳房萎瘪，盗汗，眩晕，或伴有不孕症，舌质红，脉细数。

食疗原则：滋肾养阴。

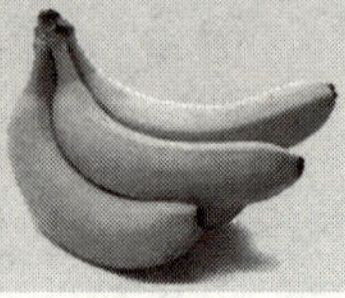

食物宜忌：宜食鳖甲、乌龟、海参、海蜇、牡蛎、蛤蜊、蛤蟆、干贝、泥鳅、螺蛳、河蚌、河蚬、黑鱼、鸭肉、银耳、黑木耳、竹荪、海带、紫菜、枸杞叶、枸杞子、山药、黑芝麻、黑豆、黑米、女贞子、地黄、何首乌、山茱萸等食物及药食两用之品；忌食辛辣、温燥之食物。

黑芝麻粥

【原　料】 黑芝麻粉40克，大米100克。

【制　作】 将大米淘洗干净，入砂锅，加适量水，大火煮沸后改用小火煨煮成稠粥，粥成时缓缓调入黑芝麻粉，拌匀，小火煨煮至沸即成。

【用　法】 早晚分食。

【功　效】 滋肾养阴，调经。适用于肾阴虚型月经不调。

龟肉粥

【原　料】 乌龟500克，糯米100克，鲜汤、精盐、葱、生姜、黄酒、味精、胡椒粉各适量。

【制　作】 将乌龟放入冷水锅中，盖好锅盖，上大火煮沸捞出，去龟甲，除去内脏，斩掉头脚，剥皮去尾，下开水锅重煮一下，再放入冷水中，剥去乌龟身上的皮膜，切成小块，洗净，放入平锅中，加入黄酒、葱、生姜、精盐，上笼用大火蒸烂，拣去葱、生姜及龟骨，留下肉及汤汁；将糯米淘洗干净，下锅，加鲜汤，置大火上煮沸，熬煮成粥，再倒入平锅内的龟肉及汤汁，调入味精和胡椒粉，稍煮即成。

【用　法】 早晚分食。

【功　效】 滋肾养阴，调经。适用于肾阴虚型月经不调。

灵芝刺五加粥

【原　料】 灵芝15克，刺五加15克，肉苁蓉10克，大米100克，冰糖适量。

【制　作】 将灵芝、刺五加、肉苁蓉洗净，切片，同入锅中，加适量水，煎熬，浓缩2次，去渣取汁，与淘净的大米煮成稠粥，粥成时放入冰糖，待冰糖溶化即成。

【用　法】 早晚分食。

【功　效】 滋肾养阴，调经。适用于肾阴虚型月经不调。

鹿角胶牛奶

【原　料】 鹿角胶10克，牛奶150毫升，蜂蜜适量。

【制　作】 将牛奶放入锅中加热，煮沸前即调入鹿角胶，以小火缓慢加热，并用筷子不停搅拌，促进烊化，煮沸，待鹿角胶完全烊化后停火，待温后调入蜂蜜，搅拌均匀即成。

【用　法】 早晚分饮。

【功　效】 滋肾养阴，调经。适用于肾阴虚型月经不调。

芝麻蜂蜜糊

【原　料】 黑芝麻300克，蜂蜜200克。

【制　作】 将芝麻晒干，入锅，于小火上炒至香熟，冷后研成细末，掺入蜂蜜，调成糊，瓶装即成。

【用　法】 每次1匙(约15克)，每日2次，温开水送食。

【功　效】 滋肾养阴，调经。适用于肾阴虚型月经不调。

芝麻补肾糕

【原　料】 黑芝麻60克，制何首乌30克，桑椹30克，麻仁10克，糯米粉700克，大米粉300克，白糖30克。

【制　作】 将黑芝麻放入锅内，用微火炒香；制何首乌、桑椹、麻仁洗净后放入锅内，加适量清水，用大火煮沸后改用小火煎煮20分钟，去渣留汁；随后，把糯米粉、大米粉、白糖放入盆内，加制何首乌、桑椹、麻仁煎汁及适量清水，揉成面团，做成糕，在每块糕上撒布黑芝麻，上笼蒸30分钟即成。

【用　法】 每日1次，早餐食用，每次100克。

【功　效】 滋肾养阴，调经。适用于肾阴虚型月经不调。

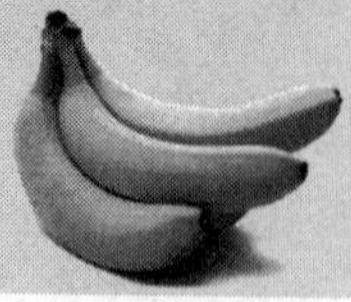

黑米锅巴海参

【原　料】 水发海参 250 克，黑米饭 500 克，笋片 20 克，香菇片 20 克，熟鸡片 25 克，火腿片 20 克，油菜心 20 克，葱花、大蒜片、味精、精盐、酱油、湿淀粉、鲜汤、植物油各适量

【制　作】 将海参洗净，切成均匀的长条；将黑米饭压成薄饼，在火上烤干，用手掰成不规则的小块。炒锅上中火，加油烧至五成热，下黑米锅巴炸至刚稍出油面，捞出备用；炒锅置大火，放植物油烧热，下葱花、大蒜片煸香，下入海参、笋片、香菇片、鸡片、火腿片、菜心、精盐、酱油、鲜汤翻炒，再加味精，用湿淀粉勾芡，盛于碗内，备用；炒锅上火，放油烧至八成热，放入锅巴炸至微黄，装入汤盘内，浇上热油，与海参一同上桌，迅速将海参浇在锅巴上，发出响声即成。

【用　法】 佐餐，随量食用。

【功　效】 滋肾养阴，调经。适用于肾阴虚型月经不调。

枸杞子炖蛤士蟆油

【原　料】 干蛤士蟆油（雌性林蛙的干燥输卵管）4 克，枸杞子 10 克，冰糖适量。

【制　作】 将干蛤士蟆油用温水泡发约 1 小时，捞出，与洗净的枸杞子、敲碎的冰糖同放碗中，加少量清水，蒸 1 小时，待蛤士蟆油熟烂时即成。

【用　法】 当点心，当日食完。

【功　效】 滋肾养阴，调经。适用于肾阴虚型月经不调。

蛤士蟆油蒸燕窝

【原　料】 蛤士蟆油 6 克，燕窝 5 克，冰糖适量。

【制　作】 将以上 3 味同放入碗内，加少许水，入锅蒸 40 分钟即成。

【用　法】 当点心，当日吃完。

【功　效】滋肾养阴，调经。适用于肾阴虚型月经不调。

玫瑰花煮羊心

【原　料】鲜玫瑰花 50 克（干品 15 克），羊心 50 克，精盐适量。

【制　作】将玫瑰花洗净，放入小锅内加精盐和水浸泡 10 分钟，备用。羊心洗净后切成薄片，入锅，加入玫瑰花盐水，炖煮至羊肉熟烂即成。

【用　法】佐餐，随量食用。

【功　效】滋肾养阴，调经。适用于肾阴虚型月经不调。

珍珠鸭子

【原　料】光鸭 1 只（约 1750 克），松子仁 20 粒，熟芡实米 10 克，猪五花肉 150 克，香葱 2 根，生姜 1 片，鸡蛋 1 个，鲜汤、干淀粉、湿淀粉、黄酒、精盐、味精、酱油、白糖、香油、植物油各适量。

【制　作】将光鸭洗净，去掉脚爪，从尾部沿脊背剖至颈部，在宰口处将颈骨折断抽出，剔去脊骨、胸骨、翅骨、腿骨，皮向下铺在砧板上；再将猪肉斩成蓉，均匀地铺在鸭肉上，用刀先横后竖轻轻顺拍；将松子仁均匀地嵌在肉内；取鸡蛋打入碗内，加精盐、味精、干淀粉，搅成糊，涂在肉蓉上，使鸭皮向下放入大盘中，放入酱油，让鸭皮沾满酱色；炒锅上火，放植物油烧至八成热，放入松子，炸至皮色金黄，倒入漏勺沥油。取砂锅 1 个，用竹箅垫底，将鸭子放入，周围空处塞进鸭骨，放香葱、生姜、黄酒、精盐、味精、酱油、白糖、鲜汤，用小火炖至鸭肉熟烂离火，取出鸭子，放于盘中；炒锅再上火，将鸭子原卤滗入锅内，用湿淀粉勾芡，加香油起锅，浇于鸭上；炒锅再上火，放入香油，再放入熟芡实米及鲜汤少许，加精盐、味精，将汤汁均匀浇在鸭上即成。

【用　法】佐餐，随量食用。

【功　效】滋肾养阴，调经。适用于肾阴虚型月经不调。

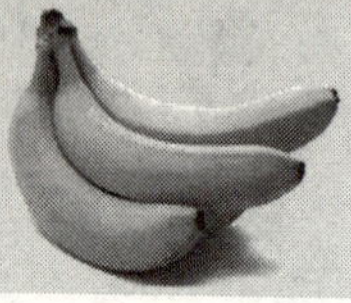

枸杞山药蒸鸡

【原　料】 枸杞子30克，山药30克，净母鸡1只，精盐、味精、黄酒、香菇、笋片、火腿肉片、清汤各适量。

【制　作】 将净鸡去爪，剖开背脊，去内脏，下开水锅氽一下，把鸡腹向上放在汤碗内，加入精盐、黄酒、味精、清汤、山药片、枸杞子、香菇、笋片、火腿肉片等，上笼蒸2小时，至鸡肉熟烂即成。

【用　法】 佐餐，随量食用。

【功　效】 滋肾养阴，调经。适用于肾阴虚型月经不调。

地黄甲鱼

【原　料】 甲鱼1只，熟地黄20克，菠菜60克，独头蒜12个，黄酒、姜块、葱、精盐、味精、湿淀粉、鸡油各适量。

【制　作】 将甲鱼腹部朝上，待头伸出来时宰去2/3，放净血，揭开甲壳，取出整形，去净内脏，洗净，放入沸水锅中氽一下，斩去脚爪、头尾，刮洗干净，用刀将腹部肉划成块，不破皮，盛入蒸碗，腹部朝上，加入地黄片、姜块、葱、黄酒、蒜、味精、精盐，上笼蒸至熟烂后取出，去地黄、姜块、葱；将菠菜洗净，入沸水锅中焯熟，装盘垫底，将甲鱼肉翻扣在菠菜上，独头蒜摆于甲鱼肉四周；湿淀粉与甲鱼汤汁入锅，淋上鸡油调好味，收汁，浇于盘内即成。

【用　法】 佐餐，随量食用。

【功　效】 滋肾养阴，调经。适用于肾阴虚型月经不调。

首乌枸杞猪肝片

【原　料】 制何首乌20克，枸杞子20克，猪肝100克，水发木耳、嫩青菜、葱花、蒜片、黄酒、酱油、姜末、精盐、味精、香醋、湿淀粉各适量。

【制　作】 将制何首乌、枸杞子洗净，放入砂锅，加水浸泡片刻，浓煎2次，每次40分钟，合并2次煎液，回入砂锅，小火浓缩成50毫升，配以水发木耳、嫩青菜、葱花、蒜片，加适量黄酒、酱油、姜末、精盐、味精、香醋、湿淀粉，将猪肝（切片）熘炒即成。

【用　法】佐餐，随量食用，当日吃完。

【功　效】滋肾养阴，调经。适用于肾阴虚型月经不调。

银耳鸽蛋汤

【原　料】银耳20克，鸽蛋10个，火腿肉末15克，香菜20克，鸡汤、精盐、味精、料酒、胡椒粉各适量。

【制　作】将银耳用温水浸泡，去根蒂，洗净，用开水焯一下，再用清水泡后蒸熟；香菜洗净，鸽蛋煮熟，火腿肉末蒸熟；将鸡汤煮沸，下料酒、精盐、胡椒粉，放入蒸熟的银耳、煮熟的去壳鸽蛋及火腿肉末，煮沸，放适量味精即成。

【用　法】当点心，当日吃完。

【功　效】滋肾养阴，调经。适用于肾阴虚型月经不调。

山药黑芝麻糊

【原　料】山药15克，黑芝麻150克，大米60克，鲜牛奶200毫升，冰糖、玫瑰糖各适量。

【制　作】将大米用清水浸泡1小时，捞出沥水；山药切成小颗粒；黑芝麻洗净后晒干，入锅炒香，加鲜牛奶和清水拌匀，磨成浆，滤出浆汁。锅中加适量清水，放入冰糖，置火上煮溶，将浆水倒入锅内与冰糖搅匀，加入玫瑰糖，边煮边搅拌成糊，熟后即成。

【用　法】早晚分食。

【功　效】滋肾养阴，调经。适用于肾阴虚型月经不调。

清炖甲鱼

【原　料】甲鱼1只(约750克)，笋片30克，葱、生姜、黄酒、精盐各适量。

【制　作】将甲鱼宰杀后从头颈处割开，剖腹抽去气管，去内脏，斩去脚爪，入沸水锅中煮一下，取出，刮去背壳黑膜，剁成4块，甲鱼壳要与甲鱼一同放在汤锅内，加入笋片、葱、生姜、黄酒各适

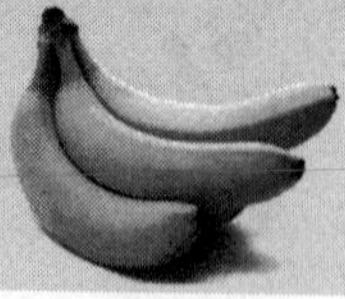

量，加清水，以淹没甲鱼为度，放大火上煮沸，改用小火焖 2 小时，炖至甲鱼壳酥、肉烂熟透后去葱、生姜，加入精盐调味即成。

【用　法】 佐餐，随量食用。

【功　效】 滋肾养阴，调经。适用于肾阴虚型月经不调。

甲鱼地黄汤

【原　料】 甲鱼 1 只（约 500 克），石斛 20 克，生地黄 25 克，精盐适量。

【制　作】 将甲鱼放沸水锅中烫死，剁去头爪，揭去硬壳，掏出内脏洗净，切成 1 厘米见方的块，与洗净的百合、生地黄一同放入砂锅内，加适量水，用大火煮沸，转用小火炖 2 小时，加精盐调味即成。

【用　法】 佐餐，随量食用。

【功　效】 滋肾养阴，调经。适用于肾阴虚型月经不调。

鸭肉海参汤

【原　料】 鸭肉 200 克，海参 50 克，精盐、味精各适量。

【制　作】 将鸭肉洗净，切成片。海参用水泡发透，洗净，切片，与鸭肉片一同放入砂锅内，加适量水，先用大火煮沸，再改用小火炖煮 2 小时，至鸭肉熟烂，加精盐和味精，调匀即成。

【用　法】 佐餐，随量食用。

【功　效】 滋肾养阴，调经。适用于肾阴虚型月经不调。

银耳枸杞汤

【原　料】 银耳 10 克，枸杞子、冰糖各 30 克。

【制　作】 将银耳用清水泡发，去根蒂。枸杞子用清水浸泡 3 分钟，与银耳、冰糖一同入锅，加适量清水，用大火煮沸，改用小火煎熬约 1 小时，至银耳熟烂即成。

【用　法】 佐餐，随量食用。

【功　效】 滋肾养阴，调经。适用于肾阴虚型月经不调。

(11)肾阳虚型

主要症状：经期延后，或先后不定期，经量过少，或经量多少不一，月经色淡无块，伴有头晕耳鸣，畏寒怕冷，四肢不温，乳房萎瘪，神疲腰酸，小便频，舌质淡苔白，脉沉缓或沉细无力。

食疗原则：补肾温阳。

食物宜忌：宜食羊肉、狗肉、鹿肉、虾、核桃仁、洋葱、大蒜、冬虫夏草、北虫草、海鳗、牛乳、羊血、鹿血、鹿胎、鹿茸、肉苁蓉、仙茅、淫羊藿、巴戟天、肉桂、制附子、鹿角胶等食物及药食两用之品；忌食生冷、寒凉食物。

紫河车人参粉

【原　料】 紫河车(胎盘)1具，白参20克。

【制　作】 将干燥紫河车拣杂，微火烘干，与烘干的白参共研成细末，装入空心胶囊，瓶装即成。

【用　法】 每次4粒，每日2次，温开水送服。

【功　效】 补肾温阳，调经。适用于肾阳虚型月经不调。

冬虫夏草胎盘胶囊

【原　料】 冬虫夏草20克，新鲜紫河车1个，茯神20克。

【制　作】 将冬虫夏草、茯神晒干后备用。将新鲜紫河车去除黏膜及脐带，用清水漂洗干净，烘干后与冬虫夏草、茯神同研为细末，装入1号胶囊中，瓶装即成。

【用　法】 每次5粒，每日2次，温开水送服。

【功　效】 补肾温阳，调经。适用于肾阳虚型月经不调。

芝麻肉苁蓉粉

【原　料】 芝麻100克，肉苁蓉60克。

【制　作】 将芝麻、肉苁蓉洗净，晒干，研成极细末装瓶即成。

【用　法】 早晚各服10克，用温开水送下。

【功　效】 补肾温阳，调经。适用于肾阳虚型月经不调。

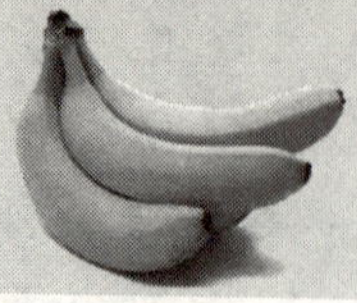

鹿胎膏

【原　料】 鲜鹿胎1只，生晒参30克，白术30克，茯苓30克，白芍30克，熟地黄30克，川芎30克，当归30克，甘草30克，鹿角胶90克，蜂蜜适量。

【制　作】 将鲜鹿胎洗净，切成小块，或剁成糜，备用。将生晒参、白术、茯苓、白芍、熟地黄、川芎、当归、甘草切碎，放入清水中浸泡片刻，连同浸泡液一起倒入砂锅，先用大火煮沸，调入鲜鹿胎糜，和匀后浓煎3次，每次45分钟，每次过滤去渣，合并3次滤液，用小火煎熬，浓缩至膏，以不渗纸为度，另加入鹿角胶、蜂蜜、收膏后晾凉，贮入瓷罐中即成。

【用　法】 每次9克，每日2次。

【功　效】 补肾温阳，调经。适用于肾阳虚型月经不调。

桂花核桃脿

【原　料】 核桃仁250克，荸荠30克，奶油1 000克，糖桂花适量。

【制　作】 将核桃仁加水磨成浆(可用家用磨碎机)；荸荠洗净，去外皮，切片后绞碎成糊。锅内放入清水250毫升，加入荸荠浆，搅匀，用小火烧至溶化，先加白糖拌匀，再加核桃仁浆拌匀，最后将奶油调入锅中，搅匀，用小火煮沸，出锅倒入铝盆内，待核桃糖浆凉后，放入冰箱，数小时后，等核桃糖浆冻结后取出，用刀划成小方块，撒上糖桂花即成。

【用　法】 每次6小块，每日2次。

【功　效】 补肾温阳，调经。适用于肾阳虚型月经不调。

羊肉粥

【原　料】 新鲜羊肉200克，大米100克，葱花、姜末、精盐各适量。

【制　作】 将新鲜羊肉洗净，切成小块，与淘洗干净的大米和葱花、姜末、精盐一同入锅中，加水 1 000 毫升，用大火煮沸后转用小火熬煮，至肉烂粥稠时即成。

【用　法】 佐餐，随量食用。

【功　效】 补肾温阳，调经。适用于肾阳虚型月经不调。

鹿角胶粥

【原　料】 鹿角胶 20 克，生姜 3 片，大米 100 克。

【制　作】 将淘洗干净的大米入锅，加水 1 000 毫升，用大火煮沸后加入鹿角胶和姜片，再转用小火熬煮成稀粥即成。

【用　法】 早晚分食。

【功　效】 补肾温阳，调经。适用于肾阳虚型月经不调。

参芪虾仁粥

【原　料】 党参 20 克，黄芪 20 克，虾仁 50 克，大米 100 克，黄酒、葱花、姜末、精盐、味精各适量。

【制　作】 将虾仁洗净，放入烧热的油锅中煸炒，烹入黄酒，加葱花、姜末、精盐、味精，炒至八成熟，盛入碗中，备用。将党参、黄芪分别晾干或晒干，切成片，同放入砂锅，加水煎煮 40 分钟，用洁净纱布过滤，党参、黄芪饮片勿弃，放入另碗，收取滤汁回入砂锅，加入淘净的大米，视需要再酌加适量清水，大火煮沸后改用小火煨煮成黏稠粥，粥成时调入炒制的虾仁，拌匀，再煮至沸即成。

【用　法】 早晚分食。

【功　效】 补肾温阳，调经。适用于肾阳虚型月经不调。

羊肾粥

【原　料】 羊肾 1 对，草果 5 克，陈皮 6 克，砂仁 2 克，大米 50 克，冰糖适量。

【制　作】 将羊肾去膜切块，草果、陈皮、砂仁用纱布包扎，放入砂锅中，加适量清水，用大火煮沸，小火煮 20 分钟，去渣留汁，放入淘洗净的大米，再加适量清水，继续用小火煮至米烂粥稠，调入

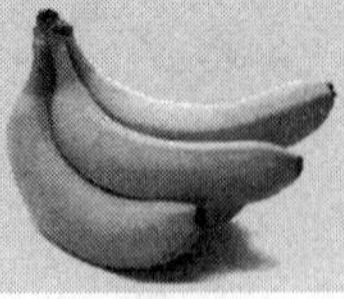

冰糖，略煮即成。

【用　法】 早晚分食。

【功　效】 补肾温阳，调经。适用于肾阳虚型月经不调。

核桃蜂蜜糊

【原　料】 核桃树枝50克，核桃仁30克，蜂蜜适量。

【制　作】 先将核桃仁洗净，晒干后研成粗末，备用。再将核桃树枝洗净，沥干，切成小段或切成片，放入砂锅，加足量水浸泡30分钟，大火煮沸，改用小火煨煮3小时，用洁净纱布过滤，取滤汁再放入砂锅，加入桃核仁粗末，视需要可酌加清水，拌匀，继续用小火煎煮30分钟，离火，待其温热时调入蜂蜜拌和呈羹即成。

【用　法】 早晚分食。

【功　效】 补肾温阳，调经。适用于肾阳虚型月经不调。

苁蓉羊肉羹

【原　料】 羊瘦肉100克，肉苁蓉15克，姜末、葱花、精盐、湿淀粉各适量。

【制　作】 将肉苁蓉用温水浸泡，然后洗净，切碎，放入锅内，加适量清水，煮烂后取浓汁，去渣；羊肉洗净，切成丁，放入肉苁蓉汁内，再加适量清水，煮至羊肉熟烂，加入姜末和葱花、精盐，用湿淀粉勾芡，再稍煮即成。

【用　法】 佐餐，随量食用。

【功　效】 补肾温阳，调经。适用于肾阳虚型月经不调。

油焖大虾

【原　料】 对虾500克，蒜苗30克，黄酒、姜末、葱花、白糖、精盐、味精、鸡汤各适量。

【制　作】 将新鲜对虾洗净，剪去须、尾、腿，由头部开一小口取出沙包，再将虾背剖开，抽出沙线，切成2～3段；蒜苗洗净，切成寸段；将猪油倒入砂锅内，置大火上烧至六成热，下入姜末、葱花和对虾段，煸炒几下，加入黄酒、白糖、精盐、鸡汤、味精，待汤煮沸时改以小火焖煮5分钟，再改大火焖至汤汁浓稠，撒上蒜苗段，勾芡后即成。

【用　法】 佐餐，随量食用。

【功　效】 补肾温阳，调经。适用于肾阳虚型月经不调。

参杞炖鹿肉

【原　料】 鲜鹿肉1 000克，党参10克，枸杞子10克，精盐、黄酒、味精、葱段、姜块、植物油、鲜汤、香菜叶、葱花、姜末各适量。

【制　作】 将鹿肉用清水泡净血污，放入锅内，加鲜汤、葱段、姜块、黄酒，大火煮沸，除去血沫，中火炖熟，捞出改成方块。锅中放油烧热，下葱花、姜末炒香，加入鹿肉汤汁，下入鹿肉、精盐、黄酒、党参、枸杞子，烧透，下味精，起锅装盘，撒上香菜叶即成。

【用　法】 佐餐，随量食用。

【功　效】 补肾温阳，调经。适用于肾阳虚型月经不调。

苁蓉炖羊肉

【原　料】 肉苁蓉15克，新鲜精羊肉250克，葱花、姜末、精盐、味精、黄酒、胡椒粉各适量。

【制　作】 将肉苁蓉洗净，切成片。将精羊肉洗净，放清水中浸泡30分钟，入沸水锅氽片刻，取出后，切成羊肉片，放入砂锅，加适量水，大火煮沸，撇去浮沫，烹入黄酒，加苁蓉片、葱花、姜末，改用小火煨炖1小时，加精盐、味精、胡椒粉各适量，小火煨煮至沸即成。

【用　法】 佐餐，当日吃完。

【功　效】 补肾温阳，调经。适用于肾阳虚型月经不调。

茴香焖羊肉

【原　料】 羊肉300克，大葱、蒜、生姜、黄酒、小茴香、精制植物油、花椒粉、精盐、酱油各适量。

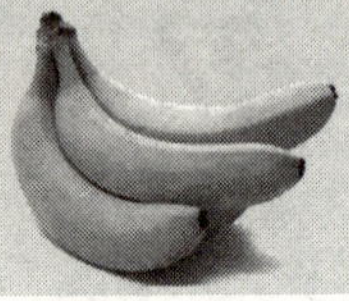

【制　作】 将羊肉洗净，切成片，大葱洗净，切成菱形，蒜切成片，生姜切成米粒状；羊肉放入碗内，加入葱、生姜、蒜、花椒粉、精盐、酱油拌匀。炒锅上大火，放植物油烧热，将拌好的羊肉投入锅内，淋上黄酒，放入小茴香爆炒，待肉变色后加盖，移小火焖1分钟，装盘即成。

【用　法】 佐餐，随量食用。

【功　效】 补肾温阳，调经。适用于肾阳虚型月经不调。

活虾炒韭菜

【原　料】 活青虾250克，韭菜150克，香油、黄酒、姜丝、精盐、味精各适量。

【制　作】 将活青虾剪去虾须，冲洗干净；韭菜洗净，切段。锅内放香油适量，加热至七成热时放入青虾煸炒，再加黄酒少许，炒至虾体微红时入韭菜、姜丝、精盐，翻动煸炒，加适量味精，炒至韭菜嫩熟即成。

【用　法】 佐餐，随量食用。

【功　效】 补肾温阳，调经。适用于肾阳虚型月经不调。

姜蒜炒羊肉丝

【原　料】 净羊肉250克，嫩生姜50克，甜椒2个，青蒜苗50克，黄酒、精盐、酱油、湿淀粉、甜面酱、植物油各适量。

【制　作】 将羊肉洗净，切成粗丝，放在碗内，加黄酒、精盐拌匀，备用；将嫩生姜、甜椒洗净，切成丝；青蒜苗切成段，待用；另碗用湿淀粉、酱油各适量，调和成芡汁，待用。炒锅置火上，加植物油烧热后煸炒甜椒片刻，放入嫩姜丝、甜椒丝、青蒜苗煸炒几下，加入甜面酱5克，对入芡汁，翻几下即成。

【用　法】 佐餐，随量食用。

【功　效】 补肾温阳，调经。适用于肾阳虚型月经不调。

姜桂牛肉汤

【原　料】 黄牛肉250克，姜片、肉桂、小茴香、胡椒粉、精盐、味精、香油各适量。

【制　作】 将肉桂、小茴香装入洁净的纱布袋，扎紧口，备用。将黄牛肉洗净，用快刀切成薄片，与姜片同放入砂锅，加适量水，大火煮沸，烹入黄酒，加入药袋，改用小火煨煮40分钟，取出药袋，沥尽药汁，加少许精盐，继续用小火将牛肉煨煮熟烂，趁热加入胡椒粉及味精，拌匀，淋入香油即成。

【用　法】 佐餐，随量食用。

【功　效】 补肾温阳，调经。适用于肾阳虚型月经不调。

羊肉菟丝子汤

【原　料】 羊瘦肉500克，羊脊骨1副，山药50克，菟丝子10克，肉苁蓉20克，精盐、葱白、生姜、味精、胡椒粉各适量。

【制　作】 将羊脊骨洗净，敲碎；新鲜羊瘦肉洗净，放入清水中浸泡1小时，去血水，取出后切成小条块；山药、菟丝子、肉苁蓉洗净后晒干或烘干，共研成粗末，装入纱布袋中，扎紧袋口。大米淘净后与羊脊骨、羊肉小条块，药袋同放入砂锅，加适量水，先用大火煮沸，去浮沫，烹入黄酒，放入少量花椒、茴香，改用小火煨炖1小时，待羊肉熟烂，取出药袋，加精盐、葱白、生姜、胡椒粉、味精，搅拌均匀，再煮至沸即成。

【用　法】 佐餐，随量食用。

【功　效】 补肾温阳，调经。适用于肾阳虚型月经不调。

核桃兰花肾

【原　料】 猪腰子2个，核桃仁50克，番茄酱15克，味精、精盐、黄酒、葱花、姜末、植物油、淀粉、花椒盐、香油各适量。

【制　作】 将猪腰子撕去外包膜，剖成两半，除去腰臊，洗净，沥水，切成两段，从直头横批(3/4深度)三刀成4片，再从直头直

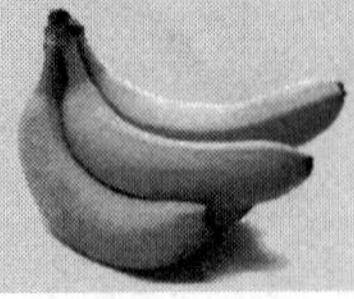

切(3/4深度)12刀,每4刀切断,成兰花形3朵,放入盘中,加味精、精盐、黄酒、葱花、姜末,抓拌均匀,腌渍片刻,备用;将核桃仁用沸水浸泡,撕去膜衣,待用。炒锅置火上,加植物油烧至四成热,放入核桃仁,炸成金黄色时捞出沥油;将兰花腰逐个沾上干淀粉,放入八成热的油锅,炸至色呈粉红时离火,倒入漏勺沥油。炒锅再置火上,放入兰花腰,加花椒、黄酒、香油,翻炒几下,起锅即成(装于盘中心,将核桃仁放于盘两端,盘边放番茄酱,供蘸食)。

【用　法】 佐餐,随量食用。

【功　效】 补肾温阳,调经。适用于肾阳虚型月经不调。

胡萝卜炖狗肉

【原　料】 无骨狗肉250克,胡萝卜250克,葱段、姜片、八角茴香、黄酒、蒜瓣、香油、酱油、湿淀粉、味精、精盐、五香粉各适量。

【制　作】 将无骨狗肉放入清水中浸泡1小时,洗净后入沸水锅中氽一下,捞出,切成数块,放入砂锅,加适量水,大火煮沸,撇去浮沫,加黄酒,改用小火煨40分钟,将狗肉捞出,沥去水,切成片,备用;煨狗肉的汤锅中,加葱段、姜片、八角茴香、黄酒、蒜瓣、精盐、酱油各适量,小火煨煮成卤汁,备用;将胡萝卜洗净,切成片,与狗肉片间隔整齐地码放蒸碗内,并将过滤的卤汁倒入狗肉片碗内,上笼,用大火蒸5分钟取出,倒出蒸肉原汁放入另锅,上火,用湿淀粉勾薄芡,淋入香油,撒上葱花、味精及五香粉,煮沸勾对均匀,浇在狗肉碗内即成。

【用　法】 佐餐,随量食用。

【功　效】 补肾温阳,调经。适用于肾阳虚型月经不调。

砂锅牛肾

【原　料】 牛肾1个,母鸡肉200克,熟火腿肉30克,花椒末、葱段、湿淀粉、黄酒、姜片、精盐、味精、香油各适量。

【制　作】 将牛肾洗净,剖为两半,去臊腺及筋膜,用快刀切成薄片，盛入碗中，加入花椒末、葱段、湿淀粉，拌和均匀，揉搓片刻，备用；将鸡肉、火腿肉切成小丁，与牛肾片同放入砂锅，加适量清水，大火煮沸，烹入黄酒，加姜片、精盐，改用小火煨炖1小时，待牛肾片熟烂，加入味精、香油，拌和均匀即成。

【用　法】 佐餐，随量食用，当日吃完。

【功　效】 补肾温阳，调经。适用于肾阳虚型月经不调。

姜附烧狗肉

【原　料】 狗肉500克，熟附片5克，水发玉兰片50克，姜片、精盐、味精、酱油、黄酒、鲜汤、白糖、醋、姜、葱、花椒、大料、桂皮、湿淀粉、植物油各适量。

【制　作】 将熟附片、姜片放入砂锅，加适量水，浓煎2次，每次30分钟，合并2次浓煎液，再浓缩至50毫升，备用；将狗肉放入清水中浸泡1小时，入沸水锅中汆透，捞出，在清水中过凉，切成2厘米见方的狗肉块，入锅煮至八成熟，捞出放在大碗内，加酱油、葱、花椒、大料、桂皮，再加适量鲜汤，放入笼屉，上笼蒸烂取出；另将玉兰片、葱、姜切成丝，待用。炒锅置火上，加植物油烧至八成热时取出狗肉，沥净汤汁，用湿淀粉抓匀，放入油锅炸至深红色，倒出，沥净油；锅内放入少量植物油烧至六成热，放入姜丝、葱丝煸炒炝锅，添汤，并放入酱油、精盐、味精、黄酒、白糖、醋、玉兰片丝及炸过的狗肉，倒入浓煎药汁，大火煮至汤汁将沸时加盖，微火焖5分钟，揭盖后翻炒，待汤汁将尽时将狗肉块盛在盘内，在狗肉块上浇上原汤汁即成。

【用　法】 佐餐，随量食用。

【功　效】 补肾温阳，调经。适用于肾阳虚型月经不调。

(二)闭　经

1. 概述　发育正常的女性，一般在14岁左右来月经。但往往在初潮后又停止几个月，有的甚至超过半年，以后再来月经；或

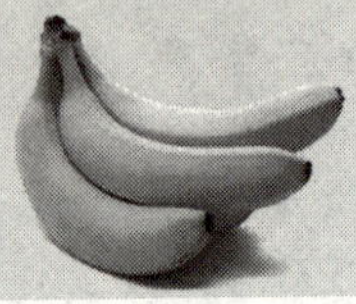

来潮数次以后，月经周期才接近正常，即 28 天左右来一次月经。若女性年逾 18 周岁月经尚未来潮，称为原发性闭经。对于已经建立了正常月经而又中断 3 个月以上者，称为继发性闭经。国内有学者提出，因病理因素月经停止时限超过 6 个月以上者，也可定为继发性闭经。原发性闭经与继发性闭经，均属病理性闭经。

女性发育的生理知识告诉我们，女性青春期前、妊娠后到婴儿娩出的哺乳期内，以及妇女绝经期后的闭经是正常的，不属于病态，不作闭经论治。不过，对于生理状态下的闭经现象，也应予以关注、调摄、养益，使女性的一生处于协调的健康状态。

对于病理性闭经，一定要查明原因。中医学认为，闭经的产生可分为虚、实两类，且以虚者多，实者少。虚者多为气血虚弱或肝肾不足，实者多为气滞、血瘀、痰阻。虚者可因先天不足或后天性生活过度、久病大病、产后失血、饮食劳倦、忧思多虑等而使肾气虚弱，或气血虚弱，或阴虚血燥，无血可下，引起血枯经闭。实者因外感风冷寒湿，或身体肥胖、多痰多湿，致气滞血瘀，或痰湿阻滞、脉道不通、经血不得运行而导致血瘀经闭。

西医学认为，控制正常月经周期的主要环节有子宫、卵巢、垂体和下丘脑下部，其中某一环节发生故障就会出现闭经，如子宫内膜损伤或粘连、子宫内膜炎、子宫发育不全或无子宫、子宫切除或子宫腔的放射治疗等引起子宫性闭经；先天性卵巢发育不全或无子宫、卵巢功能早衰、卵巢切除或组织被破坏、卵巢功能性肿瘤等引起卵巢性闭经；垂体前叶功能减退，垂体肿瘤等引起垂体性闭经。除上述因素外，精神刺激、环境变迁、营养不良、药物抑制综合征、闭经溢乳综合征、多囊卵巢综合征，以及其他内分泌功能异常与结核病、糖尿病等均可引起丘脑下闭经，以及其他继发性病理性闭经。

闭经的临床特点是月经停闭不来，须辨其虚实，分别治疗。如月经由逐渐减少而至停闭，腹部切诊柔软不痛，伴面色萎黄、神疲乏力、头昏者属虚证，治疗原则以调补气血为主。如月经突然停闭，腹部胀痛，伴精神抑郁者，属实证，治疗原则以行气活血为主。如果闭经是因结核病、糖尿病等慢性消耗性疾病引起的，则应针对原发病进行治疗。

必须注意的是，闭经需与早孕相区别，在未排除育龄期女子妊娠之前，不得妄投破气、行血、通经之品。现将闭经与早孕的鉴别要点概述如下。

早孕：以往月经正常，突然闭止不行，伴有恶心呕吐、厌食择食、思酸嗜卧、背部畏寒，或尿频等早期妊娠反应，脉象滑数流利，或脉搏平和；妇科内检子宫增大、变软、宫颈呈紫蓝色；尿妊娠试验：阳性；超声波检查：子宫各径线增大，可见羊水平段及胎体反射。

闭经：闭经前多数有先有月经、后期量少等月经下调表现，渐至闭止不行。常伴有腰腹疼痛、精神抑郁，或伴有其他疾病，脉象多见沉涩或虚细。妇科内检无妊娠体征；尿妊娠试验：阴性；超声波检查：子宫各径线无增大。

食疗对闭经有一定疗效，通过辨证施食，效果更佳。

2. 辨证施食

(1)气血两虚型

主要症状：经闭，头昏目花，耳鸣心悸，气短懒言，疲乏无力，舌淡无苔，脉沉细。

食疗原则：益气养血。

食物宜忌：宜食鸡肉、鸡蛋、鹌鹑、猪肉、牛肉、羊肉、兔肉、牛蛙、黄鳝、桂圆、荔枝、桑椹、黄豆、豆制品、菠菜、葡萄、草莓、红糖、大枣及人参、黄芪、刺五加、当归、熟地黄、制何首乌、阿胶等食物及药食兼用品；忌生冷食物及冷饮。

桂圆莲子粥

【原　料】 莲子肉50克，桂圆肉50克，大枣20枚，糯米100克。

【制　作】 将莲子肉、桂圆肉、大枣用水洗净，与糯米共放入锅内，加适量水，用小火煨煮至成稠粥即成。

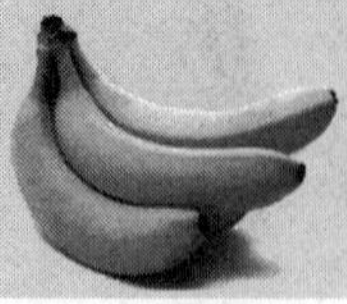

【用　法】 早晚分食。

【功　效】 益气养血，健脾调经。适用于气血两虚型闭经。

葡萄干糯米粥

【原　料】 葡萄干 50 克，白糖 50 克，糯米 100 克。

【制　作】 将糯米淘洗干净，放入锅中，加水 1 000 毫升和葡萄干，置大火上煮沸后转用小火熬煮成粥，调入白糖即成。

【用　法】 早晚分食。

【功　效】 益气养血，健脾调经。适用于气血两虚型闭经。

桂圆杞子粥

【原　料】 桂圆肉 15 克，枸杞子 15 克，大枣 10 枚，大米 50 克。

【制　作】 将桂圆肉、枸杞子、大枣、大米用水洗净后放入锅内，加适量水，用小火煮成稠粥即成。

【用　法】 早晚分食。

【功　效】 益气养血，补肾调经。适用于气血两虚型闭经。

参芪归芍粥

【原　料】 黄芪 30 克，党参 15 克，当归 15 克，白芍 15 克，大米 60 克，白糖适量。

【制　作】 将黄芪、党参、白芍洗净后用冷水浸泡 1 小时，放入砂锅，加适量水，浓煎 2 次，合并 2 次煎汁，备用。将大米洗净，放入锅中，加煎汁和水煮粥，粥成后加入适量白糖即成。

【用　法】 早晚分食。

【功　效】 益气养血。适用于气血两虚型闭经。

猪肝烩饭

【原　料】 米饭 125 克，猪肝 35 克，猪瘦肉 20 克，胡萝卜 20 克，虾仁 10 克，洋葱 50 克，蒜末、淀粉、色拉油、精盐、白糖、味精、胡椒粉、酱油、香油、黄酒各适量。

【制　作】 将米饭盛在盘中，待用；瘦肉、猪肝洗净，均切成片，调入少许酱油、黄酒、糖、胡椒粉、精盐、淀粉；洋葱、胡萝卜择洗干净，均切成片后用开水烫熟。锅置火上，放色拉油，烧热后下蒜末爆香，放入虾仁、猪肝、猪瘦肉翻炒至熟透，出锅盛入盘中米饭上；置火上，在锅内依次放入洋葱片、胡萝卜和精盐、酱油，放水加热，用淀粉勾芡，淋上香油，浇在米饭上即成。

【用　法】 主餐。

【功　效】 益气养血，健脾调经。适用于气血两虚型闭经。

归芪桂圆饭

【原　料】 当归15克，黄芪30克，桂圆肉30克，大米250克。

【制　作】 将当归、黄芪洗净，切片，入锅加水，浓煎取汁，备用。大米洗净，与桂圆肉、归芪汁同入锅中，加适量水，煮成干饭即成。

【用　法】 主餐食用。

【功　效】 益气养血。适用于气血两虚型闭经。

葡萄脓

【原　料】 葡萄1 000克，白糖、食醋、精盐、胡椒粉各适量。

【制　作】 将葡萄用醋浸一下，再洗净，放入容器。将白糖、醋、精盐、胡椒粉加入清水煮沸10分钟后，冷却，倒入盛葡萄的容器内，再蒸5分钟，晾凉后，放入冰箱内冷却即成。

【用　法】 当点心。

【功　效】 益气养血。适用于气血两虚型闭经。

花生桑椹糖

【原　料】 桑椹500克，麦芽糖250克，花生仁、核桃仁、黑芝麻各50克，植物油适量。

【制　作】 将花生仁、核桃仁分别用油炸香，研碎；桑椹水煎去渣，汁浓缩成膏。麦芽糖溶化，与花生仁、核桃仁、黑芝麻、桑椹膏放在一起搅拌均匀，置于事先涂过熟植物油的瓷盘中，稍冷却，

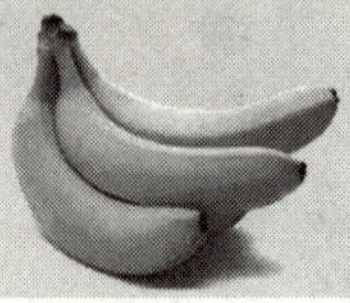

用刀切成方块即成。

【用　法】 佐餐，随量食用。

【功　效】 益气养血。适用于气血两虚型闭经。

拔丝红枣

【原　料】 红枣500克，山楂糕100克，白糖250克，植物油、面粉各适量。

【制　作】 将红枣冲洗干净，放入锅中，加入适量清水，煮至大半熟时捞出，晾凉后去外皮，捅出枣核；山楂糕切成短条，塞入枣内，蘸匀面粉。炒锅上火，放植物油烧热，投入红枣，炸至呈金黄色时，用漏勺捞出沥油；锅留少许底油，上火烧热，加入白糖，炒至呈金黄色时，速将红枣倒入锅中，颠翻几下，挂匀糖汁，出锅装入抹好油的盘中即成。

【用　法】 佐餐，随量食用。

【功　效】 益气养血。适用于气血两虚型闭经。

桂圆酒

【原　料】 桂圆肉500克，米酒3 000毫升。

【制　作】 将桂圆肉去核，浸入米酒内，剂置10日后即成。

【用　法】 早晚各饮20毫升(1小盅)。

【功　效】 益气养血。适用于气血两虚型闭经。

鳝鱼猪肉羹

【原　料】 鳝鱼250克，猪肉100克，精盐、黄酒、味精、胡椒粉、姜丝各适量。

【制　作】 将鳝鱼剖背脊后，去头、尾及内脏，切丝备用；肉洗净剁成泥。锅上火，加水适量，煮沸后将猪肉入锅，去浮沫，加入鳝鱼丝、黄酒、姜丝，煮沸后改用小火慢煮，鳝鱼丝煮烂成羹时加入胡椒粉、精盐、味精调味即成。

猪肝羹

【原　料】 猪肝100克，鸡蛋2个，豆豉、葱白、精盐、味精、淀粉、植物油各适量。

【制　作】 将猪肝洗净，去筋膜，切成片，加水适量，用中火煮沸后打入鸡蛋，酌加少量植物油、豆豉、葱白和精盐，再煮5分钟，以蛋熟为度，稍加味精调味、淀粉勾芡即成。

【用　法】 佐餐，随量食用。

【功　效】 益气养血。适用于气血两虚型闭经。

归芪枸杞烧羊肉

【原　料】 当归50克，黄芪50克，枸杞子20克，羊肉500克，植物油、精盐、味精、五香粉、酱油、红糖各适量。

【制　作】 将羊肉洗净，切成大块，入沸水锅汆透，捞出，洗净，切成小方块，备用；当归、黄芪、枸杞子分别洗净，沥干，当归、黄芪切成片，放入纱布袋中扎紧袋口，与枸杞子同放入碗中，待用。炒锅置火上，加植物油烧至六成热，加葱花、姜末煸炒出香味，放入羊肉块，烹入料酒，炒匀，加清汤，倒入砂锅，放入当归、黄芪药袋及枸杞子，并加适量清水，大火煮沸后，改用小火煨煮1小时，取出药袋，加精盐、味精、五香粉、酱油、红糖，加盖，焖烧至羊肉熟烂即成。

【用　法】 佐餐，随量食用。

【功　效】 益气养血，补肾调经。适用于气血两虚型闭经。

川芎蒸乌鸡

【原　料】 乌骨鸡1只，川芎20克，黄酒、精盐各适量。

【制　作】 将乌鸡杀后去毛及内脏，洗净，加川芎、黄酒、水1杯，蒸熟烂，入精盐调味即成。

【用　法】 食肉喝汤，每日2次。

【功　效】 益气养血。适用于气血两虚型闭经。

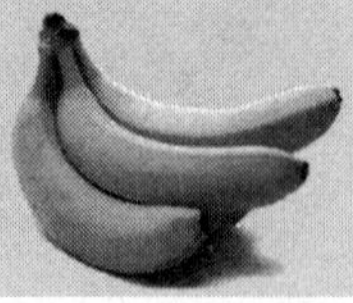

黄芪猪肝汤

【原　料】 猪肝500克，黄芪60克，料酒、葱花、姜末、精盐、味精、五香粉、香油各适量。

【制　作】 将猪肝洗净，斜切成片；黄芪洗净，沥水，切成片，放入纱布袋中，扎紧袋口。将黄芪片袋放入砂锅，加适量水，煎煮30分钟，取出药袋，加入猪肝片，大火煮沸，烹入料酒，加葱花、姜末、精盐、味精、五香粉，继续用小火煨煮至沸，淋入香油即成。

【用　法】 佐餐，随量食用。

【功　效】 益气养血。适用于气血两虚型闭经。

鸭血豆腐海米汤

【原　料】 鸭血块250克，嫩豆腐2块，海米20克，料酒、葱花、精盐、味精、五香粉各适量。

【制　作】 将海米洗净，盛入碗中，加适量温开水浸泡，备用；鸭血块、嫩豆腐分别用清水漂洗一下，入沸水锅焯1分钟，捞出，洗净，切成小块，待用。煲中加适量鲜汤，置火上，大火煮沸，先放入鸭血块，烹入料酒，煮沸后，再放入嫩豆腐块，加海米、葱花、姜末，继续用小火煨煮40分钟，加精盐、味精、五香粉，煮至沸，淋入香油即成。

【用　法】 佐餐，随量食用。

【功　效】 益气养血。适用于气血两虚型闭经。

八珍猪肉墨鱼汤

【原　料】 党参10克，白术10克，茯苓10克，甘草3克，当归10克，熟地黄10克，川芎6克，白芍10克，猪肉片250克，墨鱼丝50克，精盐、姜末、葱花、料酒、味精各适量。

【制　作】 将党参、白术、茯苓、甘草、当归、熟地黄、川芎、白芍洗净，切片，同入锅中，加适量水，煎煮2次，滤渣取汁（约2 500毫升）。猪肉片、墨鱼丝和煎汁放入锅中，加精盐、姜末、葱花、料酒，以小火煨煮至猪肉、墨鱼熟烂，加入味精即成。

【用　法】 佐餐，吃肉喝汤。

【功　效】 益气养血。适用于气血两虚型闭经。

莲子桂圆桑椹汤

【原　料】 莲子 50 克，桂圆肉 20 克，桑椹 15 克。

【制　作】 将莲子、桂圆肉、桑椹一同放锅内，加水适量，共煎汤即成。

【用　法】 饮汤，食莲子、桂圆肉、桑椹。

【功　效】 益气养血。适用于气血两虚型闭经。

鳝鱼鸡肉汤

【原　料】 鳝鱼丝 50 克，鸡肉丝 15 克，鸡蛋 1 个，面筋 10 克，黄酒、葱、姜、醋、酱油、胡椒粉、鸡汤、鳝鱼汤、香油、精盐、味精、湿淀粉各适量。

【制　作】 锅中放入鸡汤和鳝鱼汤各 1 碗，煮沸后放入鳝鱼丝、鸡丝、面筋条，加入酱油、醋、葱、姜、精盐，煮好后倒入鸡蛋成花，用湿淀粉勾芡，煮沸后盛入碗中，加上胡椒粉、味精、香油即成。

【用　法】 佐餐，随量食用。

【功　效】 益气养血。适用于气血两虚型闭经。

(2)肾阳虚弱型

主要症状：经闭，面色苍老，乳房萎瘪，神疲腰酸，怕冷，四肢不温，小便频数，舌质淡，苔白，脉沉缓。

食疗原则：补肾温阳。

食物宜忌：宜食鹿肉、鹿肾、虾、狗肉、羊肉、韭菜、韭菜子、刀豆、葱、海狗肾、狗鞭、雄蚕蛾、肉桂、海马等食物，以及鹿茸、鹿角、鹿角胶、冬虫夏草等药食兼用品；忌食生冷食物及冷饮。

参茸酒

【原　料】 吉林参 30 克，鹿茸 10 克，米酒 1 000 毫升。

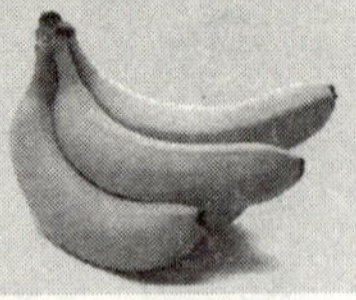

【制　作】 将吉林参洗净，用竹刀切成段（忌用铁器），与鹿茸片同入米酒瓶中，加盖密封15天即成。

【用　法】 早晚各饮20毫升。

【功　效】 温肾壮阳，补气调经。适用于肾阳虚弱型闭经。

核桃牛奶茶

【原　料】 核桃仁30克，牛奶、豆浆各150毫升，黑芝麻20克，白糖适量。

【制　作】 将牛奶和豆浆搅匀，慢慢倒在小石磨进料口中的核桃仁、黑芝麻上面，边倒边磨，磨好后倒入锅内加热煮沸，加入白糖即成。

【用　法】 早晚分饮。

【功　效】 温肾壮阳，益气调经。适用于肾阳虚弱型闭经。

羊肉虾羹

【原　料】 羊肉200克，大蒜50克，海米30克，精盐适量。

【制　作】 将羊肉洗净，切薄片。用水煮海米、大蒜，加葱；待海米煮熟后下羊肉片，羊肉熟后加精盐调味即成。

【用　法】 早晚分食。

【功　效】 温肾壮阳，益气调经。适用于肾阳虚弱型闭经。

鹿肉粥

【原　料】 鹿肉50克，大米100克，精盐适量。

【制　作】 将鹿肉洗净，切片，与淘洗干净的大米一同入锅，加适量水，用大火煮沸后转用小火熬煮成稀粥，加入少许精盐调味即成。

【用　法】 早晚分食。

【功　效】 温肾壮阳，益气调经。适用于肾阳虚弱型闭经。

羊奶红枣粥

【原　料】 羊奶250毫升，糯米100克，红枣50克。

【制　作】 红枣洗净，去核，和糯米淘洗干净一同入锅，加清水用大火煮沸后转用小火，熬至粥熟时，倒入羊奶，充分搅拌，稍煮片刻即成。

【用　法】 早晚分食。

【功　效】 温肾壮阳，益气调经。适用于肾阳虚弱型闭经。

什锦鹿茸羹

【原　料】 鹿茸片 1.5 克，水发海参 10 克，大虾 10 克，水发干贝 5 克，火腿肉 5 克，水发口蘑、冬笋、黄酒、味精、精盐、湿淀粉、鸡油、汤各适量。

【制　作】 将海参、口蘑、大虾、火腿肉、冬笋切成小方丁，撕开干贝，用开水烫海参、大虾后，控干水。锅内放汤，加精盐、黄酒、大虾、鹿茸片、海参、干贝、火腿肉、口蘑、冬笋，煮沸 30 分钟后，放入味精，用湿淀粉勾芡，淋上鸡油，装入汤碗内即成。

【用　法】 早晚分食。

【功　效】 温肾壮阳，益气调经。适用于肾阳虚弱型闭经。

栗子狗肉粥

【原　料】 栗子肉 50 克，狗肉 150 克，大米 100 克，精盐适量。

【制　作】 将狗肉洗净，切碎，与洗净的栗子肉、大米一同下锅，加水适量，煮成粥，调入精盐搅匀即成。

【用　法】 空腹食用，每日 1 剂。

【功　效】 温肾壮阳，益气调经。适用于肾阳虚弱型闭经。

生焖狗肉

【原　料】 带骨狗肉 1 500 克，鸡清汤、花生油、豆瓣酱、芝麻酱、蒜泥、生姜片、蒜苗、黄酒、红糖、酱油、陈皮、精盐、味精各适量。

【制　作】 将狗肉切块，炒干水分取出。用大火烧热铁锅，下花生油，放入蒜泥、豆瓣酱、芝麻酱爆炒，再下姜片、蒜苗、狗肉，边炒边加花生油，约炒 5 分钟，入黄酒，加鸡鲜汤、精盐、陈皮、酱油、

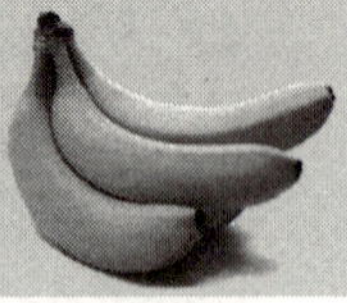

红糖，煮沸后转入砂锅里，焖 90 分钟，食前加入味精即成。

【用　法】 佐餐，随量食用。

【功　效】 温肾壮阳，益气调经。适用于肾阳虚弱型闭经。

砂锅牛尾

【原　料】 带皮牛尾 1 000 克，熟火腿肉 30 克，鸡汤、花椒、葱段、姜片、料酒、精盐、味精各适量。

【制　作】 将牛尾去皮、洗净，剁成段，与火腿肉同入砂锅，加花椒、葱段、姜片、料酒、精盐及鸡汤用小火煨炖 4 小时，至牛尾熟烂，加入味精即成。

【用　法】 佐餐，随量食用。

【功　效】 温肾壮阳。适用于肾阳虚弱型闭经。

松虾鸡卷

【原　料】 仔鸡脯肉 200 克，虾仁 50 克，松子仁 70 克，熟火腿肉末 5 克，鸡蛋(取清)1 个，青菜叶末 5 克，黄酒、精盐、味精、淀粉、鲜汤、猪油各适量。

【制　作】 将鸡脯肉洗净，用洁布吸去水，切成薄片(共 16 片)；虾仁剁成蓉，放入碗中，加入精盐、味精、黄酒、鸡蛋清，淀粉拌匀，分涂在鸡片上；松子仁分成 16 份，分放在虾蓉中间；然后，将鸡片逐片卷起成鸡卷，一端蘸上火腿肉末，一端蘸上青菜叶末。炒锅放在大火上烧热，放植物油烧至五成热，将鸡卷逐个放入，用铲刀轻轻拨动，待鸡肉呈白色时，倒入漏勺中沥油；炒锅上大火，加入鲜汤、黄酒、精盐、味精煮沸，用湿淀粉勾芡，放入鸡卷，翻炒几下，淋入热油，起锅时排放在盘中即成。

【用　法】 佐餐，随量食用。

【功　效】 温肾壮阳，益气调经。适用于肾阳虚弱型闭经。

牛膝羊肉汤

【原　料】 羊肉 100 克，川牛膝、当归、枸杞子各 10 克，生姜、精盐各适量。

【制　作】将羊肉洗净，切成块，与洗净的川牛膝、当归、枸杞子、生姜一同放入砂锅内，加适量清水，用大火煮沸，再改用小火慢炖2小时左右，待羊肉熟烂，加入精盐调味即成。

【用　法】佐餐，随量食用。

【功　效】温肾壮阳，活血通经。适用于肾阳虚弱型闭经。

莲子黑豆羊肉汤

【原　料】莲子肉30克，黑豆60克，陈皮10克，羊肉500克，精盐适量。

【制　作】将黑豆放入铁锅中，不加油，炒至豆衣裂开，然后洗净，沥干水；莲子肉、陈皮和羊肉分别洗净，莲子肉保留红棕色莲子衣，羊肉斩件。将原料一齐放入瓦煲内，加适量清水，大火煲至水沸，改中火继续煲3小时左右，加入精盐调味即成。

【用　法】佐餐，随量食用。

【功　效】温肾壮阳，活血通经。适用于肾阳虚弱型闭经。

黑豆狗肉汤

【原　料】狗肉250克，黑豆50克，精盐、味精、姜片、葱花各适量。

【制　作】狗肉洗净，切成小块；狗肉、黑豆、姜片同入砂锅，加水适量，用大火煮沸，改用小火慢炖，待肉、豆熟烂时，加入精盐、味精、葱花调味即成。

【用　法】佐餐，随量食用。

【功　效】温肾壮阳，活血通经。适用于肾阳虚弱型闭经。

虫草狗肉汤

【原　料】狗肉750克，北虫草10克，怀山药50克，枸杞子25克，姜片、蜜枣、精盐各适量。

【制　作】将狗肉洗净，切大块，用沸水烫去膻味；冬虫夏草、

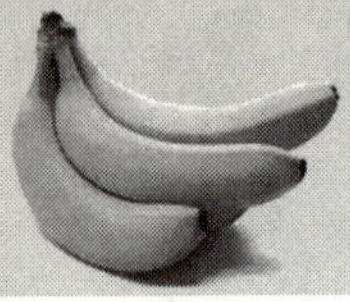

淮山药、枸杞子洗净；蜜枣（去核）洗净。把全部原料放入清水锅内，大火煮沸后，改小火煲3小时，加精盐调匀即成。

【用　法】 佐餐，每日1～3次。

【功　效】 温肾壮阳，活血通经。适用于肾阳虚弱型闭经。

(3)肾阴虚弱型

主要症状：经闭，面色苍老，乳房萎瘪，神疲腰酸，形体消瘦，手足心热，午后低热，盗汗，舌苔中剥，脉细或细数。

食疗原则：滋肾养阴。

食物宜忌：宜食甲鱼、乌鱼、乌骨鸡、鸽肉、黑大豆、蚌肉、蛤蜊肉、鳗鲡、淡菜、猪皮、猪蹄、银耳、燕窝等食物，以及熟地黄、制何首乌、枸杞子、女贞子、山药、桑椹、山茱萸、墨旱莲、黄精、石斛、冬虫夏草等药食兼用品；忌食生冷食物及冷饮。

桑椹黄精药酒

【原　料】 桑椹200克，黄精150克，熟地黄50克，纯米酒2 000毫升。

【制　作】 将桑椹、黄精、熟地黄分别洗净，晒干或烘干。桑椹切碎，黄精、熟地黄切成片，一同放入大磨口玻璃瓶中，加入纯米酒，加盖，充分振摇均匀，每天振摇1次，连续浸泡15天即成。

【用　法】 每次饮15毫升(1小盅)，每日2次，冬季温饮。

【功　效】 滋肾养阴，补气调经。适用于肾阴虚弱型闭经及月经延后、月经量少。

葡萄桑椹粥

【原　料】 葡萄干、桑椹干、薏苡仁各15克，大米100克，红糖适量。

【制　作】 将葡萄干、桑椹干、薏苡仁、大米淘洗干净，一同入锅内，加水适量，用大火煮沸后，改用小火熬煮成稀粥，调入红糖即成。

【用　法】 早晚分食。

【功　效】 滋肾养阴，补气调经。适用于肾阴虚弱型闭经及月经延后、月经量少。

桑椹枸杞粥

【原　料】 桑椹30克，枸杞子15克，大米100克，冰糖适量。

【制　作】 将桑椹、枸杞子洗净，用清水浸泡20分钟。大米淘洗干净，与桑椹、枸杞子同入锅中，加适量水，先用大火煮沸，再用小火煮成稠粥，粥成时放入冰糖，待冰糖溶化即成。

【用　法】 早晚分食。

【功　效】 滋肾养阴，补气调经。适用于肾阴虚弱型闭经及月经延后、月经量少。

牛骨髓山药膏

【原　料】 牛骨髓250克，生山药250克，北虫草30克，胎盘粉30克，蜂蜜适量。

【制　作】 将牛骨髓、生山药、冬虫夏草捣烂，调入胎盘粉、蜂蜜，调匀后入瓷罐内，放锅中隔水炖30分钟即成。

【用　法】 每次2匙，每日2次。

【功　效】 滋肾养阴，补气调经。适用于肾阴虚弱型闭经及月经延后、月经量少。

牛骨髓炒米粉

【原　料】 熟牛骨髓粉200克，黑芝麻100克，糯米1000克，白糖适量。

【制　作】 将糯米与芝麻同炒至微黄，研粉，拌入熟牛骨髓粉，加入白糖适量拌匀即成。

【用　法】 每日1～2匙用开水冲服(成厚糊)。

【功　效】 滋肾养阴，补气调经。适用于肾阴虚弱型闭经及月经延后、月经量少。

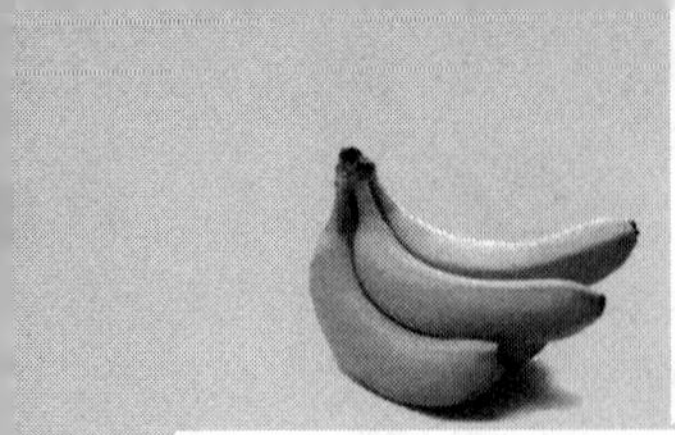

牛骨髓油茶

【原　料】 面粉1 000克，牛骨髓300克，牛肉干150克，芝麻100克，核桃仁100克，丁香、大茴香、花椒、味精、精盐、姜末、芝麻酱各适量。

【制　作】 将面粉放入锅内，用微火炒至面粉呈微黄色时倒在案板上，晾凉后箩成细粉；芝麻炒黄，核桃仁、牛肉干切碎；花椒、大茴香、丁香用锅焙焦，碾成碎面后过箩备用。将牛骨髓油放入锅内烧热，对入炒好的面粉、芝麻、核桃仁、牛肉干、姜末、丁香、大茴香、花椒面、精盐、味精，炒匀即成茶粉。每次取茶粉适量，用沸水调成糊，食用时调入芝麻酱即成。

【用　法】 佐餐，随量食用。

【功　效】 滋肾养阴，补气调经。适用于肾阴虚弱型闭经及月经延后、月经量少。

地黄金龟

【原　料】 乌龟1只，熟地黄20克，菠菜60克，黄酒、蒜头12个，姜块、葱、精盐、味精、湿淀粉、鸡油各适量。

【制　作】 将乌龟腹部朝上，宰去头，放净血，剖开龟壳，去内脏，洗净，放入沸水锅中汆一下，斩去脚爪，刮洗干净；用刀将腹内划成块，不破皮，腹部朝上，盛入蒸碗，加入熟地黄片、姜块、葱、黄酒、味精、精盐，上笼蒸至熟烂后取出，去熟地黄、姜、葱；将菠菜洗净，入沸水锅中焯熟，装盘垫底，将龟肉翻扣在菠菜上，蒜头摆于龟肉四周，湿淀粉与龟肉汤汁入锅，淋入鸡油调好味，收汁，浇于盘内即成。

【用　法】 佐餐，随量食用。

【功　效】 滋肾养阴，补气调经。适用于肾阴虚弱型闭经及月经延后、月经量少。

桂圆肉炖甲鱼

【原　料】 甲鱼1只(重约500克)，桂圆肉10克，太子参20

克，姜片、精盐、味精各适量。

【制　作】 将桂圆肉、太子参洗净；甲鱼宰杀，去肠杂，用清水洗净，切成小块，放入沸水锅内烫一烫，捞出，再清洗一次。将炖盅洗净，把甲鱼块、桂圆肉、太子参、姜片放入炖盅内，加开水适量，炖盅加盖，小火隔水炖3小时，加入精盐、味精调味即成。

【用　法】 佐餐，随量食用。

【功　效】 滋肾养阴，补气调经。适用于肾阴虚弱型闭经及月经延后、月经量少。

鹌鹑蛋鲍鱼

【原　料】 罐头鲍鱼500克，鹌鹑蛋20个，净青菜心150克，胡萝卜50克，鲜菜叶、精盐、味精、黄酒、姜片、葱段、猪油、湿淀粉、鸡油各适量。

【制　作】 罐头打开后将鲍鱼倒入碗中，去掉花边和杂质，片成薄片，放在罐头原汁中浸泡；菜心择洗干净后下沸水锅烫熟，捞出放入凉水中泡凉；胡萝卜、菜叶均切成丝；取20只小汤勺，每只小勺内放1个煮熟去壳的鹌鹑蛋，用萝卜丝、菜叶丝在蛋上作点缀色，然后上笼蒸熟后取出，摆在盘子周边。锅上火，放油烧热，下姜片、葱段，炒出香味，加鲜汤稍煮，捞去葱姜，放入菜心，加精盐、味精烧入味，捞出放入圆盘中间垫底；将鲍鱼下锅，放入一部分罐头原汁，烧至稍烫后用湿淀粉勾芡，加入鸡油，浇在垫底菜上即成。

【用　法】 佐餐，随量食用。

【功　效】 滋肾养阴，补气调经。适用于肾阴虚弱型闭经及月经延后、月经量少。

海参鸽蛋

【原　料】 水发海参1 000克，鸽蛋12个，黄酒、精盐、酱油、葱段、姜块、胡椒粉、熟猪油、鲜汤各适量。

【制　作】 将海参抠去肚内薄膜，洗净后，顺长切成3条，放

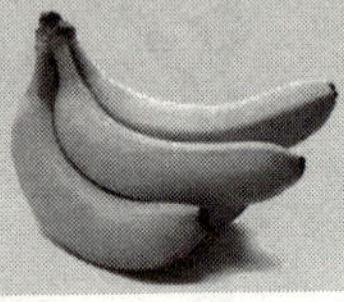

沸水锅内烫透，捞入冷水中；鸽蛋放凉水锅内煮熟捞出，剥去蛋壳。锅内放猪油烧热，投入葱段、生姜煸至金黄色，烹入黄酒和酱油，倒入鲜汤煮沸，拣去葱段、生姜，撇去浮沫，加入味精、胡椒粉、海参烧一会儿，再放入鸽蛋煮沸，淋入猪油即成。

【用　法】 佐餐，随量食用。

【功　效】 滋肾养阴，补气调经。适用于肾阴虚弱型闭经及月经延后、月经量少。

枸杞鸭舌

【原　料】 鸭舌 12 个，枸杞子 25 克，黄瓜 50 克，黄酒、酱油、精盐、味精、蒜片、葱姜油、香油、湿淀粉、鸭油各适量。

【制　作】 将鸭舌撕去膜，汤锅上火，加入清水煮沸，倒入鸭舌氽透，捞出备用；黄瓜改刀切成条；枸杞子用水洗净，然后用温水泡透。炒锅上火，注入葱姜油烧热，下精盐、味精、酱油、黄酒，用湿淀粉勾芡，待汁芡黏稠时下鸭舌和黄瓜条，颠炒均匀，加入蒜片和枸杞子，淋上香油出锅即成。

【用　法】 佐餐，随量食用。

【功　效】 滋肾养阴。适用于肾阴虚弱型闭经及月经延后、月经量少。

芝麻拌菠菜

【原　料】 菠菜 500 克，黑芝麻 20 克，醋、酱油、香油、精盐、味精、蒜蓉各适量。

【制　作】 将菠菜择洗干净，切成段，放入沸水中略烫捞出，放入凉水中过凉，捞出沥干水；黑芝麻淘洗干净，沥干水，炒锅上小火，放入芝麻炒至松酥脆香时取出。将菠菜放入盘中，加入精盐、味精、醋、酱油、香油、蒜蓉拌匀，上桌前再撒上炒香的芝麻拌匀即成。

【用　法】 佐餐，随量食用。

【功　效】 滋肾养阴，补气调经。适用于肾阴虚弱型闭经及月经延后、月经量少。

枸杞炖牛肉

【原　料】 牛腿肉250克，淮山药10克，枸杞子20克，桂圆肉6克，黄酒、精盐、味精、葱段、姜片、花生油各适量。

【制　作】 将淮山药、枸杞子、桂圆肉洗净，放入炖盅内；将牛肉放入沸水锅中煮约3分钟捞起，洗后切成直径约4厘米的肉片，铁锅烧热，下花生油，倒入牛肉片爆炒，烹黄酒，炒匀后放进炖盅内，姜、葱放在上面。将白开水、精盐、黄酒共倒入炖盅内，隔水炖2小时，至牛肉软烂取出，去掉姜、葱，加入味精即成。

【用　法】 佐餐，随量食用。

【功　效】 滋肾养阴，补气调经。适用于肾阴虚弱型闭经及月经延后、月经量少。

当归焖甲鱼

【原　料】 甲鱼1只(约750克)，当归10克，黄瓜200克，虾蓉80克，香菜叶、精盐、酱油、葱姜汁、鲜汤、香糟、味精、白胡椒粉、黄酒、植物油各适量。

【制　作】 将甲鱼宰杀，去头，入沸水中氽一下，去净表皮，揭开甲壳除去内脏，用清水洗净，加入酱油、黄酒、葱姜汁，煮至入味；黄瓜切成椭圆形片，将虾蓉调味后抹在黄瓜片上，点缀上香菜叶待用。将甲鱼放入七成热的油中炸至上色捞起；另起锅上火，加入鲜汤，放入甲鱼，下入当归和香糟、白胡椒粉，煮沸后用小火将甲鱼炖至软烂，捞出当归，放入味精，大火收浓汤汁，起锅装入盘中；将抹好虾蓉的黄瓜片上笼，蒸约5分钟取出，摆在甲鱼周围即成。

【用　法】 佐餐，随量食用。

【功　效】 滋肾养阴。适用于肾阴虚弱型闭经及月经延后、月经量少。

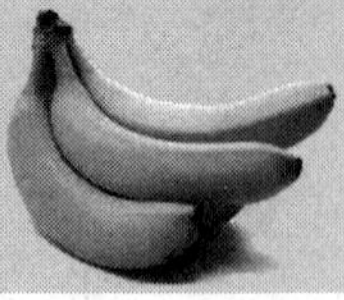

虫草炖甲鱼

【原　料】 甲鱼1只(约750克),北虫草10克,水发香菇50克,精盐、味精、香油、鲜汤各适量。

【制　作】 将甲鱼宰杀,剁去头、尾及爪尖,弃肠杂,入沸水锅中汆透,捞出,洗净,剁成块,备用;将冬虫夏草洗净,晾干,切成小段,待用;将水发香菇洗净,切成片,待用。取砂锅1只,加入鲜汤后,放入甲鱼块,使甲鱼块浸没其中,大火煮沸,烹入料酒,改用小火煨煮1小时,待甲鱼肉熟烂,加入水发香菇片及冬虫夏草段,继续煨煮15分钟,加精盐、味精,拌和均匀,煨煮至沸,淋入香油即成。

【用　法】 佐餐,随量食用。

【功　效】 滋肾养阴。适用于肾阴虚弱型闭经及月经延后、月经量少。

枸杞子炖乳鸽

【原　料】 乳鸽1只,枸杞子30克,葱花、姜末、料酒、糖、精盐、味精各适量。

【制　作】 将枸杞子洗净,放入蒸锅中。乳鸽宰杀,去毛及内脏,洗净,入沸水锅中汆透,捞出,清水中过凉,切成若干块,放入蒸锅中,加适量清水(或清汤),并加葱花、姜末、料酒、糖,蒸1.5小时,待鸽肉熟烂取出,加精盐、味精,拌和均匀即成。

【用　法】 佐餐,随量食用。

【功　效】 滋肾养阴,补气调经。适用于肾阴虚弱型闭经及月经延后、月经量少。

(4)气滞血瘀型

主要症状:闭经,精神抑郁,烦躁易怒,胸闷胁痛,小腹胀痛,舌边紫或有紫点,脉弦或涩。

食疗原则:行气活血。

三、月经病宜吃食物与辨证食疗方

食物宜忌:宜食生姜、红糖、酒、桃仁、生山楂,以及红花、益母草、艾叶等药食兼用品;忌食生冷、油腻食物。

刘寄奴通经饮

【原　料】 刘寄奴 15 克,山楂 30 克,红糖适量。

【制　作】 将刘寄奴、山楂入水锅浸泡 30 分钟,小火煎煮 1 小时,去渣取汁,加入红糖即成。

【用　法】 上下午分饮。

【功　效】 活血化瘀,消热通经。适用于气滞血瘀型闭经、月经延后、月经量少及痛经。

王不留行红糖饮

【原　料】 王不留行 30 克,川牛膝根 15 克,红糖适量。

【制　作】 将王不留行、川牛膝根加水煎汤,去渣取汁,入红糖搅匀即成。

【用　法】 上下午分饮。

【功　效】 行血通经,化瘀止痛。适用于气滞血瘀型闭经、月经延后、月经量少及痛经。

桃仁山楂陈皮饮

【原　料】 桃仁 6 克,山楂 15 克,陈皮 3 克。

【制　作】 将桃仁、山楂、陈皮洗净,同入锅中,加水适量,煎煮 30 分钟,去渣取汁即成。

【用　法】 上下午分饮。

【功　效】 行血通经,化瘀止痛。适用于气滞血瘀型闭经、月经延后、月经量少及痛经。

山楂红花茶

【原　料】 山楂 30 克,益母草 10 克,茶叶 5 克。

【制　作】 将上述 3 味各加 10 倍量,共研粗末,装瓶备用。每日取 45 克放入沸水杯中,冲入沸水,加盖闷 10 分钟即成。

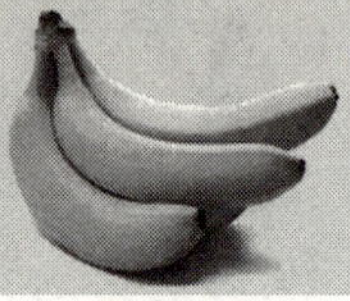

【用　法】 代茶频饮。

【功　效】 行血通经，化瘀止痛。适用于气滞血瘀型闭经、月经延后、月经量少及痛经。

三七花茶

【原　料】 三七花干品 3 克。

【制　作】 将三七花放入杯中，用沸水冲泡，加盖闷 10 分钟即成。

【用　法】 代茶频饮，可连续冲泡 3～5 次。

【功　效】 行血通经，化瘀止痛。适用于气滞血瘀型闭经、月经延后、月经量少及痛经。

蒲黄灵脂茶

【原　料】 蒲黄(布包)6 克，五灵脂 5 克，紫苏梗 6 克，檀香 5 克。

【制　作】 将上述 4 味药各加 10 倍量，其中后 3 味共研粗末，混匀，备用。每日取 30 克，放热水瓶中，冲入半瓶沸水，旋紧瓶塞，放置 20 分钟后即成。

【用　法】 代茶频饮。

【功　效】 行血通经，化瘀止痛。适用于气滞血瘀型闭经、月经延后、月经量少及痛经。

田七丹参茶

【原　料】 田七 100 克，丹参 150 克，白糖适量。

【制　作】 将田七、丹参共研成粗末，加白糖混匀，装瓶备用。每次取 25 克，放热水瓶中，冲入半瓶沸水，旋紧瓶塞，20 分钟后即成。

【用　法】 代茶频饮。

【功　效】 行血通经，化瘀止痛。适用于气滞血瘀型闭经、月经延后、月经量少及痛经。

活血茶

【原　料】红花5克，檀香5克，绿茶1克，赤砂糖适量。

【制　作】将红花、檀香、绿茶捣碎研粗末，以纱布袋装之，置净杯中，用沸水冲泡，加盖闷10分钟，去药袋，调入赤砂糖即成。

【用　法】代茶频饮。

【功　效】行血通经，化瘀止痛。适用于气滞血瘀型闭经、月经延后、月经量少及痛经。

山楂益母茶

【原　料】山楂30克，益母草10克，茶叶3克。

【制　作】将益母草洗净，切段，与切片山楂、茶叶同入锅中，加水适量，大火煮沸，改小火煎煮30分钟，去渣取汁即成。

【用　法】代茶频饮，当日饮完。

【功　效】行血通经，化瘀止痛。适用于气滞血瘀型闭经、月经延后、月经量少及痛经。

红花归尾糯米粥

【原　料】红花10克，当归尾10克，丹参15克，糯米100克。

【制　作】将红花、当归尾、丹参加水煎汤，去渣取汁，加入淘洗干净的糯米煮成粥即成。

【用　法】早晚空腹温食。

【功　效】活血化瘀，行气调经。适用于气滞血瘀型闭经、月经延后、月经量少及痛经。

桃花粥

【原　料】桃花15克，糯米100克，蜂蜜、白糖各适量。

【制　作】将糯米浸泡后淘净，入锅，加入适量清水，小火慢煮，再将桃花洗净，待糯米熟烂时，连同蜂蜜、白糖一起加入锅内，搅匀稍煮即成。

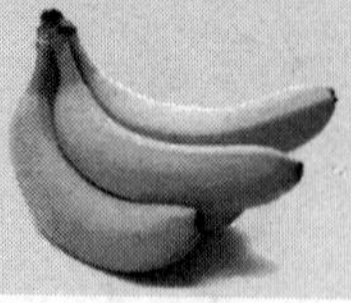

【用　法】早晚分食。

【功　效】活血化瘀，行气调经。适用于气滞血瘀型闭经、月经延后、月经量少及痛经。

玫瑰花粥

【原　料】白玫瑰花5朵，糯米100克，樱桃10克，白糖适量。

【制　作】将未开花的玫瑰花采下，轻轻撕下花瓣洗净；然后把糯米淘净入锅内，加水，用大火煮沸后转用小火熬粥，待粥熟时，加入玫瑰花、樱桃、白糖，稍煮即成。

【用　法】早晚分食。

【功　效】活血化瘀，行气调经。适用于气滞血瘀型闭经、月经延后、月经量少及痛经。

益母草粥

【原　料】益母草叶120克，大米50克，红糖适量。

【制　作】将鲜益母草洗净，切碎，煎煮取汁，再用药汁熬大米为粥，食用时加红糖调味即成。

【用　法】早晚分食。

【功　效】活血化瘀，行气调经。适用于气滞血瘀型闭经、月经延后、月经量少及痛经。

佛手柑粥

【原　料】佛手柑15克，大米50克，冰糖适量。

【制　作】将佛手柑先洗净，入锅加水适量，煎煮20分钟，去渣取汁，再入淘洗干净的大米及冰糖煮粥即成。

【用　法】早晚分食。

【功　效】活血化瘀，行气调经。适用于气滞血瘀型闭经、月经延后、月经量少及痛经。

代代花粥

【原　料】 代代花15克,大米100克,冰糖适量。

【制　作】 将大米淘洗干净,放入开水锅内煮粥,待粥成稠黏时,放入代代花与冰糖,再煮片刻即成。

【用　法】 早晚分食。

【功　效】 活血化瘀,行气调经。适用于气滞血瘀型闭经、月经延后、月经量少及痛经。

水蛭粥

【原　料】 制水蛭30克,生山药250克,红糖适量。

【制　作】 将水蛭、山药研末。每次用山药末20克,加水调匀煮粥,加红糖,送服水蛭粉1.5克即成。

【用　法】 早晚分食。

【功　效】 活血化瘀,行气调经。适用于气滞血瘀型闭经、月经延后、月经量少及痛经。

桃仁丹参粥

【原　料】 桃仁10克,丹参15克,大米50克。

【制　作】 将桃仁研碎,与淘净的大米、丹参同入锅中,加水适量,大火煮沸,改小火煮成稠粥即成。

【用　法】 早晚分食。

【功　效】 活血化瘀,行气调经。适用于气滞血瘀型闭经、月经延后、月经量少及痛经。

泽兰红花粥

【原　料】 泽兰30克,红花15克,大米50克,红糖适量。

【制　作】 将泽兰、红花煎汤去渣,加入淘洗干净的大米煮成粥,粥熟后加入红糖适量即成。

【用　法】 早晚分食。

【功　效】 活血化瘀,行气调经。适用于气滞血瘀型闭经、月

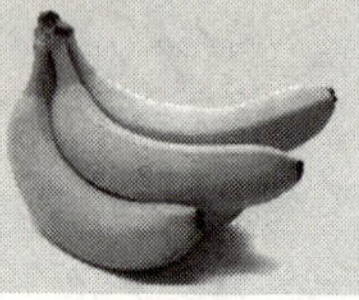

经延后、月经量少及痛经。

桃仁地龙饼

【原　料】 桃仁10克,干地龙30克,红花20克,赤芍20克,当归50克,川芎10克,玉米面400克,小麦面100克,白糖适量。

【制　作】 将桃仁煮去皮尖,略炒,备用;将干地龙以白酒浸泡去味,烘干研细面备用。余药入砂锅加水适量,煎成浓汁,将干地龙粉、玉米面、小麦面、白糖共入药汁中调匀和作面团,制圆饼20个,并将桃仁均匀地撒在饼上,入笼蒸或烤箱制熟即成。

【用　法】 早晚餐分食,随量食用。

【功　效】 活血化瘀,通经。适用于气滞血瘀型闭经、月经延后、月经量少及痛经。

凌霄花金橘粉

【原　料】 凌霄花100克,金橘200克。

【制　作】 将秋季金橘成熟时采收,反复洗净外表皮,晒干后,入锅再用微火焙干,与烘干的凌霄花共研成细粉末,瓶装即成。

【用　法】 每次10克,每日2次,温开水送服。

【功　效】 行气活血,化瘀调经。适用于气滞血瘀型闭经、月经延后、月经量少及痛经。

麝香三七粉

【原　料】 麝香0.3克,三七粉2克。

【制　作】 将麝香、三七粉混匀后装入2粒胶囊中即成。

【用　法】 上下午各服1粒。

【功　效】 行气活血,化瘀调经。适用于气滞血瘀型闭经、月经延后、月经量少及痛经。

双花酒

【原　料】 月季花30克,红花30克,优质黄酒500毫升。

【制　作】 将月季花、红花洗净,晒干或烘干,放入黄酒瓶中,加盖，密封，每日振摇1次，浸泡7日后即成。

【用　法】 每次饮用20毫升(1小盅)，每日2次。

【功　效】 行气活血，化瘀调经。适用于气滞血瘀型闭经、月经延后、月经量少及痛经。

牛膝酒

【原　料】 川牛膝100克，甜酒1 500毫升。

【制　作】 将川牛膝洗净，切片，放入酒中，密封容器，浸泡半月即成。

【用　法】 每次饮用20毫升(1小盅)，每日2次。

【功　效】 行气活血，化瘀调经。适用于气滞血瘀型闭经、月经延后、月经量少及痛经。

活血通经酒

【原　料】 丹参、川芎、红花各30克，制何首乌、山楂、枸杞子、全瓜蒌各50克，黄酒1 500毫升，冰糖适量。

【制　作】 将上述7味药用凉水洗净，与冰糖、黄酒一起共置砂锅内，中火煮沸，倒入净器中，密封3天后即成。

【用　法】 每次饮用20毫升(1小盅)，每日2次。

【功　效】 行气活血，化瘀调经。适用于气滞血瘀型闭经、月经延后、月经量少及痛经。

九香虫酒

【原　料】 九香虫40克，当归15克，白酒400毫升。

【制　作】 将九香虫拍碎与当归一同装入纱布袋中，置净瓶中，用白酒浸泡，封口，7日后开封，去掉药袋即成。

【用　法】 每次饮用20毫升(1小盅)，每日2次。

【功　效】 行气活血，化瘀调经。适用于气滞血瘀型闭经、月经延后、月经量少及痛经。

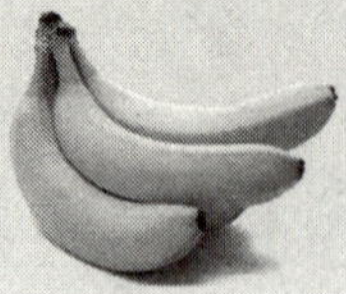

山楂肉干

【原　料】 生山楂 100 克，猪瘦肉 1 000 克，菜油、香油、白糖、姜片、葱段、料酒、酱油、味精、白糖各适量。

【制　作】 将山楂果拣去杂质，用清水冲洗干净，润软切片，个小的果也可拍破待用；猪瘦肉剔去皮筋，冲洗干净；用 50 克山楂片，加水约 1 500 毫升在大火上煮沸后，下猪瘦肉煮至六成熟，捞出稍凉后，切成粗条，放在盆内，用酱油、葱、姜、料酒、花椒拌匀，腌制约 1 小时，再沥去水。炒锅置中火上，倒入适量菜油炼熟，投入肉条，炸干水气，色微黄时即用漏勺捞出沥去油；另将锅内油倒出，留少许余油重置火上，投入余下的 50 克山楂，略炸后，再将肉干倒入锅中，反复翻炒，微火焙干，起锅装在方盘内，再淋入香油，撒入味精、白糖混匀即成。

【用　法】 当零食，随量食用。

【功　效】 行气活血，化瘀调经。适用于气滞血瘀型闭经、月经延后、月经量少及痛经。

川芎田七炖鸡

【原　料】 川芎 15 克，田七 10 克，鸡肉 100 克，葱、姜、精盐、料酒各适量。

【制　作】 将田七研成细粉，备用。将川芎切片，用纱布袋装后扎口，与鸡肉同入锅，加水适量，加葱、姜、精盐、料酒，用小火炖至肉烂，对入田七粉，拌匀即成。

【用　法】 佐餐，随量食用，每日 1 次或隔日 1 次，连续食用半个月以上。

【功　效】 行气活血，化瘀调经。适用于气滞血瘀型闭经、月经延后、月经量少及痛经。

当归炖鸡

【原　料】 母鸡 1 只，当归 30 克，醪糟汁、姜、葱、胡椒粉、精盐各适量。

【制　作】 将母鸡宰杀，去毛、肠杂，洗净；当归润透，切片，放入砂锅，加入水、醪糟汁、母鸡、姜、葱、精盐，盖严锅口，先用大火煮沸，改用小火炖3小时，出锅时撒上胡椒粉即成。

【用　法】 佐餐，随量食用。

【功　效】 行气活血，化瘀调经。适用于气滞血瘀型闭经、月经延后、月经量少及痛经。

佛手肉汤

【原　料】 佛手10克，桃仁30克，黑木耳6克，猪瘦肉50克，精盐、五香粉、味精各适量。

【制　作】 将猪肉洗净，切成薄片。黑木耳水发后洗净，与佛手、桃仁、猪瘦肉同入锅中，加水适量，煨炖至猪肉熟烂，加入精盐、五香粉、味精，再煮一两沸即成。

【用　法】 佐餐，随量食用。

【功　效】 行气活血，化瘀调经。适用于气滞血瘀型闭经、月经延后、月经量少及痛经。

(5)痰阻型

主要症状：闭经，形体肥胖，胸闷腹胀，恶心痰多，口淡，舌苔白腻，脉细滑。

食疗原则：化痰行滞。

食物宜忌：宜食橘子、橘皮、青皮、梨、荸荠、海藻、昆布、杏仁等食物，以及香附、制半夏、茯苓、苍术、白术等药食兼用品；忌食生冷、油腻类食物。

橘皮荸荠煎

【原　料】 鲜橘皮30克，荸荠100克，大蒜、红糖各适量。

【制　作】 将鲜橘皮、荸荠、大蒜洗净，加水煎汤，去渣取汁，加入红糖，搅匀即成。

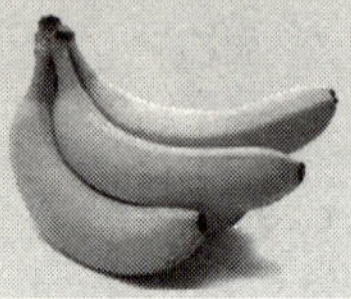

【用　法】 上下午分饮。

【功　效】 理气化痰，通滞调经。适用于痰阻型闭经、月经延后、月经量少。

益母草陈皮半夏蜜饮

【原　料】 益母草 30 克，陈皮 15 克，制半夏 20 克，蜂蜜适量。

【制　作】 将益母草、陈皮、制半夏分别洗净，晾干或晒干，益母草切成碎小段，陈皮切碎或切成丝，制半夏切成片，同放入砂锅，加水浸泡透，浓煎 30 分钟，用洁净纱布过滤，取滤汁放入容器，待其温热时，调入蜂蜜，拌匀即成。

【用　法】 上下午分饮。

【功　效】 化痰祛湿，活血调经。适用于痰阻型闭经、月经延后、月经量少。

菖蒲酸梅茶

【原　料】 石菖蒲 10 克，酸梅肉 5 克，大枣肉 5 枚，红糖适量。

【制　作】 将上述药物放入锅中加水煎煮，再放入适量红糖，然后倒入杯中，加盖密闭，15 分钟后即成。

【用　法】 代茶频饮。

【功　效】 化痰祛湿，活血调经。适用于痰阻型闭经、月经延后、月经量少。

半夏秫米茶

【原　料】 制半夏 5 克，秫米 15 克。

【制　作】 将上述 2 味按用量比例，加 30 倍量，研成粗末。每次取 20 克，放暖水瓶中，冲入沸水，加盖闷 30 分钟即成。

【用　法】 代茶频饮。

【功　效】 化痰祛湿，活血调经。适用于痰阻型闭经、月经延后、月经量少。

茯苓米粉糊

【原　料】 茯苓细末、米粉、山楂细末、槟榔细末、白糖粉各20克。

【制　作】 将以上5种粉末同放盆中，加水适量，调成糊，蒸熟即成。

【用　法】 上下午分食。

【功　效】 化痰祛湿，活血调经。适用于痰阻型闭经、月经延后、月经量少。

苡仁杏仁山楂粥

【原　料】 薏苡仁60克，甜杏仁15克，炒白扁豆30克，山楂12克，红糖适量。

【制　作】 将薏苡仁、甜杏仁、炒白扁豆、山楂洗净，共煮熟成粥，加入红糖，拌匀即成。

【用　法】 早晚分食。

【功　效】 化痰祛湿，活血调经。适用于痰阻型闭经、月经延后、月经量少。

茯苓芥菜子粥

【原　料】 茯苓粉20克，芥菜子15克，大米60克。

【制　作】 将茯苓粉、芥菜子、大米同放入锅中，加适量水，大火煮沸，改用小火煮成稠粥即成。

【用　法】 早晚分食。

【功　效】 化痰祛湿，行滞调经。适用于痰阻型闭经、月经延后、月经量少。

苡仁陈皮粥

【原　料】 炒薏苡仁30克，陈皮10克，大米100克。

【制　作】 将薏苡仁、大米淘洗干净，与陈皮一同放入锅中，

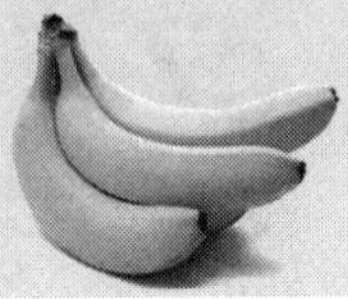

加水共煮成粥即成。

【用　法】 早晚分食。

【功　效】 化痰祛湿，行滞调经。适用于痰阻型闭经、月经延后、月经量少。

茯苓赤豆红枣粥

【原　料】 白茯苓粉 25 克，赤小豆 50 克，薏苡仁 50 克，山药粉 25 克，红枣 12 枚，白糖适量。

【制　作】 将赤小豆水浸半日，与薏苡仁、红枣共煮粥，待豆熟烂后，入茯苓粉及山药粉煮至粥成，加入白糖即成。

【用　法】 每日 1 剂，早晚分食。

【功　效】 化痰祛湿，行滞调经。适用于痰阻型闭经、月经延后、月经量少。

茯苓粉粥

【原　料】 茯苓粉 20 克，大米 100 克。

【制　作】 将大米淘洗干净，加水煮粥，待粥半熟时加入茯苓粉，继续煮至粥熟即成。

【用　法】 每日 1 剂，早晚分食。

【功　效】 化痰祛湿，行滞调经。适用于痰阻型闭经、月经延后、月经量少。

笋丁茯苓包

【原　料】 竹笋 300 克，龙须草 250 克，面粉 500 克，茯苓 100 克，姜末、红花、精盐、猪油、红丝、绿丝各适量。

【制　作】 将竹笋剥壳后入沸水中烫 2 沸，捞出后切细丁；将龙须草洗净，入沸水中烫 1 沸，捞出后沥干水，剁成末。茯苓洗净，烘干后研粉，加清水适量，与面粉、猪油、笋丁、龙须草末、姜末、红花、红丝、绿丝、精盐等搅拌成馅；将发酵调碱后的软面与馅包成包子，上笼蒸熟即成。

【用　法】 当点心。

【功　效】 化痰祛湿，行滞调经。适用于痰阻型闭经、月经延后、月经量少。

苡仁桃仁粥

【原　料】 薏苡仁30克，桃仁15克，大米100克。

【制　作】 将薏苡仁、桃仁洗净，入锅加水适量，煎煮30分钟，与淘洗干净的大米同入锅中，煮成稠粥即成。

【用　法】 早晚分食。

【功　效】 化痰祛湿，行滞调经。适用于痰阻型闭经、月经延后、月经量少。

瓜蒌饼

【原　料】 瓜蒌瓤250克，发酵面1 000克，白糖适量。

【制　作】 将瓜蒌瓤去子，剁碎，加白糖拌匀为馅；发酵面团擀皮后加上馅，制成烙饼或馍即成。

【用　法】 当主食，随量食用。

【功　效】 化痰祛湿，清热调经。适用于痰阻型闭经、月经延后、月经量少。

陈皮干丝

【原　料】 百叶400克，陈皮15克，红干辣椒12克，姜、花椒油、酱油、黄酒、白糖、植物油、精盐、味精各适量。

【制　作】 将百叶切成长条，再切成细丝（干丝）；陈皮用温水洗净，放碗内加少量温水泡软，切成细丝；干辣椒洗净，去蒂、子，切成细丝。炒锅上大火，放油烧至八成热，将干丝分数次抖散下入油锅内，炸成浅红色，捞出，控净油；炒锅内放油，烧至五成热，放入辣椒丝、陈皮丝煸出香味，随即烹上酱油、黄酒，加入泡陈皮的水和白糖、精盐、味精，煮沸撇沫，放入炸过的干丝，用小火慢煮至汤将尽时，装入盘中即成。

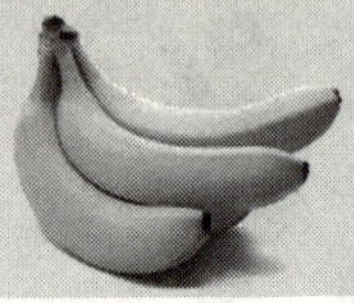

【用　法】 佐餐，随量食用。

【功　效】 化痰祛湿，清热调经。适用于痰阻型闭经、月经延后、月经量少。

茯苓豆腐

【原　料】 豆腐500克，茯苓粉30克，松仁40克，胡萝卜、香菇、鸡蛋清、精盐、黄酒、鲜汤、淀粉各适量。

【制　作】 将香菇切片；胡萝卜切成菱形薄片；鸡蛋清打至泡沫；将豆腐挤压除水，切成小方块，撒上茯苓粉、精盐，然后将豆腐块摆平，抹上鸡蛋清、摆上香菇、胡萝卜、松仁，入蒸锅内用大火蒸10分钟，取出；鲜汤、精盐、黄酒倒入锅内，煮沸加淀粉勾成白汁芡，浇在豆腐上即成。

【用　法】 佐餐，随量食用。

【功　效】 化痰祛湿，清热调经。适用于痰阻型闭经、月经延后、月经量少。

橘皮生姜苏叶汤

【原　料】 橘皮10克，紫苏叶6克，姜片、红糖各适量。

【制　作】 将橘皮、姜片、紫苏叶同放入锅中，加水煎汤，取汁加红糖即成。

【用　法】 上下午分饮。

【功　效】 化痰祛湿。适用于痰阻型闭经、月经延后、月经量少。

昆布海藻汤

【原　料】 昆布、海藻各30克，黄豆100克，精盐、味精、香油各适量。

【制　作】 将昆布、海藻泡发、洗净，与泡发的黄豆同入锅中，加水适量，大火煮沸，改小火煮至昆布、海藻、黄豆熟烂，加入精盐、味精，再煮沸，淋入香油即成。

【用　法】 上下午分饮，食昆布、海藻。

【功　效】 化痰祛湿。适用于痰阻型闭经、月经延后、月经量少。

山楂荷叶苡米汤

【原　料】 生山楂、荷叶、薏苡仁各50克，葱白30克。

【制　作】 将荷叶洗净，切丝；生山楂洗净后切片，与淘洗干净的薏苡仁、荷叶丝同入锅中，加水适量，煎煮30分钟，加入洗净的葱白，再煮两沸即成。

【用　法】 上下午分饮。

【功　效】 化痰祛湿。适用于痰阻型闭经、月经延后、月经量少。

雪红汤

【原　料】 荸荠300克，山楂糕60克，白糖、甜青梅脯丁、桂花糖各适量。

【制　作】 将荸荠洗净，去皮，切成颗粒，倒入砂锅，加水约1大碗，中火煮沸后，加白糖1匙，再改用小火煮10分钟；将山楂糕切成颗粒，倒入荸荠汤内，立即端起砂锅，加甜青梅丁及糖桂花少许，拌匀即成。

【用　法】 早晚分食。

【功　效】 化痰祛湿。适用于痰阻型闭经、月经延后、月经量少。

(三)痛　经

1. 概述　女子在经期或行经前后下腹疼痛，痛及腰骶部，甚至其下腹部剧烈疼痛，并可伴有恶心、呕吐、腹泻、头晕、冷汗淋漓、手足厥冷，甚至昏厥，呈周期性发作，称为痛经。

痛经多发生于青年未婚女性，一般分为原发性痛经和继发性

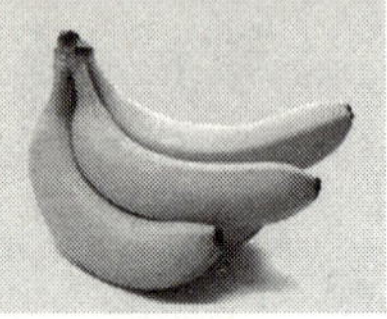

痛经两类。原发性痛经指生殖系统无器质性病变，可因子宫后屈或宫颈狭窄，经血流通不畅致子宫痉挛性收缩而引发痛经，又称功能性痛经。有学者认为，此类痛经部分可在生育后减轻或消失。继发性痛经指因生殖器官器质性病变引起的痛经，如子宫内膜异位症、急慢性盆腔炎、生殖器肿瘤（子宫肌瘤）等。

对于痛经的临床表现应予以充分重视，大多发生在月经前1～2天或月经来潮时，常为下腹部阵发性绞痛，有时也放射到阴道、肛门及腰部。可同时伴有恶心、呕吐、尿频、便秘或腹泻等症状。腹痛可持续较长时间，偶可长达1～2天，经血排出通畅时疼痛消失。疼痛剧烈时可发生前述的部分症状，如面色苍白、手足冰冷、出冷汗，甚至昏厥等，膜样痛经的患者，一般在月经的第3～4天时疼痛最剧烈，膜状物一旦排出，疼痛继而消失。要特别提及的是：凡小腹疼痛随着月经的周期而反复发作，对疼痛剧烈的患者，如见肢冷、面青、汗出等症状，提示可能发生昏厥，须采取应急治疗措施。

中医学认为，痛经的发生，有实有虚，以小腹痛为主症，大多经前痛多实，经后痛多虚；胀痛、绞痛多属实证，隐痛多属虚证，一般以实证为多见。在经期或行经前后因情志所伤或六淫为害或起居不慎，导致气滞血瘀、寒凝胞中或湿热与血瘀互结，使冲任阻滞，气血运行不畅，不通则痛，形成实性痛经。若因体质虚弱或大病久病损伤气血，多产房劳伤及肝肾，导致气血虚弱或肝肾亏虚，冲任、胞宫失于濡养，不荣而痛，引起虚性痛经。

西医学认为，痛经与内分泌失调或生殖器官发育不全有关。痛经患者子宫内膜中前列腺素含量明显升高，前列腺素作用于子宫肌及血管，使子宫痉挛性收缩而引起疼痛；前列腺素进入血液循环，则可引起恶心、呕吐，甚至昏厥等全身性反应。此外，子宫发育不良、子宫畸形（子宫颈口狭窄）、子宫过度屈曲（前倾曲或后倾曲），以及膜样月经（即大片肥厚子宫内膜或子宫内膜管型等）在排出时受阻，引起子宫剧烈收缩而致痛经。

在痛经治疗上，经前着重理气；经期需活血化瘀；经后宜以补虚为主。气滞多发于经前或经行时，下腹胀满、胸闷乳胀，治宜行气疏肝。血瘀痛多在经前，小腹刺痛拒按、经少有块，治宜活血散瘀。寒湿凝滞者，下腹冷痛或绞痛、得热痛减轻、经血色黯不畅，治宜温经祛湿、活血止痛。气血虚弱痛以经后为甚，其痛绵绵，喜按喜温，治宜补气养血。肝肾亏损者，痛亦以经后为甚，兼有头晕、耳鸣、腰膝酸软等，治宜调补肝肾。在痛经的食疗中，应遵循以上原则。

2. 辨证施食

(1)气滞血瘀型

主要症状：经前或经期下腹胀痛、拒按，经量少，经色紫黯夹血块，血块排出后疼痛减轻，月经干净后疼痛消失，伴胸胁、乳房胀痛，痛甚伴恶心、呕吐、腹泻、头晕、冷汗淋漓、手足厥冷，甚至昏厥。舌质紫暗，有瘀点或瘀斑，苔薄白，脉弦或弦滑。

食疗原则：疏肝行气，化瘀止痛。

食物宜忌：宜食生山楂、艾叶、生姜、红糖、米酒、桃仁等食物及红花、当归、川芎、益母草等药食兼用品；忌食生冷、油腻食物。

三棱莪术蜜饮

【原　料】 三棱30克，莪术30克，五灵脂30克，肉桂10克，蜂蜜适量。

【制　作】 将三棱、莪术、五灵脂、肉桂分别拣去杂质，洗净，晒干或烘干，切碎或切成片，共研为细末，瓶装即成。

【用　法】 经前10天开始饮用，每次5克，每日2次，用蜂蜜10毫升调服。

【功　效】 活血化瘀，行气止痛。适用于气滞血瘀型痛经。

山楂蒲黄灵脂饮

【原　料】 山楂20克，蒲黄15克，五灵脂12克，青皮10克，

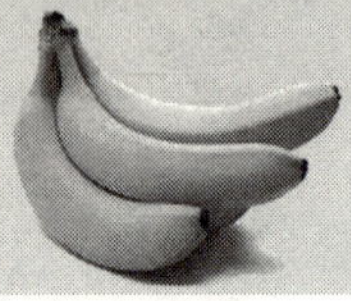

红糖 50 克。

【制　作】 山楂、蒲黄、五灵脂、青皮分别拣去杂质、洗净，同放入锅中，加水浓煎取汁，加入红糖搅匀，煮沸即成

【用　法】 月经前 3 天左右开始饮用，每日 1 次，连服 5 日。3 个月经周期为 1 个疗程。

【功　效】 活血化瘀，温经止痛。适用于气滞血瘀型痛经，对膜样痛经属血瘀型，症见月经淋漓不畅，有膜片状组织排出者也适宜。

丹参檀香蜜饮

【原　料】 丹参 15 克，檀香 9 克，炙甘草 5 克，蜂蜜适量。

【制　作】 将丹参、檀香、炙甘草放入砂锅，加水煎煮，去渣取汁，调入蜂蜜即成。

【用　法】 上下午分饮。

【功　效】 活血化瘀，温经止痛。适用于气滞血瘀型痛经、对膜样痛经属血瘀型，症见月经淋漓不畅，有膜片状组织排出者也适宜。

川芎白芍蜜饮

【原　料】 川芎 30 克，白芍 50 克，炙甘草 10 克，蜂蜜 30 克。

【制　作】 将川芎、白芍、炙甘草洗净，入锅，加水适量，煎煮两次，每次 30 分钟，合并滤汁，待药汁转温后调入蜂蜜即成。

【用　法】 上下午分饮。

【功　效】 活血化瘀，温经止痛。适用于气滞血瘀型痛经，对膜样痛经属血瘀型，症见月经淋漓不畅，有膜片状组织排出者也适宜。

桃红饮

【原　料】 桃仁 15 克，红花 15 克，丹参 15 克，白芍 20 克，当归 10 克，熟地黄 15 克，沉香 2 克，白糖适量。

【制　作】 将诸药洗净，放入锅中，加清水适量，用小火煎熬2～3次，每次50～60分钟；再将3次药汁再混匀煎熬10分钟，滤渣取汁，混匀白糖即成。

【用　法】 上下午分饮。

【功　效】 活血化瘀，温经止痛。适用于气滞血瘀型痛经，对膜样痛经属血瘀型，症见月经淋漓不畅，有膜片状组织排出者也适宜。

皂刺饮

【原　料】 皂角刺50克。

【制　作】 将皂角刺洗净，入锅，加水适量，煎煮30分钟，去渣取汁即成。

【用　法】 上下午分饮。

【功　效】 活血化瘀，温经止痛。适用于气滞血瘀型痛经，对膜样痛经属血瘀型，症见月经淋漓不畅，有膜片状组织排出者也适宜。

益母草鸡蛋羹

【原　料】 益母草50克，延胡索20克，鸡蛋2个。

【制　作】 将益母草、延胡索洗净，入锅，加水煎40分钟，取汁，打入鸡蛋，搅匀，上锅蒸蛋羹。

【用　法】 上下午分食，经前连服1周。

【功　效】 活血化瘀，行气止痛。适用于气滞血瘀型痛经。

红花山楂酒

【原　料】 红花50克，生山楂200克，低度白酒500毫升。

【制　作】 将红花、生山楂浸入酒中，放置1周后即成。

【用　法】 于每月月经前3日开始饮用，每次10毫升，每日2次。

【功　效】 活血化瘀，调经止痛。适用于气滞血瘀型痛经。

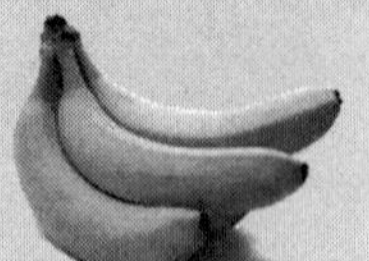

玫瑰花山楂酒

【原　料】 玫瑰花15克，山楂60克（干品30克），黄酒500毫升，红糖、冰糖各适量。

【制　作】 将山楂洗净后切成片，与玫瑰花同放入黄酒瓶中，加红糖及冰糖，加盖，密封，每日振摇1次，浸泡7天后即成。

【用　法】 经前3天开始饮用，于每晚临睡前饮1小盅（约20毫升）。

【功　效】 行气活血，化瘀止痛。适用于气滞血瘀型痛经。

血竭酒方

【原　料】 血竭80克，黄酒30毫升。

【制　作】 将血竭研成细粉，瓶装即成。

【用　法】 早、中、晚用10毫升黄酒冲服血竭粉3克，经前1周及经期连续服用。

【功　效】 活血化瘀，调经止痛。适用于气滞血瘀型痛经。

田七炖乳鸽

【原　料】 田七15克，黑木耳30克，乳鸽2只，植物油、精盐、味精、红糖、葱花、姜末、料酒、香油、鸡汤各适量。

【制　作】 将田七拣去杂质，洗净，晒干或烘干，切成片，放入布袋中，扎紧袋口，备用；将黑木耳用冷水泡发，洗净，待用；将乳鸽宰杀，除去毛及内脏，洗净，控净水，用精盐及酱油适量揉抹匀鸽身，待用；烧锅置火上，加植物油烧至六成热，放入葱花、姜末煸炒出香，逐个放入乳鸽，急火爆香乳鸽，烹入料酒，加鸡汤（或清汤）适量，并放田七药袋及黑木耳，大火煮沸，改用小火煨炖40分钟，取出药袋，沥尽药汁（药袋内田七饮片另放入碗内，勿弃），加精盐、味精、红糖，拌和均匀，继续用小火煨炖至乳鸽熟烂，淋入香油即成。

【用　法】 佐餐，田七饮片亦可同时嚼食咽下。

【功　效】 活血化瘀，益气止痛。适用于气滞血瘀型痛经，对兼有体质虚弱者也适宜。

乳没当归汤

【原　料】 乳香10克，没药10克，当归15克，地龙20克，川芎30克，生山楂20克。

【制　作】 将以上6味洗净后，同入锅中，加水适量，煎煮2次，每次30分钟，合并滤汁即成。

【用　法】 上下午分饮。

【功　效】 活血化瘀，益气止痛。适用于气滞血瘀型痛经，对兼有体质虚弱者尤为适宜。

牛筋祛瘀汤

【原　料】 牛蹄筋100克，当归尾15克，紫丹参20克，雪莲花10克，鸡冠花10克，香菇10克，火腿肉15克，姜、葱、汾酒、味精、精盐各适量。

【制　作】 将牛筋用温水洗净，将5 000毫升清水煮沸后放入碱15克，倒入牛筋，盖锅焖2分钟，捞出用热水洗去油污，反复多次，直待牛筋胀发后切成段，放入蒸碗中；将当归、丹参入纱布袋放于周边；将雪莲花、鸡冠花点缀四周；香菇、火腿肉摆其上面，放入调料，入笼蒸3小时左右，待牛筋熟烂后出笼，去药袋即成。

【用　法】 佐餐，随量食用。

【功　效】 活血化瘀，益气止痛。适用于气滞血瘀型痛经，对兼有体质虚弱者也适宜。

(2)寒凝胞中型

主要症状：经前或经期小腹疼痛，腰骶酸痛，得热痛减，经量少、经色黯黑夹血块，畏寒肢冷，口淡，舌质淡黯，苔白润，脉沉紧。

食疗原则：温经暖宫，化瘀止痛。

食物宜忌：宜食肉桂、生姜、干姜、艾叶、红糖、羊肉、狗肉、川椒、胡椒、小茴香等食物；忌生冷食物及冷饮。

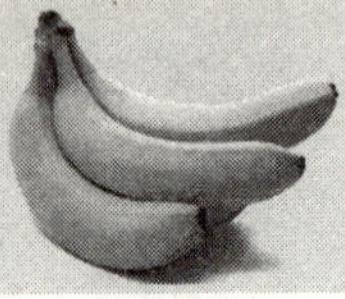

艾叶生姜红糖饮

【原　料】 艾叶10克，生姜20克，红糖适量。

【制　作】 将艾叶、生姜洗净，沥干，切碎，生姜连皮切成片，同放入砂锅，加水煎煮30分钟，过滤，取汁回入锅中，加红糖拌匀，再煨煮至沸即成。

【用　法】 每日1剂，经前10天开始饮用。

【功　效】 温经散寒，活血止痛。适用于寒凝胞中型痛经。

川芎延胡索蜜饮

【原　料】 川芎15克，延胡索30克，赤芍30克，白芍30克，蜂蜜适量。

【制　作】 将川芎、延胡索、赤芍、白芍分别拣杂，洗净，沥干，切成片或切碎，同放入砂锅，加水适量，浓煎2次，每次20分钟，合并2次滤汁，调入蜂蜜拌匀即成。

【用　法】 上下午分饮。

【功　效】 温经散寒，活血止痛。适用于寒凝胞中型痛经。

附桂延胡索饮

【原　料】 桂枝15克，熟附片10克，当归10克，川芎10克，延胡索15克，红糖适量。

【制　作】 将熟附片入锅煎煮30分钟，再加入桂枝、当归、川芎、延胡索煎煮30分钟，去渣取汁，调入红糖，待糖溶化即成。

【用　法】 上下午分饮，经前1周开始连续饮用。

【功　效】 温经散寒，活血止痛。适用于寒凝胞中型痛经。

淫羊藿延胡索茶

【原　料】 淫羊藿20克，延胡索30克。

【制　作】 将上药研粗末，加水煎煮20分钟取汁即成。

【用　法】 代茶频饮。

【功　效】 温经散寒，活血止痛。适用于寒凝胞中型痛经。

桂枝茶

【原　料】 桂枝30克，枳壳30克，延胡索50克，白芍50克，生姜2片。

【制　作】 将以上5味洗净，同入锅中，加水适量，小火煎煮30分钟，去渣取汁即成。

【用　法】 代茶频饮。

【功　效】 温经散寒，活血止痛。适用于寒凝胞中型痛经。

川芎白芷茶

【原　料】 川芎15克，白芷10克。

【制　作】 将川芎、白芷分别拣杂、洗净后沥水，切成片，同放入砂锅，加水适量，中火煎煮15分钟，用洁净纱布过滤，取汁即成。

【用　法】 代茶频饮。

【功　效】 温经散寒，活血止痛。适用于寒凝胞中型痛经。

艾叶桃仁粥

【原　料】 艾叶10克，桃仁15克，大米60克，红糖适量。

【制　作】 将桃仁打碎，与洗净的艾叶同入锅中，加适量水，煎煮40分钟，去渣取汁，加入淘洗干净的大米，煮成稠粥，调入红糖，待糖溶化即成。

【用　法】 上下午分食，经前1周开始连续食用。

【功　效】 温经散寒，活血止痛。适用于寒凝胞中型痛经。

干姜粥

【原　料】 干姜10克，高良姜15克，川芎30克，大米100克。

【制　作】 将干姜、高良姜、川芎入锅煎煮30分钟，取汁去渣，再入大米同煮为粥即成。

【用　法】 早晚分食。

【功　效】 温经散寒，活血止痛。适用于寒凝胞中型痛经。

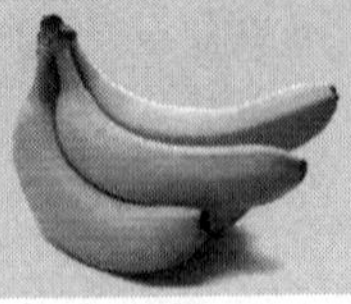

延胡索桂心粥

【原　料】 桂心1克,延胡索30克,大米60克。

【制　作】 将延胡索、桂心入锅,加水适量,煎煮20分钟,去渣取汁,与大米共煮成稀粥即成。

【用　法】 早晚分食。

【功　效】 温经散寒,活血止痛。适用于寒凝胞中型痛经。

生姜桂枣粥

【原　料】 鲜生姜30克,桂枝15克,白芍30克,红枣5枚,大米60克。

【制　作】 将大米淘洗干净;大枣洗净,泡发。生姜洗净,切碎,与红枣、桂枝、白芍、大米同入锅中,用大火煮沸后,改用小火熬成粥即成。

【用　法】 早晚分食。

【功　效】 温经散寒,活血止痛。适用于寒凝胞中型痛经。

官桂红糖大米粥

【原　料】 官桂3克,大米60克,红糖适量。

【制　作】 将官桂研成细粉,备用。大米淘洗干净后,入锅煮成稠粥,加入官桂粉、红糖,调匀即成。

【用　法】 上下午分食,经前1周开始连续食用。

【功　效】 温经散寒,活血止痛。适用于寒凝胞中型痛经。

鳖虫川芎糊

【原　料】 土鳖虫3克,川芎10克,炒面粉30克,红糖适量。

【制　作】 将土鳖虫、川芎共研细末,加入炒面粉中,以沸水冲调,加红糖调味即成。

【用　法】 上下午分食。

【功　效】 温经散寒,活血止痛。适用于寒凝胞中型痛经。

土鳖虫糖

【原　料】 土鳖虫、蜈蚣、全蝎、僵蚕各 3 克，白糖 750 克，精制植物油适量。

【制　作】 将土鳖虫、蜈蚣、全蝎、僵蚕研成细粉。将白糖放入锅内，加适量清水，小火煎熬至浓稠时，加入虫粉调匀，再继续煎熬，直至用筷子挑起糖液不断丝时停火，将糖倒入涂有植物油的搪瓷盘内，待凉，即可用刀划成 10 块即成。

【用　法】 每次食用 1 块，每日 3 次。

【功　效】 温经散寒，活血止痛。适用于寒凝胞中型痛经。

肉桂粉

【原　料】 肉桂 30 克，艾叶 10 克，生姜 5 克。

【制　作】 将肉桂洗净，晒干或烘干，敲碎，研为极细末，瓶装，备用。将艾叶、生姜洗净，艾叶切碎，生姜连皮切成片，同放入砂锅，加水浸泡片刻，中火煎煮 15 分钟待用。

【用　法】 每次取肉桂粉 3 克，用艾叶、生姜煎水冲服，每日 2 次。

【功　效】 温经散寒，活血止痛。适用于寒凝胞中型痛经。

芎芷酒酿

【原　料】 糯米酒酿 100 克，川芎、白芷各 10 克。

【制　作】 将川芎及白芷用清水略洗后，放入酒酿内蒸 20 分钟，去药渣留酒酿即成。

【用　法】 佐餐，随量食用。

【功　效】 温经散寒，活血止痛。适用于寒凝胞中型痛经。

当归酒

【原　料】 当归 30 克，桃仁 20 克，黄酒 500 毫升。

【制　作】 将上药同酒煎取 600 毫升即成。

【用　法】 每次饮用 20 毫升(1 小盅)，每日 2 次。

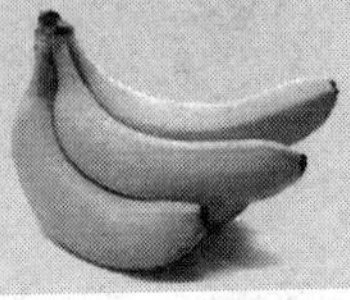

【功　效】温经散寒，活血止痛。适用于寒凝胞中型痛经。

丹参小茴香粉

【原　料】丹参60克，炒小茴香15克，制香附30克，黄酒适量。

【制　作】将丹参、小茴香、制香附洗净，晒干或烘干，共研细粉装瓶即成。

【用　法】于月经前3天，每日早晚用温黄酒送服药粉9克。

【功　效】理气活血，温经散寒。适用于寒凝胞中型痛经，对兼有血瘀者也适宜。

乾坤蒸狗肉

【原　料】狗肉100克，川芎15克，鸡肉50克，枸杞子3克，当归10克，甘草3克，猪肘肉50克，生姜、绍酒、胡椒粉、味精、香油、精盐、葱白各适量。

【制　作】将狗肉洗净，凉水浸泡，待肉质已发涨时，用木棒在肉上轻轻地反复捶敲，边捶边用清水洗净，直捶到肉质变松，血水洗尽为止，然后切成指条，再用凉水浸泡；将枸杞子、川芎、当归、甘草洗净；鸡脯肉，切成8块；姜切成片；把瘦肘肉和鸡脯分别用刀背砸松成泥，加入葱末、姜末，用水搅拌呈糊。将锅内的水煮沸后，放入狗肉、姜、葱、酒，用中等火力煮至熟透，将狗肉捞出，冲洗后，用凉水漂上；鸡和肘子也用沸水氽透，冲洗干净。将锅掺入清水，放入鸡肉、肘子、姜、葱，煮沸，撇净浮沫，小火煮至鸡肉、肘子半熟时，下入狗肉，再煮至鸡、肘全熟时，捞出所有作料；挑出狗肉放在容器内，将枸杞子、川芎、当归、甘草用纱布包好放入容器内；再把汤煮沸，下入料酒、胡椒粉，冲入猪肉糊状物，用勺搅匀，待肉泥收缩浮面时，减弱火力，再待肉泥凝结时，用小眼漏勺捞出肉沫，滗出汤放入容器，用湿绵纸封严，沸水大火入笼蒸烂取出；捞出药包，又将汁滗出在锅内煮沸，冲入鸡泥水，加精盐、味精，调好味，灌入盛狗肉的容器内，盖上盖，复蒸大气上来即成。

【用　法】 佐餐，随量食用。

【功　效】 理气活血，温经散寒。适用于寒凝胞中型痛经，对兼有血瘀者也适宜。

麻辣黄鳝

【原　料】 鲜活黄鳝500克，花椒10克，芝麻10克，植物油、酱油、白糖、精盐、味精、辣椒粉、糯米酒各适量。

【制　作】 将黄鳝宰杀后洗净血污，放沸水中略烫，捞出刮去黏液，切成条，放入七成热的油中炸挺结，控净油；将花椒焙熟后碾成细粉，芝麻炒香，辣椒粉用七成热的油冲成红油。然后将炸好的鳝鱼放入容器，加红油、花椒粉、味精、白糖、酱油、芝麻、精盐、糯米酒，拌匀即成。

【用　法】 佐餐，随量食用。

【功　效】 理气活血，温经散寒。适用于寒凝胞中型痛经，对兼有血瘀者也适宜。

桃仁煲墨鱼

【原　料】 桃仁15克，延胡索30克，墨鱼200克，精盐、味精、香油各适量。

【制　作】 将墨鱼洗净，切碎，与桃仁、延胡索同入锅中，加水适量，同炖40分钟，加入精盐、味精，再煮沸，淋入香油即成。

【用　法】 佐餐，随量食用。

【功　效】 理气活血，温经散寒。适用于寒凝胞中型痛经，对兼有血瘀者也适宜。

川芎炒兔肉

【原　料】 净兔肉500克，川芎15克，陈皮30克，花生油、酱油、精盐、料酒、淀粉、葱段、姜丝各适量。

【制　作】 将川芎、陈皮入锅，加适量水，小火煎煮约半小时，用纱布滤取药液，再加水煎煮约20分钟，滤取药液；将两次煎液合

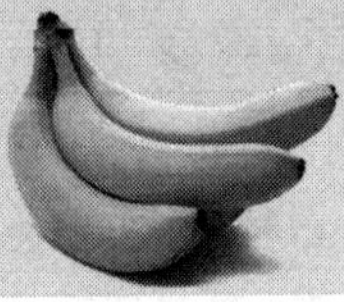

并，用小火浓缩至50毫升。将兔肉洗净，切大块，投入沸水中烫3分钟，捞出切成小长条，置锅中，加少量水及葱段、姜丝、精盐煮熟；将川芎、陈皮汁和酱油、精盐、淀粉调匀成浓汁；铁锅内加花生油少许，烹入姜丝、料酒，加入兔肉翻炒，倒入调好的汁液，拌炒均匀即成。

【用　法】 佐餐，随量食用。

【功　效】 理气活血，温经散寒。适用于寒凝胞中型痛经，对兼有血瘀者也适宜。

(3)气血虚弱型

主要症状：经期或经后小腹隐痛、喜按，下腹空坠，月经量少，色淡质稀，神疲乏力，面色苍白，食少便溏，舌质淡胖，苔薄白，脉细弱。

食疗原则：补气，养血，止痛。

食物宜忌：宜食鸡肉、鹅肉、鹌鹑肉、鸡蛋、牛肉、羊肉、兔肉、黄鳝、甲鱼、鲫鱼、鳗鲡、蜂蜜、蜂王浆、花生仁、豆制品、苹果、荔枝、桂圆等食物，以及人参、黄芪、当归、熟地黄、制何首乌等药食兼用品；忌生冷、油腻食物及冷饮。

归芍首乌蜜饮

【原　料】 当归10克，炒白芍10克，制何首乌15克，熟地黄10克，川芎10克，蜂蜜适量。

【制　作】 将当归、炒白芍、制何首乌、熟地黄、川芎洗净，沥干水，切成片，同放入砂锅，加水煎煮30分钟，用洁净纱布过滤，取汁盛入杯中，加入蜂蜜，拌和均匀即成。

【用　法】 早晚分饮。

【功　效】 补气养血，调经止痛。适用于气血虚弱型痛经。

熟地黄归芍粥

【原　料】 熟地黄15克，当归5克，白芍15克，大米50克，冰糖适量。

【制　作】将熟地黄、当归、白芍切片，用纱布包裹，小火煎至药汁成棕黄色，入大米煮粥，煮熟后去药包加入冰糖，待冰糖溶化即成。

【用　法】早晚分食。

【功　效】补气养血，调经止痛。适用于气血虚弱型痛经。

党参山药首乌粥

【原　料】党参 15 克，生山药 30 克，制何首乌 20 克，莲子 15 克，大枣 10 枚，糯米 50 克。

【制　作】将前 5 味药放在凉水中浸泡，待药被泡涨后捞出，装入纱布袋中；再将淘好的糯米和药袋一同入锅，加适量水，以小火煮，待糯米煮烂去药袋即成。

【用　法】早晚分食。

【功　效】补气养血，调经止痛。适用于气血虚弱型痛经。

山药葡萄地黄粥

【原　料】生山药 30 克，熟地黄 20 克，葡萄干 50 克，白糖适量。

【制　作】将生山药、熟地黄、葡萄干洗净，入锅加水适量，煮熬成粥，加白糖搅匀即成。

【用　法】上下午分食。

【功　效】补气养血，调经止痛。适用于气血虚弱型痛经。

黄芪当归鸡肉粥

【原　料】黄芪 30 克，当归 15 克，母鸡肉 250 克，大米 200 克，香油、精盐各适量。

【制　作】将黄芪、当归加水煎取药汁，与母鸡肉及淘洗干净的大米一同入锅，加水适量，用大火煮沸，转用小火熬煮成稀粥，加香油、精盐调味即成。

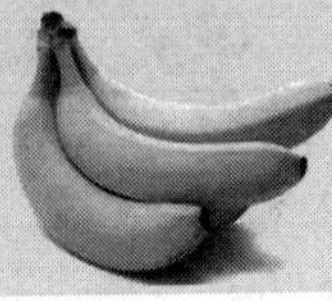

【用　法】 早晚分食。

【功　效】 补气养血，调经止痛。适用于气血虚弱型痛经。

人参鸡油汤圆

【原　料】 白参 5 克，玫瑰蜜、樱桃蜜各 15 克，面粉 15 克，糯米粉 500 克，黑芝麻 30 克，白糖、鸡油各适量。

【制　作】 将玫瑰蜜、樱桃蜜压成泥，加入白糖、白参粉、熟鸡油和匀，再加炒面揉至滋润成馅；糯米粉加水揉成面团，按常规包成汤圆，下锅煮熟即成。

【用　法】 主餐，随量食用。

【功　效】 补气养血，调经止痛。适用于气血虚弱型痛经。

双补膏

【原　料】 党参、山药、桂圆肉、黄芪、茯苓各 30 克，甘草、白术、枸杞子各 20 克，山茱萸、当归各 15 克，大枣 10 枚，蜂蜜适量。

【制　作】 将上药加水 1 000 毫升，煮取 500 毫升，再加水 500 毫升，煮取 300 毫升；然后将两次药汁混合，小火浓缩至 500 毫升，加蜂蜜收膏即成。

【用　法】 每次 20 毫升，每日 3 次。

【功　效】 补气养血，调经止痛。适用于气血虚弱型痛经。

归芪红枣米酒

【原　料】 当归 50 克，黄芪 40 克，红枣 10 枚，米酒 500 毫升。

【制　作】 将当归、黄芪、红枣洗净，放入米酒瓶中，加盖密封，每天摇动 1 次，放置 7 天后即成。

【用　法】 早晚各饮 20 毫升，于经前 1 周开始饮用。

【功　效】 补气养血，调经止痛。适用于气血虚弱型痛经。

归参米酒蛋

【原　料】 当归 5 克，党参 10 克，米酒 20 毫升，鸡蛋 2 个。

【制　作】 将当归、党参与鸡蛋同煮，蛋熟后去渣及蛋壳，调入米酒即成。

【用　法】 饮汤食蛋，每日1次，经前1周开始食用。

【功　效】 补气养血，调经止痛。适用于气血虚弱型痛经。

白参藏红花鸡蛋

【原　料】 白参粉2克，藏红花1.5克，鸡蛋1个。

【制　作】 将鸡蛋打一小孔，放入白参粉、藏红花后拌匀，用纸封口，上笼蒸熟即成。

【用　法】 月经期每日吃1个鸡蛋，一直到经净为止，连服3个月为1个疗程。

【功　效】 补气养血，调经止痛。适用于气血虚弱型痛经。

参芪鳝鱼片

【原　料】 人参5克，黄芪15克，当归6克，鳝鱼500克，生姜、五香调料各适量。

【制　作】 鳝鱼洗净，切片；将人参、黄芪、当归一同加适量水，煎浓汁，用煎汁炒焖鳝鱼，加生姜、五香调料炒至熟即成。

【用　法】 佐餐，随量食用。

【功　效】 补气养血，调经止痛。适用于气血虚弱型痛经。

白参炖乌骨鸡

【原　料】 白参3克，乌骨鸡1只(约1 000克)，葱花、姜末、精盐、味精、料酒、香油各适量。

【制　作】 将白参洗净，晒干或烘干，切成饮片或研成极细末，备用。将乌骨鸡宰杀，去毛及内脏，洗净，入沸水锅氽片刻，捞出，放入砂锅，加适量清水，大火煮沸，烹入料酒，加葱花、姜末，改用小火煨煮1小时，待乌骨鸡熟烂，放入参片(或调入参末)，加精盐、味精，再煨炖至沸，淋入香油即成。

【用　法】 佐餐，随量食用。

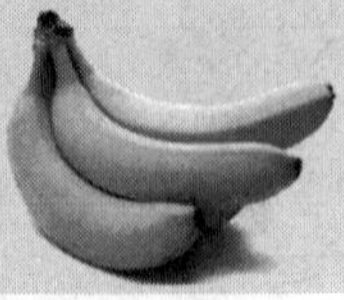

【功　效】 补气养血，调经止痛。适用于气血虚弱型痛经。

桂圆归参炖鸽肉

【原　料】 桂圆肉 20 克，党参 30 克，当归 6 克，白鸽肉 150 克，料酒、精盐、姜片、葱段、香油各适量。

【制　作】 将桂圆肉、当归、党参与洗净，与切块的白鸽肉一同放入砂锅中，加水及料酒、精盐、姜片、葱段炖至鸽肉熟烂，淋入香油即成。

【用　法】 佐餐，随量食用。

【功　效】 补气养血，调经止痛。适用于气血虚弱型痛经。

参芪酱肘

【原　料】 猪肘子 1 500 克，炙黄芪 40 克，党参 20 克，当归 15 克，肉桂 10 克，熟地黄 10 克，砂仁 5 克，精盐、白糖、黄酒、大料、花椒、酱油各适量。

【制　作】 将肘子和药物、调料一起入锅，大火煮 1 小时，待出油后，肘子取出，用凉水洗净，同时撇去锅中浮油，肘子复入锅中，继用大火煮 3 小时，微火焖 1 小时，待肉烂捞出即成。

【用　法】 佐餐，随量食用。

【功　效】 补气养血，调经止痛。适用于气血虚弱型痛经。

罐焖子鸡

【原　料】 雄仔鸡 1 只(750 克左右)，当归 20 克，桃仁 10 克，桂枝 10 克，鸡血藤 20 克，生姜、葱白、绍酒、花椒、精盐、红糖、味精、淀粉各适量

【制　作】 将鸡杀后去毛、内脏，洗净，入清水泡 2 小时，捞出切块，油炸后入罐中。将药装入纱布袋扎口，投入罐中，加精盐、红糖、花椒、生姜、葱白、绍酒及适量水，大火煮沸，改小火煨煮至鸡肉熟烂时，取出鸡肉放入汤盆内，将药袋取出沥尽汤汁弃之，用大火浓缩汤汁，入淀粉勾芡，加味精推匀，浇在鸡上即成。

【用　法】 佐餐，随量食用。

【功　效】 补气养血，调经止痛。适用于气血虚弱型痛经。

归枣桂圆汤

【原　料】 红枣 100 克，桂圆肉 50 克，当归 30 克，鸡蛋 2 个。

【制　作】 将红枣、桂圆肉、当归洗净，入锅，加水煎煮 30 分钟，枣熟后，去当归，打入鸡蛋即成。

【用　法】 早晚分食，经前连用 7 天。

【功　效】 补气养血，调经止痛。适用于气血虚弱型痛经。

鸡肝熟地汤

【原　料】 鸡肝 2 副，熟地黄 6 克，太子参 10 克，瘦肉 100 克，精盐、香油各适量。

【制　作】 将熟地黄洗净。鸡肝和瘦肉洗净，切成块，与熟地黄同入锅中，加精盐及适量清水，煮 1～2 小时，拣出熟地黄，淋上香油即成。

【用　法】 佐餐，随量食用。

【功　效】 补气养血，调经止痛。适用于气血虚弱型痛经。

参归猪肝汤

【原　料】 猪肝 250 克，党参 15 克，当归身 15 克，枣仁 10 克，生姜、葱白、料酒、精盐、味精各适量。

【制　作】 将党参、当归身洗净，切薄片；枣仁洗净，打碎，与党参、当归身同入锅中，加清水适量后煎煮取汤；然后将猪肝切片，与料酒、食盐、味精一起放入汤内，煮至肝片散开，加入拍碎的生姜，切段的葱白，盛入盆内蒸 15～20 分钟即成。

【用　法】 佐餐，随量食用。

【功　效】 补气养血，调经止痛。适用于气血虚弱型痛经。

川芎鱼头汤

【原　料】 草鱼或鲢鱼头 1 个，川芎 10 克，白芷 3 克，海带 1

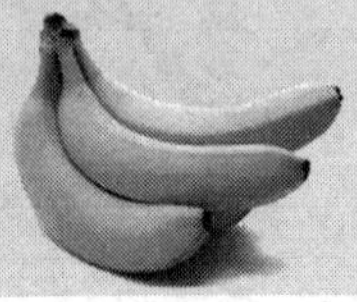

条(约30厘米长),荸荠20个,里脊肉200克,香菜、芹菜、葱、姜、蒜泥、胡椒粉、料酒、精盐、酱油各适量。

【制　作】 将鱼头洗净,刀劈为二,热汤烫过后涂上少许酒、精盐腌5分钟;海带用水洗净,与里脊肉、葱、生姜(切片)放入锅中,加15杯水,大火煮沸后改用小火煮;将荸荠洗净,去外皮,切成两半,和鱼头放入锅中一起煮;川芎、白芷用1杯水另煮沸后,再倒入锅中,用中火煮至味出,即停止加火;取出海带,切条,加入蒜泥、酱油拌匀,将香菜、芹菜、少量料酒、胡椒粉加入汤中即成。

【用　法】 佐餐,随量食用。

【功　效】 补气养血,调经止痛。适用于气血虚弱型痛经。

(4)湿热瘀结型

主要症状:平时下腹常有痛感,经前或经期疼痛加剧、拒按,有灼热感,经量多,经色鲜红或暗红,夹血块,低热起伏,带下量多,色黄,口干口苦,小便黄短,大便干结,舌质红,苔黄腻,脉弦滑数。本型多见于盆腔炎患者。

食疗原则:清热利湿,化瘀止痛。

食物宜忌:宜食绿豆、马齿苋、马兰头、苦瓜、芹菜、薏苡仁、赤小豆等食物,以及蒲公英、紫花地丁、垂盆草、益母草、败酱草、地榆等药食兼用品;忌食辛辣刺激性食物。

知母黄柏蜜饮

【原　料】 知母10克,黄柏10克,生蒲黄10克,五灵脂15克,木香10克,败酱草20克,蜂蜜适量。

【制　作】 将知母、黄柏、生蒲黄、五灵脂、木香、败酱草分别拣去杂质,知母、黄柏、木香、败酱草洗净后晾干或晒干,切成片或切碎,同放入砂锅,加水浸泡透,调入五灵脂,拌和均匀,大火煮沸,加入生蒲黄,煎煮30分钟,用洁净纱布过滤,去渣,收取滤汁放入容器,待其温热时,调入蜂蜜,拌匀即成。

【用　法】 早晚分饮。

【功　效】 清热利湿，化瘀止痛。适用于湿热瘀结型痛经。

败酱红藤丹参饮

【原　料】 败酱草20克，红藤15克，丹参20克，青皮10克，白糖适量。

【制　作】 将败酱草、红藤、丹参、青皮洗净，加入适量水，煎煮2次，每次30分钟，合并滤汁，加入白糖调匀即成。

【用　法】 上下午分饮，经前连饮1周。

【功　效】 清热利湿，化瘀止痛。适用于湿热瘀结型痛经。

三草蜜饮

【原　料】 干鱼腥草30克，败酱草15克，益母草5克，蜂蜜适量。

【制　作】 将鱼腥草拣杂、洗净，放入砂锅，加清水浸泡30分钟；将败酱草、益母草切成碎，装入纱布袋中，扎紧袋口，一并放入砂锅，加水适量，先用大火煮沸，改有小火煎煮30分钟，取出药袋，待温热时入蜂蜜，拌和均匀即成。

【用　法】 早晚分饮。

【功　效】 清热利湿，化瘀止痛。适用于湿热瘀结型痛经。

银花蒲公英参饮

【原　料】 金银花30克，蒲公英50克，丹参50克，赤芍30克，玄参30克，白糖适量。

【制　作】 将诸药洗净，同入锅中，加清水适量，在大火上煮沸，改小火熬煮30分钟，滤渣取汁，混匀白糖即成。

【用　法】 上下午分饮。

【功　效】 清热利湿，化瘀止痛。适用于湿热瘀结型痛经。

银花益母草饮

【原　料】 金银花20克，玄参50克，当归、赤芍、益母草各30克，甘草5克。

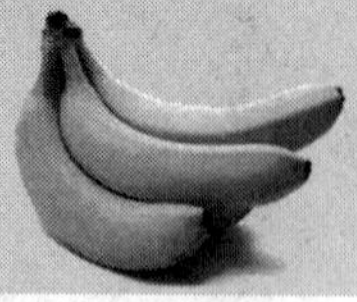

【制　作】 将以上6味洗净，同入锅中，加水适量，煎煮2次，每次30分钟，合并滤汁即成。

【用　法】 上下午分饮。

【功　效】 清热利湿，化瘀止痛。适用于湿热瘀结型痛经。

丹参赤芍鸡血藤饮

【原　料】 丹参、赤芍各50克，鸡血藤、蒲公英各30克，蜂蜜适量。

【制　作】 将以上前4味洗净，入锅，加水适量，煎煮30分钟，去渣取汁，待药汁转温后调入蜂蜜即成。

【用　法】 上下午分饮。

【功　效】 清热利湿，化瘀止痛。适用于湿热瘀结型痛经。

银花地龙蜂蜜饮

【原　料】 金银花20克，黄芩10克，牛膝15克，地龙20克，红花15克，蜂蜜适量。

【制　作】 将以上前5味洗净，入锅，加水适量，煎煮30分钟，去渣取汁，待药汁转温后，调入蜂蜜即成。

【用　法】 上下午分饮。

【功　效】 清热利湿，化瘀止痛。适用于湿热瘀结型痛经。

三花绿茶

【原　料】 金银花30克，红花10克，玫瑰花10克，绿茶3克。

【制　作】 将金银花、红花、玫瑰花、绿茶同入锅中，加适量水，大火煮沸，改小火煎煮30分钟，取汁即成。

【用　法】 代茶频饮，于经前连续饮用7天。

【功　效】 清热利湿，化瘀止痛。适用于湿热瘀结型痛经。

银花蒲公英茶

【原　料】 金银花15克，蒲公英30克。

【制　作】　将金银花、蒲公英洗净，切碎，装入纱布袋中，扎紧袋口，同入砂锅，加水适量，先用大火煮沸，再以小火煎煮30分钟，取出药袋即成。

【用　法】　代茶频饮，当日饮完。

【功　效】　清热利湿，化瘀止痛。适用于湿热瘀结型痛经。

银花绿豆羹

【原　料】　金银花30克，甘草5克，绿豆100克。

【制　作】　将金银花、甘草加水煎煮，过滤取汁，以汁煮绿豆羹即成。

【用　法】　上下午分食。

【功　效】　清热利湿，化瘀止痛。适用于湿热瘀结型痛经。

赤豆桃仁红糖羹

【原　料】　赤豆100克，桃仁20克，红糖适量。

【制　作】　将桃仁、赤小豆洗净，入锅，加适量水，大火煮沸，改小火煨煮至赤小豆、桃仁熟烂，加入红糖，待糖溶化即成。

【用　法】　代茶频饮，于经前连续饮用7天。

【功　效】　清热利湿，化瘀止痛。适用于湿热瘀结型痛经。

鱼腥草益母草粉

【原　料】　鱼腥草150克，益母草100克。

【制　作】　将鱼腥草、益母草晒干或烘干，碾成细粉，混合均匀，瓶装即成。

【用　法】　上下午各服10克，温开水送下。

【功　效】　清热利湿，化瘀止痛。适用于湿热瘀结型痛经。

解毒活血粥

【原　料】　熟地黄、玄参各15克，当归12克，金银花、甘草、蒲公英各30克，大米100克。

【制　作】　将熟地黄、玄参、当归、金银花、甘草、蒲公英洗净

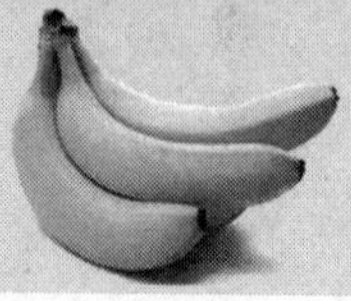

入锅，加水适量，用大火煮沸，改小火煎煮30分钟，去渣取汁，与淘洗干净的大米同入锅中煮成稠粥即成。

【用　法】 早晚分食。

【功　效】 清热利湿，化瘀止痛。适用于湿热瘀结型痛经。

苦瓜益母草泥

【原　料】 苦瓜250克，益母草嫩苗200克，白糖适量。

【制　作】 将苦瓜、益母草嫩苗分别洗净，苦瓜切成片，与益母草嫩苗共切碎，剁成细末，捣烂如泥糊，拌入白糖（放入碗中），2小时后即成。

【用　法】 早晚分食，可嚼食苦瓜益母草泥糊，也可用适量温开水噙服。

【功　效】 清热利湿，化瘀止痛。适用于湿热瘀结型痛经。

蒜蓉莴苣

【原　料】 莴苣1000克，大蒜50克，醋100克，香油3克，精盐、味精各适量。

【制　作】 将莴苣去叶、削去皮，洗净后切成条；大蒜去皮后剁成蒜蓉。莴苣放入沸水中略烫，控水后放入盘中，加入蒜蓉、精盐、醋、味精、香油，拌匀后略腌即成。

【用　法】 佐餐，随量食用。

【功　效】 清热利湿，行气活血，消炎解毒。适用于湿热瘀结型痛经。

（四）经前期紧张综合征

1. 概述　经前期紧张综合征是指行经前所出现的一系列全身症状，如发热、身痛、眩晕、头痛脑胀、腰痛腿软、胸胁胀满、乳房胀痛、乳头痛、心悸、呕血衄血、夜寐不安、思想不集中、水肿、腹胀、泄泻、消化不良、尿急、尿频及神经过敏等。典型的症状往往出现在经前 7～14 天，这些症状可单独出现，也可二三症同时并见，以经前 2～3 天最明显，经后即自然消失。重者影响日常工作和生活，有时被误诊为其他脏器疾病，所以应加以特别注意。

现代医学统一定名的经前期紧张综合征，属于中医月经前后诸证范畴。在古代医籍中，根据不同的症状，称为经行乳房胀痛、经行头痛、经行眩晕、经行发热、经行泄泻、经行水肿、经行口糜（经行口疮）、经行风疹块、经行情志异常等。

中医学认为，妇女以血为主，经孕产乳，数伤于血，使妇女处于血不足、气偏盛的状态，经前期及经潮时，阴血下注血海，血海由满则溢，则全身阴血不足。此时，因情志所伤，劳倦过度，或大病久病，或多产房劳而导致肝肾阴虚、肝气郁结、脾肾阳虚或瘀血阻络而发为本病。

西医学认为，本病的病因尚未完全明了，可能与内分泌因素、精神因素有关，或与患有肝脏病及钠盐在体内潴留有关，或 β 内啡肽释放异常，使丘脑下部-垂体-卵巢-子宫轴的调节功能紊乱，或体内维生素 B_6 缺乏等，均可诱发本病。

本病多发生在 35 岁以上的妇女，即生育旺盛期过后，或伴有不孕症、月经失调的患者。针对已经了解的部分致病因素，中西医均认同月经前应注意劳逸结合，避免精神过分紧张，少吃盐，可以预防和减轻症状。对于经前期紧张综合征，中医辨证施药、施食常可获得较为满意的效果。现选择经前乳胀、经行头痛、经行眩晕、经行泄泻、经行水肿、经行口疮等常见病症的辨证施食，作一介绍。

2. 辨证施食

(1)经前乳胀

主要症状：本病症以肝气郁结为多见，患者每于经前 7～14 天出现乳房或乳头胀痛，甚至不能触衣，按之似有硬结，经后消失，呈周期性发作，或伴胸胁胀痛、小腹胀痛，或心烦易怒，或见月经失调，舌质淡红，舌苔薄白或薄黄，脉弦。须排除乳房实质性肿块所

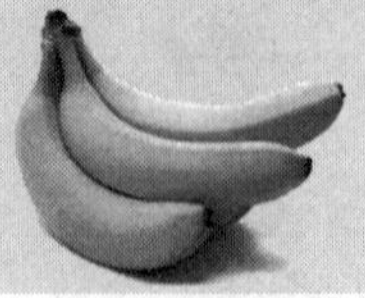

致的乳房胀痛。

食疗原则：疏肝解郁，理气止痛。

食物宜忌：宜食青皮、橘皮、橘核、橘络、金橘叶、佛手、玫瑰花、绿梅花、代代花、王不留行等食物及柴胡、枳壳、郁金、香附等药食兼用品；忌食油腻、生冷食物。

青皮橘皮蜜饮

【原　料】 青皮 10 克，橘皮 10 克，橘核 15 克，枳壳 10 克，郁金 10 克，蜂蜜适量。

【制　作】 将青皮、橘皮、橘核、枳壳、郁金分别拣去杂质，洗净，晒干后切碎，同放入砂锅，加水浸泡透，煎煮 20 分钟，用洁净纱布过滤，收取滤汁放入容器，待其温热时，加入蜂蜜，拌和均匀即成。

【用　法】 早晚分饮，宜温服之，经前连饮 7 天。

【功　效】 疏肝理气，解郁消胀。适用于肝郁气滞引起的经前乳胀。

柴胡枳壳蜜饮

【原　料】 柴胡 10 克，枳壳 10 克，蜂蜜适量。

【制　作】 将柴胡、枳壳入锅，加适量水，用小火煎煮 30 分钟，取汁，待温后调入蜂蜜即成。

【用　法】 上下午分饮。

【功　效】 疏肝理气，解郁消胀。适用于肝郁气滞引起的经前乳胀。

柴胡海带饮

【原　料】 柴胡 10 克，海带 15 克。

【制　作】 将柴胡、海带洗净，切碎，加水适量煮取浓汁即成。

【用　法】 代茶频饮。

【功　效】 疏肝理气，解郁消胀。适用于肝郁气滞引起的经前乳胀。

刀豆壳橘皮饮

【原　料】 刀豆壳10克,橘皮6克。

【制　作】 将刀豆壳、橘皮洗净,入锅,加适量水,煎煮30分钟,去渣取汁即成。

【用　法】 上下午分饮。

【功　效】 疏肝理气,解郁消胀。适用于肝郁气滞引起的经前乳胀。

三花茶

【原　料】 合欢花3克,佛手花3克,绿梅花2克,苦丁茶2克。

【制　作】 将合欢花、佛手花、绿梅花、苦丁茶同入杯中,用沸水冲泡,加盖闷10分钟即成。

【用　法】 代茶频饮,可连续冲泡3～5次。

【功　效】 疏肝理气,解郁消胀。适用于肝郁气滞引起的经前乳胀。

玫瑰蚕豆花茶

【原　料】 玫瑰花6克,蚕豆花10克。

【制　作】 将玫瑰花、蚕豆花分别洗净,沥干,一同放入茶杯中,加开水冲泡,盖上茶杯盖,闷10分钟即成。

【用　法】 代茶频饮。

【功　效】 疏肝理气,解郁消胀。适用于肝郁气滞引起的经前乳胀。

玫瑰茉莉花茶

【原　料】 玫瑰花、茉莉花各3克。

【制　作】 将玫瑰花、茉莉花一同置于茶杯中,用沸水冲泡后加上杯盖,浸泡5～10分钟即成。

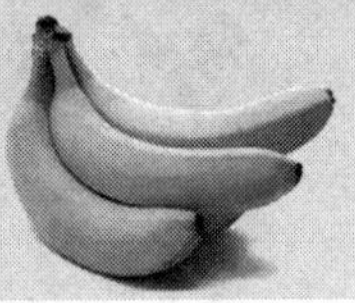

【用　法】 代茶频饮。

【功　效】 疏肝理气，解郁消胀。适用于肝郁气滞引起的经前乳胀。

佛手合欢茶

【原　料】 佛手花5克，合欢花3克。

【制　作】 将佛手花与合欢花拣杂，同放入杯中，用沸水冲泡，加盖闷10分钟即成。

【用　法】 代茶频饮，一般可冲泡3～5次。

【功　效】 疏肝理气，解郁消胀。适用于肝郁气滞引起的经前乳胀。

佛手粥

【原　料】 佛手20克，大米100克，白糖适量。

【制　作】 将佛手洗净，放入砂锅中，加适量水，用小火煮至水剩一半，取汁，加入大米和适量水，继续用小火煮至粥稠，调入白糖即成。

【用　法】 早晚分食。

【功　效】 疏肝理气，解郁消胀。适用于肝郁气滞引起的经前乳胀。

郁金粥

【原　料】 郁金15克，大米100克。

【制　作】 将郁金洗净，入砂锅中，加水适量煎取浓汁，然后加入大米煮成粥。

【用　法】 早晚分食。

【功　效】 疏肝理气，解郁消胀。适用于肝郁气滞引起的经前乳胀。

川芎金橘叶粥

【原　料】 川芎10～15克，金橘叶10克，大米100克。

【制　作】 将川芎、金橘叶洗净，入砂锅中，加水适量煎取浓汁，然后加入大米煮成粥即成。

【用　法】 早晚分食。

【功　效】 疏肝理气，解郁消胀。适用于肝郁气滞引起的经前乳胀。

解郁粥

【原　料】 柴胡9克，郁金15克，佛手9克，海藻15克，大米100克，红糖适量。

【制　作】 将前4味药水煎30分钟，取汁弃渣，加入大米、红糖，煮成粥即成。

【用　法】 早晚分食。

【功　效】 疏肝理气，解郁消胀。适用于肝郁气滞引起的经前乳胀。

佛手海蜇粥

【原　料】 海蜇皮100克，糯米100克，佛手30克，荸荠100克，白糖适量。

【制　作】 将海蜇皮切成细丝，用盐水浸泡半小时后漂洗去异味，沥干水；把荸荠洗净，去外层皮，切成小丁。将糯米中的杂质拣净，放入清水中淘洗干净，与荸荠丁、海蜇皮、佛手一同放入洗净的煮锅内，加适量清水，置于火上煮，水沸后，转用小火熬煮成粥，放入白糖拌匀即成。

【用　法】 早晚分食。

【功　效】 疏肝理气，解郁消胀。适用于肝郁气滞引起的经前乳胀。

玫瑰樱桃粥

【原　料】 白玫瑰花3克，樱桃50克，糯米100克，白糖适量。

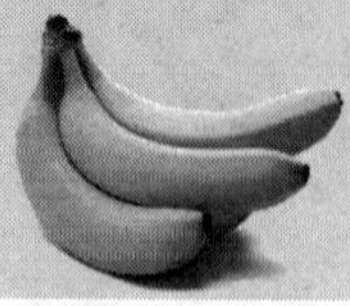

【制　作】 将未完全开放的玫瑰花采下，轻轻撕下花瓣，用清水洗净。再将糯米淘洗干净入锅，加水 1 000 毫升，用大火煮沸后转用小火熬煮成稀粥，加入玫瑰花、樱桃、白糖，稍煮即成。

【用　法】 早晚分食。

【功　效】 疏肝理气，解郁消胀。适用于肝郁气滞引起的经前乳胀。

茉莉花粥

【原　料】 茉莉花 20 朵，大米 100 克，白糖适量。

【制　作】 将茉莉花摘去蒂，漂洗干净，大米淘洗干净。取锅放入清水、大米，煮至粥成时，加入茉莉花、白糖，再略煮即成。

【用　法】 早晚分食。

【功　效】 疏肝理气，解郁消胀。适用于肝郁气滞引起的经前乳胀。

大贝陈皮粥

【原　料】 大贝母 15 克，陈皮 10 克，大米 100 克。

【制　作】 将大贝母研成细粉备用。陈皮洗净，大米淘洗干净，同入锅中，加水适量，大火煮沸，改小火煮成稠粥，调入大贝母粉，再煮 2 沸即成。

【用　法】 早晚分食。

【功　效】 疏肝理气，解郁消胀。适用于肝郁气滞引起的经前乳胀。

橘皮荸荠煎

【原　料】 鲜橘子皮 30 克，荸荠 100 克，大蒜 15 克，红糖适量。

【制　作】 将前 3 味洗净加水煎汤，去渣取汁，入红糖搅匀即成。

【用　法】 上下午分食。

【功　效】 疏肝理气，解郁消胀。适用于肝郁气滞引起的经前乳胀。

青柑皮粉

【原　料】 青柑皮粉 250 克。

【制　作】 将每年 5～6 月份收集自落的幼果，取皮晒干，切丝或切片；或 7～8 月份采收未成熟的果实，在果皮上纵剖成四瓣至基部，除尽瓤肉，晒干，切片或切丝备用。将青柑皮研成细粉即成。

【用　法】 每次 6 克，每日 2 次，温开水送服。

【功　效】 疏肝理气，解郁消胀。适用于肝郁气滞引起的经前乳胀。

三核粉

【原　料】 橘核、荔枝核、山楂核各 150 克。

【制　作】 将以上 3 核洗净，晒干或烘干，研成细末，瓶装即成。

【用　法】 每次 10 克，每日 3 次，温开水送服。

【功　效】 疏肝理气，解郁消胀。适用于肝郁气滞引起的经前乳胀。

四海舒郁粉

【原　料】 木香 15 克，陈皮粉、海蛤粉各 6 克，海藻、昆布、海螵蛸各 60 克。

【制　作】 将以上 6 味共研为细末，瓶装即成。

【用　法】 每次 10 克，每日 2 次，温开水送服。

【功　效】 疏肝理气，解郁消胀。适用于肝郁气滞引起的经前乳胀。

金橘粉

【原　料】 金橘 1 000 克。

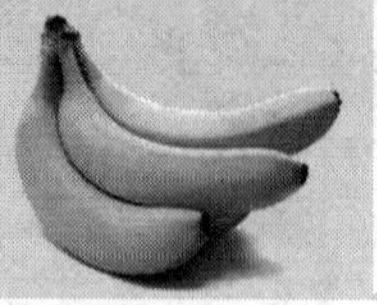

【制　作】 秋季金橘成熟时采摘，或由市场购买，拣杂，除去金橘蒂柄及有斑纹者，洗净，晒干，或用微火焙干，研成细末，瓶装即成。

【用　法】 每次 15 克，每日 2 次，温开水送服。

【功　效】 疏肝理气，解郁消胀。适用于肝郁气滞引起的经前乳胀。

金橘蒲公英粉

【原　料】 金橘 1 000 克，蒲公英 500 克。

【制　作】 秋季金橘成熟时采摘，或由市场购买，除去金橘蒂柄及有斑纹者，洗净，晒干，或用微火焙干，与蒲公英一同研成细末，瓶装即成。

【用　法】 每次 15 克，每日 2 次，温开水送服。

【功　效】 疏肝理气，解郁消胀。适用于肝郁气滞引起的经前乳胀。

金橘香附粉

【原　料】 金橘 1 000 克，香附 500 克。

【制　作】 除去金橘的蒂、柄，洗净，晒干，或用微火焙干，与蒲公英一同研成细末，瓶装即成。

【用　法】 每次 15 克，每日 2 次，温开水送服。

【功　效】 疏肝理气，解郁消胀。适用于肝郁气滞引起的经前乳胀。

陈皮海带

【原　料】 陈皮 25 克，干海带 150 克，大白菜 250 克，香菜、酱油、白糖、香油、醋、味精各适量。

【制　作】 将干海带放蒸笼中蒸 20 分钟，取出投入热水中浸泡 30 分钟，待海带充分发好后捞出，用温水洗去泥沙，洗净后沥干，切成细丝；大白菜去老叶洗净，切成细丝，然后与海带丝一同摆在盆内；取碗1只，加入酱油、白糖、香油、味精，一起调匀，浇在海带丝和大白菜丝上；陈皮用开水泡开，换几次水后捞出，刮去皮里白肉，洗净沥干，剁成细末，放入碗中，加醋搅拌成陈皮液，倒入盘中菜丝上，搅拌均匀，撒上香菜段即成。

【用　法】 佐餐，随量食用。

【功　效】 疏肝理气，解郁消胀。适用于肝郁气滞引起的经前乳胀。

香橼米醋浸海带

【原　料】 海带120克，香橼皮9克，米醋1000毫升。

【制　作】 将海带、香橼皮洗净，入米醋中浸泡7天即成。

【用　法】 每次吃海带10克，每日2次。

【功　效】 疏肝理气，解郁消胀。适用于肝郁气滞引起的经前乳胀。

凉拌海带橘皮丝

【原　料】 泡发好的海带250克，橘皮丝30克，豆腐干100克，精盐、白糖、酱油、味精、姜末、香油各适量。

【制　作】 将泡发好的海带洗净，用开水烫过，捞出切成细丝，放在盘中；再将豆腐干切成丝，与橘皮丝一同倒入盘中，加入精盐、白糖、酱油、味精、姜末，淋入少量香油拌匀即成。

【用　法】 佐餐，随量食用。

【功　效】 疏肝理气，解郁消胀。适用于肝郁气滞引起的经前乳胀。

佛手苹果夹

【原　料】 鲜佛手花、柠檬汁各15克，虾蓉、面粉各150克，大苹果5个，白糖30克，苹果泥50克、植物油、醋各适量。

【制　作】 将面粉与植物油、淀粉搅拌均匀，制成酥炸粉；再把苹果泥、柠檬汁、醋、白糖搅拌均匀，制成糖醋汁；将苹果去蒂、

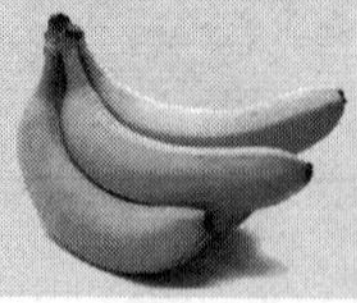

皮、核，切成苹果夹片，中间横切约 2/3，不要切断，切好后浸泡在清水中；佛手花洗净，用清水浸透，吸干水，放入碗中，加虾茸搅拌均匀，逐片夹入苹果夹内，抹匀抹平；每片放入酥粉里裹匀，放入平底锅内，煎至金黄色，熟后铲出控油，装盘即成（将糖醋汁煮沸，过滤，供食用时蘸食）。

【用　法】 当点心，随量食用。

【功　效】 疏肝理气，解郁消胀。适用于肝郁气滞引起的经前乳胀。

蛋包佛手

【原　料】 鲜佛手花 30 克，鸡蛋 4 个，番茄 1 个，葱花、姜末、植物油、黄酒、精盐、白糖各适量。

【制　作】 将鲜佛手花择洗干净，用白纱布吸干水，放入碗里，加精盐、白糖、黄酒搅拌均匀，腌渍入味；番茄洗净，用开水烫一下，去皮切碎；炒锅上火，放油烧至五成热，葱花、生姜末煸香，下番茄丁炒透，撒入鲜佛手花，出锅倒入碗内；鸡蛋打入大碗内，加精盐抽打成蛋糊。炒锅上火，放油烧热，倒入蛋糊后转动，使其成一圆饼，待其完全凝结时，把番茄丁和鲜佛手花放在中间，把蛋饼两端叠起，成椭圆形，再用铲子将其翻个儿，两边呈黄色时出锅，装盘即成。

【用　法】 佐餐，随量食用。

【功　效】 疏肝理气，解郁消胀。适用于肝郁气滞引起的经前乳胀。

紫菜萝卜汤

【原　料】 白萝卜 250 克，紫菜 15 克，陈皮 2 克，精盐、醋各适量。

【制　作】 将萝卜洗净，切丝；紫菜、陈皮洗净，切碎，共放入锅内，加水煎煮半小时，加食盐、味精调味即成。

【用　法】 佐餐，随量食用。

【功　效】 疏肝理气，解郁消胀。适用于肝郁气滞引起的经前乳胀。

代代花豆腐

【原　料】 鲜代代花10朵，豆腐3块，洋葱丝15克，香菜末10克，植物油、黄酒、香油、精盐、胡椒粉各适量。

【制　作】 将鲜代代花取瓣洗净，控干水，待用；每块豆腐切成两大片，上笼蒸成蜂窝状取出，切成条；炒锅烧热，放油烧至六成热，放入豆腐条，炸成黄色，捞出，控油；再将炸好的豆腐条斜着片约1/3深花刀，再放入油锅炸一下。炒锅上火，放油烧至五成热，放入洋葱丝煸炒，加入黄酒、清水、香菜末，煮沸后放入豆腐，小火煨10分钟，放入精盐、胡椒粉，调好口味，放入代代花瓣，稍沸，出锅即成。

【用　法】 佐餐，随量食用。

【功　效】 疏肝理气，解郁消胀。适用于肝郁气滞引起的经前乳胀。

代代花萝卜汤

【原　料】 鲜代代花10朵，白萝卜150克，胡萝卜250克，鲜汤、黄酒、葱花、香菜、香油、精盐、胡椒粉各适量。

【制　作】 将鲜代代花择洗干净，浸泡在凉水里；白萝卜洗净，去皮，切丁；胡萝卜用盐水煮3分钟，捞出去皮，切成条；香菜洗净，切末。炒锅放香油烧热，放白萝卜丁、胡萝卜条，煸炒后放入鲜汤拌匀，小火煮20分钟，使萝卜熟烂，放入鲜汤、黄酒、精盐、胡椒粉拌匀，撒入鲜代代花瓣，略煮片刻，撒上香菜末、葱花即成。

【用　法】 佐餐，随量食用。

【功　效】 疏肝理气，解郁消胀。适用于肝郁气滞引起的经前乳胀。

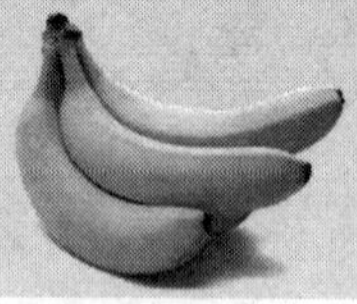

(2)经行头痛

主要症状：本病症以肝肾阴虚、肝阳上亢最为多见，患者每于经前或经期头痛剧烈、胀痛或掣痛，痛处可局限于头部一侧或巅顶或全头均痛，难以忍受，可伴恶心呕吐，烦躁易怒，失眠多梦，舌质偏红，苔少，脉弦细数。头痛随月经周期呈规律性发作 2 次以上者即为经行头痛，须与经期感冒、高血压病及颅内占位性病变的头痛相鉴别。

食疗原则：滋补肝肾，平肝熄风。

食物宜忌：宜食芹菜、苦瓜、丝瓜、绿豆、菊花脑、马兰头、桑叶、菊花、枸杞子、钩藤等食物及药食兼用品；忌食葱、蒜、辣椒、羊肉、生姜、酒等辛辣动火食品。

菊花槐花茶

【原　料】 菊花 6 克，槐花 5 克。

【制　作】 将菊花、槐花洗净后同放入杯中，用沸水冲泡，加盖闷 10 分钟即成。

【用　法】 代茶频饮，可冲泡 3～5 次。

【功　效】 养阴平肝。适用于阴虚阳亢引起的经行头痛。

杞菊决明子茶

【原　料】 枸杞子 20 克，菊花 5 克，决明子 30 克。

【制　作】 将枸杞子、菊花、决明子洗净后，放入杯中，用沸水冲泡，加盖闷 10 分钟即成。

【用　法】 代茶频饮，可冲泡 3～5 次。

【功　效】 养阴平肝。适用于阴虚阳亢引起的经行头痛。

川芎白芷茶

【原　料】 川芎 15 克，白芷 10 克。

【制　作】 将川芎、白芷分别拣杂、洗净后沥水，切成片，同放入砂锅，加水适量，中火煎煮 15 分钟，用洁净纱布过滤取汁即成。

【用　法】 代茶频饮。

【功　效】 养阴平肝。适用于阴虚阳亢引起的经行头痛。

川芎糖茶

【原　料】 川芎10克,绿茶6克,红糖适量。

【制　作】 将川芎、绿茶同入锅中,加水适量,用中火煎煮30分钟,去渣取汁,趁热调入红糖,待糖溶化即成。

【用　法】 代茶频饮。

【功　效】 养阴平肝。适用于阴虚阳亢引起的经行头痛。

桑菊茶

【原　料】 桑叶20克,白菊花15克。

【制　作】 将桑叶、白菊花分别拣杂,同放入砂锅,加水适量,中火煎煮20分钟,用洁净纱布过滤,取汁即成。

【用　法】 代茶频饮。

【功　效】 养阴平肝。适用于阴虚阳亢引起的经行头痛。

杞菊柿叶茶

【原　料】 枸杞子10克,菊花5克,干柿叶6克(鲜柿叶12克)。

【制　作】 将柿叶洗净,晒干,研成粗末备用。将枸杞子、菊花与柿叶粗末同放入有盖杯中,用沸水冲泡,加盖闷15分钟即成。

【用　法】 代茶频饮,每日1剂,每剂可冲泡5次。

【功　效】 滋补肝肾,平肝止痛。适用于阴虚阳亢引起的经行头痛。

枸杞头荸荠汁

【原　料】 鲜枸杞头250克,鲜荸荠250克。

【制　作】 将鲜枸杞头、鲜荸荠分别洗净,放入温开水中浸泡15分钟,取出,切碎,立即放入家用捣搅机中搅打成浆汁,用洁净纱布过滤取汁,用小火煮沸即成。

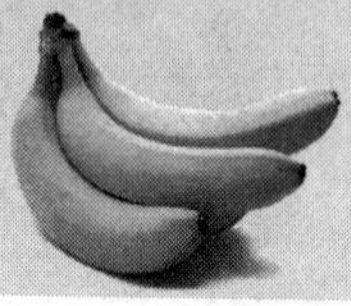

【用　法】 上下午分饮。

【功　效】 养阴平肝。适用于阴虚阳亢引起的经行头痛。

川芎菊花蜜饮

【原　料】 川芎20克，白菊花15克，蜂蜜适量。

【制　作】 将川芎、白菊花分别择洗干净，川芎切成片，与白菊花同放入砂锅，加水煎煮20分钟，滤汁去渣，趁温调入蜂蜜，拌匀即成。

【用　法】 上下午分饮。

【功　效】 养阴平肝。适用于阴虚阳亢引起的经行头痛。

枸杞子芹菜汁

【原　料】 枸杞子30克，新鲜芹菜（包括根、茎、叶）250克。

【制　作】 将枸杞子洗净，放入沸水中烫泡3分钟，连同烫泡液备用。将芹菜洗净，晾干，放入沸水中烫泡3分钟，取出后，切细，与枸杞子及其烫泡液汁同放入家用捣搅机中，快速搅打成浆汁，用洁净纱布过滤，取汁即成。

【用　法】 上下午分饮。

【功　效】 养阴平肝。适用于阴虚阳亢引起的经行头痛。

芦笋糊冷饮

【原　料】 罐头芦笋1听。

【制　作】 将罐头芦笋启封后，取出芦笋及汁液，倒入家用粉碎机中快速打成糊，加入等量的凉开水，搅匀后贮入冰箱即成。

【用　法】 当冷饮，每日2次，3日内饮完。

【功　效】 养阴平肝。适用于阴虚阳亢引起的经行头痛。

荷叶川芎粥

【原　料】 鲜荷叶1张，川芎15克，大米100克。

【制　作】 将鲜荷叶择洗干净，晾干，切成小片，或切成小碎末，与拣杂切成片的川芎同放入砂锅，加水适量，中火煎煮15分钟，滤过，去渣取汁，备用。将大米淘洗干净，放入砂锅，加水适量，大火煮沸，调入荷叶、川芎煎汁，改用小火煨煮至大米熟烂，粥黏稠即成。

【用　法】 早晚分食。

【功　效】 养阴平肝。适用于阴虚阳亢引起的经行头痛。

黄牛脑髓酒

【原　料】 牛脑髓1个，白芷、川芎各30克，白酒适量。

【制　作】 将白芷、川芎入锅加水适量煎煮20分钟，去渣取汁，与牛脑髓、白酒同入锅中，加水适量，炖煮至牛脑髓熟烂即成。

【用　法】 佐餐，随量食用。

【功　效】 养阴平肝。适用于阴虚阳亢引起的经行头痛。

川芎白芷炖鱼头

【原　料】 川芎、白芷各10克，鳙鱼头500克，葱、胡椒、生姜、精盐各适量。

【制　作】 将鱼头去鳃，洗净，连同川芎、白芷、葱、胡椒、生姜放入砂锅内，加水适量，大火煮沸，再以小火炖半小时，入精盐调味即成。

【用　法】 佐餐，随量食用。

【功　效】 养阴平肝。适用于阴虚阳亢引起的经行头痛。

川芎煮鸡蛋

【原　料】 川芎5～9克，鸡蛋2个，大葱5根。

【制　作】 将川芎、鸡蛋、大葱同放砂锅中加水煮，鸡蛋熟后剥壳再煮片刻即成。

【用　法】 吃蛋喝汤，每日1次，连食数天。

【功　效】 养阴平肝。适用于阴虚阳亢引起的经行头痛。

菊花脑海米汤

【原　料】 菊花脑250克，海米15克，精盐、味精、香油各

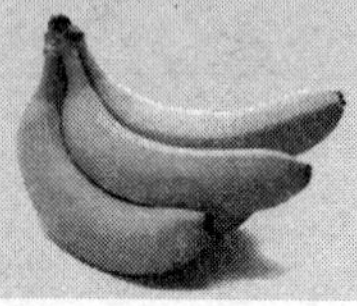

适量。

【制　作】 菊花脑取其嫩头，洗净备用。海米用冷水浸泡后洗净，放入砂锅，加适量水，用大火煮沸 10 分钟，放入菊花脑，再煮至沸，加入精盐、味精，拌和均匀，淋入香油即成。

【用　法】 佐餐，随量食用。

【功　效】 养阴平肝。适用于阴虚阳亢引起的经行头痛。

天麻石决明猪脑汤

【原　料】 猪脑 1 个，天麻 10 克，石决明 15 克。

【制　作】 将猪脑、天麻、石决明洗净，锅中加水适量，以小火炖 1 小时成厚羹汤，去渣即成。

【用　法】 上下午分食，吃猪脑喝汤。

【功　效】 养阴平肝。适用于阴虚阳亢引起的经行头痛。

天麻决明海带汤

【原　料】 天麻 10 克，决明子 30 克，水发海带 100 克，植物油、葱花、姜末、精盐、味精各适量。

【制　作】 将水发海带洗净后晾干，切成小菱形片，放入碗中；将天麻择洗干净，切成片，与拣杂后敲碎的决明子同放入砂锅，加水适量，浓煎 30 分钟，过滤取汁。炒锅置火上，加植物油烧至六成热，加葱花、姜末煸炒出香，倒入海带片，翻炒中加清水适量，并调入天麻、决明子浓煎汁，拌和均匀，改用小火煨煮片刻，加精盐、味精，拌匀即成。

【用　法】 佐餐，随量食用。

【功　效】 养阴平肝。适用于阴虚阳亢引起的经行头痛。

(3)经行眩晕

主要症状：本病症以肝血虚最为多见，患者每值经期，或经行前后头目眩晕，月经量少、色淡质稀，面色萎黄或苍白，心悸，舌质淡、苔薄白，脉细。眩晕随月经周期呈现规律性发作 2 次以上者即可称经行眩晕，须与高血压病、贫血、梅尼埃病等病引起的眩晕相鉴别。

食疗原则：养血，柔肝，定眩。

食物宜忌：宜食猪肝、羊肝、牛肝、东阿阿胶、桑椹、黑芝麻、菠菜、荔枝、鳜鱼、牡蛎肉、乌龟、枸杞子、当归、熟地黄、制何首乌等食物及药食兼用品；忌食生冷、辛辣的刺激性食物。

桑椹牛奶茶

【原　料】 新鲜桑椹50克，鲜牛奶200毫升。

【制　作】 将新鲜桑椹洗净，沥干，放入大茶杯中，用沸水冲泡，加盖，闷15分钟，待用。将鲜牛奶放入另锅，用中火煮沸即离火，将牛奶调入冲泡桑椹的杯中，拌和均匀即成。

【用　法】 上下午分饮。

【功　效】 养肝补血定眩。适用于肝血不足引起的经行眩晕。

鸭肝阿胶粥

【原　料】 鸭肝60克，东阿阿胶10克，粟米100克，葱花、姜末、精盐、味精各适量。

【制　作】 将鸭肝洗净，剁成泥糊，备用。粟米淘洗干净，放入砂锅，加适量水，大火煮沸后改用小火煨煮30分钟；另锅放入阿胶，加水后用中火煮沸，待阿胶完全烊化后加入粟米粥中，加入鸭肝泥糊，拌和均匀，加葱花、姜末，继续用小火煨煮至粟米熟烂，加精盐、味精，搅匀即成。

【用　法】 早晚分食。

【功　效】 养肝补血定眩。适用于肝血不足引起的经行眩晕。

鸡血小麦粥

【原　料】 小麦150克，鲜鸡血1碗，米酒100毫升。

【制　作】 将小麦淘洗干净入锅，加水适量，用大火煮沸，转用小火熬煮成粥；鸡血用酒拌匀，放入小麦粥内煮熟即成。

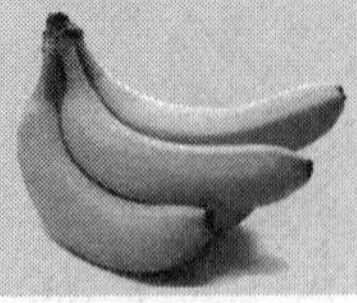

【用　法】 每日1剂，分2次食用。

【功　效】 养肝补血定眩。适用于肝血不足引起的经行眩晕。

猪肝粥

【原　料】 猪肝100克，大米100克，葱花、姜末、精盐、香油、酱油各适量。

【制　作】 将猪肝洗净，切细与生姜同放一碗内，以酱油浸渍，备用。再将大米淘洗干净入锅，加水适量，用大火煮沸后转用小火熬煮，粥熟时放入猪肝末，再稍煮片刻，放入香油、葱花即成。

【用　法】 早晚分食。

【功　效】 养肝补血定眩。适用于肝血不足引起的经行眩晕。

归芍杞子粥

【原　料】 当归20克，白芍20克，枸杞子20克，大米100克，冰糖适量。

【制　作】 将当归、白芍、枸杞子分别洗净，当归、白芍切成片或切碎，同放入砂锅，加适量水，煎取浓汁备用。将枸杞子与淘净的大米一起放入砂锅，加水煨煮成稠粥，粥成时，加入当归、白芍浓煎汁，并加入冰糖(研碎成末)，拌和均匀，再煨煮至沸即成。

【用　法】 早晚分食。

【功　效】 养肝补血定眩。适用于肝血不足引起的经行眩晕。

参归海参羹

【原　料】 党参15克，当归15克，炙黄芪15克，海参50克，红枣15枚，红糖适量。

【制　作】 将党参、当归、黄芪洗净，切成片，同入砂锅，加水浓煎2次，每次30分钟，合并2次滤汁，备用；将海参泡发，纵剖成细条，切成黄豆大小的丁，待用。将红枣洗净，放入砂锅，加适量水，用大火煮沸，放入党参、黄芪、当归煎汁，改用小火煨煮20分钟，放入海参丁，加红糖，共煮10分钟，用湿淀粉勾芡成羹即成。

【用　法】 早晚分食。

【功　效】 养肝补血定眩。适用于肝血不足引起的经行眩晕。

鸡肝枸杞羹

【原　料】 鸡肝30克，枸杞子15克，黄酒、精盐、味精各适量。

【制　作】 将枸杞子洗净，放入锅中，加入鲜汤煮沸，用小火炖30分钟，然后加入洗净剁烂的鸡肝，加入黄酒，炖成糊羹，再加精盐、味精调味即成。

【用　法】 早晚分食。

【功　效】 养肝补血定眩。适用于肝血不足引起的经行眩晕。

红枣猪血羹

【原　料】 红枣250克，猪血500克，精盐、味精、黄酒、葱花、姜末各适量。

【制　作】 将猪血洗净，切成丁块；红枣冲洗干净，剔去枣核后切碎。炒锅上火，加入适量清水和猪血、红枣、黄酒、葱花、姜末，用大火煮沸后，改用小火炖至汤汁稠浓时，再加入精盐、味精，稍炖即成。

【用　法】 早晚分食。

【功　效】 养肝补血定眩。适用于肝血不足引起的经行眩晕。

羊肝羹

【原　料】 羊肝1具，羊脊肉100克，枸杞子30克，豆豉汁20毫升，葱白、精盐、味精、湿淀粉各适量。

【制　作】 将羊肝、羊肉去筋膜，切片；将枸杞子洗净。锅置火上，加适量水，下入羊肝片、羊肉片、豆豉汁，大火煮沸后，改小火煮至羊肝、羊肉熟透后，放入湿淀粉搅匀成羹，再下葱白、精盐、味精调味即成。

【用　法】 早晚分食。

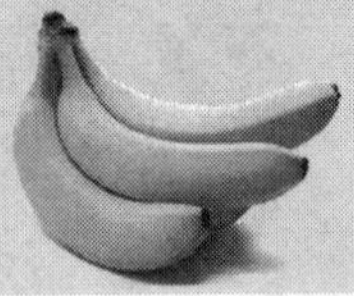

【功　效】养肝补血定眩。适用于肝血不足引起的经行眩晕。

黑芝麻豆奶

【原　料】黑芝麻 30 克，黄豆 40 克，红糖适量。

【制　作】将黑芝麻拣去杂质，淘洗干净，晾干或晒干，用微火炒熟，趁热研成细末，备用。将黄豆淘洗干净，用清水浸泡 8 小时，用家用粉碎机研磨成浆，用洁净纱布过滤，将所取浆汁放入砂锅，大火煮沸后，改用小火煨煮 15 分钟（以勿溢出为度），加入红糖，并调入黑芝麻细末，拌和均匀即成。

【用　法】当饮料，随量食用。

【功　效】养肝补血定眩。适用于肝血不足引起的经行眩晕。

黄瓜拌猪肝

【原　料】黄瓜 200 克，熟猪肝 250 克，香菜 50 克，海米 25 克，精盐、味精、酱油、食醋、花椒油各适量。

【制　作】将黄瓜洗净，切成片放在盘内；猪肝煮熟切成同等大小的片放在黄瓜上面；将香菜洗净，切去根须，再切成 2 厘米长的段，撒在肝片上；海米用开水泡好，捞出，放在肝片上。将精盐、味精、酱油、食醋、花椒油倒入小碗内，对成调味汁，浇在黄瓜猪肝片上，拌匀即成。

【用　法】佐餐，随量食用。

【功　效】养肝补血定眩。适用于肝血不足引起的经行眩晕。

牛肝泥

【原　料】牛肝 750 克，黄油 150 克，干酪 50 克，葱头 125 克，芹菜 50 克，胡萝卜 35 克，香叶 2 片，精盐、辣椒油、红葡萄酒、植物油、胡椒粉、鲜汤、黄酒各适量。

【制　作】将牛肝去掉肝膜与筋，洗净，切成小块；葱头、芹菜、胡萝卜分别择洗干净，切碎成末；煎盘中放入植物油烧热，放入葱头炒黄，再放入香叶、芹菜、胡萝卜和牛肝，煎至上色，再加入精盐、辣椒油、红葡萄酒、胡椒粉和少许鲜汤焖熟，凉后，放入绞肉机中绞成细泥，加入黄酒、干酪，搅拌均匀；白油纸中间抹一层薄薄的黄油，放上肝泥，卷成长条，放入0℃～3℃的冰箱中冷藏，吃时取出切片即成。

【用　法】 佐餐，随量食用。

【功　效】 养肝补血定眩。适用于肝血不足引起的经行眩晕。

牛肝炖胡萝卜

【原　料】 牛肝100克，胡萝卜200克，精盐、味精、大茴香、葱段、姜片、花椒、植物油、鲜汤、香菜各适量。

【制　作】 将胡萝卜洗净，切成薄片；牛肝洗净，切片；锅上火，放油烧热，放入胡萝卜片煸炒适度，然后倒入砂锅中；牛肝片入沸水锅中烫一下，捞出放入砂锅中，加入大茴香、葱段、姜片、花椒，加鲜汤适量，先用大火煮沸，再用小火慢炖至牛肝熟烂，加入精盐、味精调味，撒上香菜末即成。

【用　法】 佐餐，随量食用。

【功　效】 养肝补血定眩。适用于肝血不足引起的经行眩晕。

菠菜炒羊肝

【原　料】 菠菜250克，羊肝100克，黄酒、红糖、湿淀粉、葱花、姜末、精盐、味精、酱油、五香粉、香油各适量。

【制　作】 将菠菜去杂，洗净，盛入漏勺，入沸水锅中烫一下，捞出，控干水，连根、茎、叶切成段，备用；将羊肝洗净，快刀斜剖成薄菱片，用黄酒、红糖、湿淀粉混合汁液抓揉均匀，待用。炒锅置火上，加植物油烧至六成热，加葱花、姜末煸炒出香，加入羊肝片，急火爆炒，烹入黄酒，边炒边加菠菜段，加精盐、味精、酱油、五香粉、香油，炒匀即成。

【用　法】 佐餐，随量食用。

【功　效】 养肝补血定眩。适用于肝血不足引起的经行眩晕。

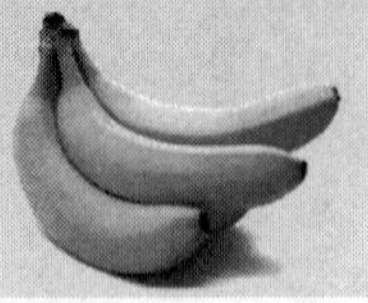

灵芝猪肉干

【原　料】 灵芝100克,猪瘦肉1000克,桂皮、花椒、八角茴香、生姜、精盐、酱油、白糖、黄酒、五香粉、味精各适量。

【制　作】 将灵芝洗净,晒干或烘干,研为细末,备用。猪瘦肉洗净,切成小块,与灵芝粉同入锅中,加入桂皮、花椒、八角茴香、生姜、精盐、酱油、白糖、黄酒各适量,加适量(切勿过多)清水,小火煨炖至猪肉熟烂,加入味精、五香粉,小火收干汤汁后捞出猪肉块,稍凉后上炉烤干即成。

【用　法】 当零食,每日食用30克。

【功　效】 养肝补血定眩。适用于肝血不足引起的经行眩晕。

熟地黄肝片

【原　料】 鲜猪肝250克,熟地黄20克,水发木耳50克,净青菜50克,葱花、姜末、料酒、酱油、精盐、味精、醋、湿淀粉、植物油、香油各适量。

【制　作】 将熟地黄拣去杂质,洗净,沥干后切成片,放入砂锅,加适量水,浓煎,提取浓缩液20毫升,备用;将猪肝洗净,切成薄片,待用;将青菜洗净,并用沸水焯一下,连同洗净的木耳,以及葱花、姜末、料酒、酱油、精盐、醋、湿淀粉、味精、熟地黄提取液及少量鲜汤一起调成芡汁,待用。炒锅置火上,加植物油烧至七成热,将猪肝投入油锅,滑散,炒透后倒入漏勺;锅留底油,用大火烧热,将猪肝倒回炒锅,随即将芡汁倒入搅拌均匀,淋上少许香油即成。

【用　法】 佐餐,随量食用

【功　效】 养肝补血定眩。适用于肝血不足引起的经行眩晕。

软炸鸡肝

【原　料】 山药100克,鸡肝400克,鸡蛋4个,植物油、淀粉、姜片、葱段、葱花、精盐、黄酒、味精、胡椒粉、香油各适量。

【制　作】 将山药切片,烘干,打成细末待用;鸡肝去胆和周围的变色部分，清水洗净，切成块；鸡蛋打散装于碗内，加入淀粉、山药粉调成糊待用；鸡肝装入碗内，加入姜片、葱段、黄酒、胡椒粉、食盐、味精略腌后，再用蛋糊上浆拌匀。炒锅上火，放油烧至七成热，将鸡肝逐块下入油锅炸至色黄捞出，沥出余油；另烧热锅，下入鸡肝，放入葱花、胡椒粉，淋入香油，翻炒几下装盘即成。

【用　法】 佐餐，随量食用。

【功　效】 养肝补血定眩。适用于肝血不足引起的经行眩晕。

杞菊炸鸡肝

【原　料】 鸡肝200克，枸杞子20克，白菊花6克，鸡蛋清、咸面包渣、黄酒、精盐、熟猪油、面粉、味精、淀粉各适量。

【制　作】 将鸡肝洗净，切成片，加精盐、黄酒、味精拌渍入味；枸杞子、菊花加水煎取浓汁，与干淀粉、面粉、鸡蛋清盛碗内调成糊，鸡肝片两面裹上一层糊，其中一面蘸上一层面包渣。炒锅置火上，下熟猪油烧至六成热时，将鸡肝逐片放入油锅中炸熟透捞出即成。

【用　法】 佐餐，随量食用。

【功　效】 养肝补血定眩。适用于肝血不足引起的经行眩晕。

鹅血豆腐汤

【原　料】 鲜鹅血250克，豆腐100克，鲜大蒜苗100克，植物油、精盐、味精各适量。

【制　作】 将鹅血入沸水烫熟后，切成厚块；豆腐切厚块；大蒜苗切小段。将豆腐、鹅血放入锅中，加植物油、精盐略炒，加水适量煮沸，煮约5分钟，加入大蒜苗、味精等即成。

【用　法】 每日1次，连食7日。

【功　效】 养肝补血定眩。适用于肝血不足引起的经行眩晕。

菠菜猪肝汤

【原　料】 菠菜200克，新鲜猪肝100克，葱花、姜末、黄酒、

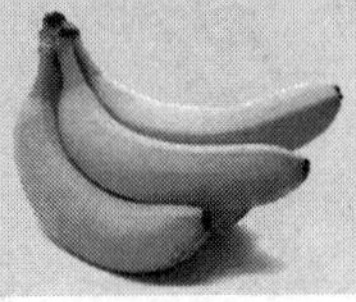

红糖、湿淀粉、精盐、味精、五香粉、香油各适量。

【制　作】 将菠菜去杂，保留根、茎、叶并洗净，放入沸水锅中烫一下，捞出，沥水后，切成段，备用；将猪肝洗净，快刀斜剖，切成片，盛入碗中，加葱花、姜末、黄酒、红糖，用湿淀粉抓匀，待用。汤锅置火上，加清水(或鸡汤)适量，大火煮沸，将抓匀湿淀粉的猪肝片倒入，中火煮沸，调入菠菜段，用漏勺边拌边烧，加精盐、味精、五香粉，煮沸后淋入香油即成。

【用　法】 佐餐，随量食用。

【功　效】 养肝补血定眩。适用于肝血不足引起的经行眩晕。

黑木耳猪肝汤

【原　料】 猪肝 50 克，黑木耳 10 克，精盐适量。

【制　作】 将猪肝洗净，剔除筋膜，切片；黑木耳用清水泡发，洗净，与猪肝片一同入锅，加适量水，煮熟，加精盐少许调味即成。

【用　法】 佐餐，随量食用。

【功　效】 养肝补血定眩。适用于肝血不足引起的经行眩晕。

菠菜猪血汤

【原　料】 鲜菠菜 500 克，猪血 250 克，味精、精盐各适量。

【制　作】 将鲜菠菜洗净，切成段，用开水略烫一下；再将猪血切成小方块，放入锅内加水煮沸，然后加菠菜，一起煮汤，熟后加精盐、味精调味即成。

【用　法】 佐餐，随量食用。

【功　效】 养肝补血定眩。适用于肝血不足引起的经行眩晕。

番茄牛肝汤

【原　料】 牛肝 100 克，牛肉 100 克，番茄 200 克，土豆 200 克，精盐、黄酒、酱油、淀粉、白糖、姜片、香油各适量。

【制　作】 将白糖、酱油、精盐、黄酒和淀粉调匀，做成腌料备用；牛肝和牛肉洗净，切成薄片，与腌料拌匀，腌 10 分钟左右，备用;番茄、土豆洗净,分别切成块和片。瓦煲内放清水适量,用大火煮沸后放入番茄、土豆和姜片,改用中火煲至番茄出味、土豆熟,再放入牛肝和牛肉,待牛肝、牛肉熟透,以精盐调味,淋上香油即成。

【用　法】 佐餐,随量食用。

【功　效】 养肝补血定眩。适用于肝血不足引起的经行眩晕。

牛肝红枣汤

【原　料】 牛肝 250 克,红枣 30 克,味精、精盐各适量。

【制　作】 牛肝洗净,切成片;大枣洗净。取砂锅加水先煮大枣,待枣烂时,下入牛肝片,熟后加入味精、精盐调味即成。

【用　法】 佐餐,随量食用。

【功　效】 养肝补血定眩。适用于肝血不足引起的经行眩晕。

(4)经行泄泻

主要症状:本病症以脾气虚弱为多见,患者每临经期或月经前后出现泄泻,每月二三次或更多,便质稀溏或如水样,甚至夹有不消化食物,伴神疲乏力,脘腹胀满,饮食不香,月经量多,舌质淡胖,苔白润或腻,脉缓弱。

食疗原则:补益脾气。

食物宜忌:宜食白扁豆、红枣、薏苡仁、桂圆肉、牛肉、牛奶、猪肉、猪肚、火腿肉、兔肉、鸡肉、乌骨鸡、鸽肉、黄鳝、青鱼、大米、黄豆、豆制品、莲子、菱、栗子等食物及人参、黄芪、刺五加、茯苓、白术等药食兼用品;忌食生冷、油腻食物。

桂圆红枣莲子粥

【原　料】 桂圆肉 10 枚,红枣 10 枚,莲子 20 枚,糯米 100 克。

【制　作】 将莲子洗净,用温开水浸泡 4 小时,与洗净的桂圆肉、红枣、糯米同放入砂锅,加适量水,大火煮沸,改用小火煨煮成稠粥即成。

【用　法】 早晚分食。

【功　效】 益气健脾止泻。适用于脾气虚弱引起的经行泄泻。

芡实红枣粥

【原　料】 芡实 50 克，红枣 10 枚，糯米 100 克。

【制　作】 将芡实用温开水浸泡 2 小时（新鲜芡实无需浸泡），与洗净的糯米、红枣同入锅中，加适量水煮成稀粥即成。

【用　法】 早晚分食。

【功　效】 益气健脾止泻。适用于脾气虚弱引起的经行泄泻。

玉米扁豆粥

【原　料】 玉米 50 克，白扁豆 25 克，红枣 10 枚，大米 50 克。

【制　作】 将以上 4 味洗净，同入锅中，加水适量，用小火煮成稀粥即成。

【用　法】 早晚分食。

【功　效】 益气健脾止泻。适用于脾气虚弱引起的经行泄泻。

荠菜赤豆粥

【原　料】 新鲜荠菜 250 克，大米 100 克，红小豆 30 克。

【制　作】 将大米、红豆煮粥至八成熟时加入荠菜，煮至粥熟即成。

【用　法】 早晚分食。

【功　效】 益气健脾止泻。适用于脾气虚弱引起的经行泄泻。

大麦赤豆粥

【原　料】 大麦 60 克，赤豆 30 克。

【制　作】 将大麦、赤豆洗净，加水适量，煮成稀粥即成。

【用　法】 早晚分食。

【功　效】 益气健脾止泻。适用于脾气虚弱引起的经行泄泻。

赤豆冬瓜粥

【原　料】 赤小豆 100 克，冬瓜 500 克。

【制　作】 将上2味一并煮烂，至豆成泥即成。

【用　法】 早晚分食。

【功　效】 益气健脾止泻。适用于脾气虚弱引起的经行泄泻。

白茯苓粥

【原　料】 白茯苓粉15克，大米100克，精盐、味精、胡椒粉各适量。

【制　作】 将淘洗干净的大米入锅，加入白茯苓粉和清水1 000毫升，用大火煮沸后，再转用小火熬煮成稀粥，加入味精、精盐调味即成。

【用　法】 早晚分食。

【功　效】 益气健脾止泻。适用于脾气虚弱引起的经行泄泻。

茯苓泽泻粥

【原　料】 白茯苓15克，泽泻10克，白术6克，桂枝3克，冬瓜皮20克，大米50克。

【制　作】 将白茯苓碾粉；泽泻、白术、桂枝、冬瓜皮放入砂锅内，加水煎汁，去渣，以汁代水，加入茯苓粉和淘净的大米，煮成稀粥即成。

【用　法】 早晚分食。

【功　效】 益气健脾止泻。适用于脾气虚弱引起的经行泄泻。

鲤鱼赤豆粥

【原　料】 鲤鱼1尾(约500克)，赤小豆50克，大米100克，葱花、姜末、胡椒粉、精盐、味精、黄酒各适量。

【制　作】 将赤小豆用清水浸泡约4小时，洗净；将鲤鱼去鳞、鳃及内脏，用清水洗净；将大米淘洗干净。煮锅刷洗净后，将鲤鱼放入锅内，加入葱花、姜末、黄酒、胡椒粉、精盐及适量清水，用大火煮至鱼肉熟烂后，用汤筛过滤去刺，然后在锅中放入淘净的大米、赤小豆，加入清水，改用小火继续煮至米开花豆烂时，加入味精调味即成。

【用　法】 早晚分食。

【功　效】 益气健脾止泻。适用于脾气虚弱引起的经行泄泻。

鲫鱼姜枣粥

【原　料】 鲫鱼1条(约300克),大米100克,红枣10枚,葱白、生姜、黄酒、精盐、味精、香油各适量。

【制　作】 将鲫鱼用清水洗一遍,去鳞、鳃及内脏,再用清水洗净,切成小块;生姜去外皮,葱白去老黄叶,分别用清水洗净,生姜切成末,葱白切成小段;将大米淘洗干净,红枣去核,用清水洗净。鲫鱼放入锅中,加入适量清水、黄酒、葱段、姜末、精盐,煮至鱼肉熟烂,用汤筛过滤刚煮好的鱼汤,去刺留汁,把鱼汤及鱼肉倒入煮锅内,加入大米、红枣、姜末、清水适量,置于大火上煮,水沸后,改用小火继续煮至米开花时,调入香油和味精即成。

【用　法】 早晚分食。

【功　效】 益气健脾止泻。适用于脾气虚弱引起的经行泄泻。

山药薏米粥

【原　料】 薏苡仁30克,山药30克,莲子15克,红枣10克,粟米100克,白糖适量。

【制　作】 将山药、薏苡仁、莲子、红枣、粟米洗净,入锅加水共煮粥,粥熟后,加入白糖调味即成。

【用　法】 早晚分食。

【功　效】 益气健脾止泻。适用于脾气虚弱引起的经行泄泻。

茯苓栗子粥

【原　料】 茯苓15克,栗子10枚,糯米50克,红糖适量。

【制　作】 将新鲜栗子用菜刀切一缺口,用沸水浸泡片刻,取出,剥壳去栗子毛衣,洗净后,剖成两半,备用。将茯苓拣杂,洗净,沥干,切成片或切碎,放入砂锅,加水适量,浸泡片刻后煎煮40分钟，过滤，收取茯苓滤汁，回入砂锅，加淘洗干净的糯米、栗子肉及清水适量，大火煮沸，改用小火煨煮至栗子肉熟烂，糯米粥黏稠，调入红糖，溶化后拌匀即成。

【用　法】早晚分食。

【功　效】益气健脾止泻。适用于脾气虚弱引起的经行泄泻。

黄芪苡仁粥

【原　料】黄芪 30 克，薏苡仁 20 克，赤小豆 15 克，糯米 30 克，红糖适量。

【制　作】将黄芪、赤小豆、薏苡仁分别拣杂，洗净，黄芪沥干切片后用纱布包扎好，与赤小豆、薏苡仁同入砂锅，加水煮沸，改用小火煨煮 30 分钟，取出黄芪药包，沥尽药汁，加淘洗干净的糯米及温水适量，继续用小火煨煮至糯米熟烂，加入红糖，溶化后拌匀调味即成。

【用　法】早晚分食。

【功　效】益气健脾止泻。适用于脾气虚弱引起的经行泄泻。

八宝糯米粥

【原　料】红枣 6 枚，山药 10 克，桂圆肉 6 克，芡实 10 克，薏苡仁 10 克，白扁豆 10 克，莲肉 10 克，赤小豆 15 克，糯米 50 克，白糖适量。

【制　作】将红枣、山药、桂圆肉、芡实、薏苡仁、白扁豆、莲子肉、赤小豆用水浸泡 2 小时，入锅用小火煎 1 小时，再加适量水和淘洗干净的糯米，煮成稠粥，加入白糖调味即成。

【用　法】早晚分食。

【功　效】益气健脾止泻。适用于脾气虚弱引起的经行泄泻。

白扁豆橘皮粥

【原　料】白扁豆 50 克，鲜橘皮 30 克，大米 50 克。

【制　作】将鲜橘皮洗净，切成丝或切成碎末，备用。将白扁豆洗净，放入砂锅，加适量水，大火煮沸，改用小火煨煮 40 分钟，待白扁豆熟烂，加入淘洗过的大米及橘皮丝（或橘皮碎末），继续用小火煨煮成稠粥即成。

【用　法】 早晚分食。

【功　效】 益气健脾止泻。适用于脾气虚弱引起的经行泄泻。

玉米须速溶饮

【原　料】 鲜玉米须 1 000 克，白糖适量。

【制　作】 将玉米须入锅，加水煎 1 小时，去渣，以小火煎煮浓缩，至将要干锅时停火，待冷后拌入干燥白糖吸净药汁，晒干，压碎，装瓶即成。

【用　法】 每次 10 克，每日 3 次，以沸水冲食。

【功　效】 益气健脾止泻。适用于脾气虚弱引起的经行泄泻。

三豆饮

【原　料】 赤小豆 100 克，绿豆 100 克，黑豆 100 克，白糖适量。

【制　作】 将上述 3 种豆洗净后同入水煎，煮烂为止，加入适量白糖即成。

【用　法】 当饮料频饮。

【功　效】 益气健脾止泻。适用于脾气虚弱引起的经行泄泻。

黄芪三皮饮

【原　料】 冬瓜皮、茯苓皮、黄芪各 30 克，姜皮 10 克，大枣 5 枚。

【制　作】 将上述各味加水 500 毫升，煮取 300 毫升，去渣，加糖适量。

【用　法】 分 2 次饮用，每日 1 剂。

【功　效】 益气健脾止泻。适用于脾气虚弱引起的经行泄泻。

参苓白术葫芦饮

【原　料】 党参10克,茯苓15克,白术10克,葫芦20克。

【制　作】 将以上4味洗净,入锅,加水适量,煎煮2次,每次30分钟,合并滤汁即成。

【用　法】 上下午分饮。

【功　效】 益气健脾止泻。适用于脾气虚弱引起的经行泄泻。

山药茯苓包子

【原　料】 山药粉20克,茯苓粉20克,面粉300克,酵面200克,猪肉400克,葱花、姜末、五香粉、酱油、白糖、味精、精盐、香油各适量。

【制　作】 将山药粉、茯苓粉调入面粉中充分拌和均匀,并加酵面及温水糅合均匀,将和面发好后摘成40个剂子,待用。将猪肉洗净,切碎后剁成肉蓉,加葱花、姜末、五香粉、酱油、白糖、味精、精盐调匀,加适量水,按顺时针方向连续搅成糊后,加少许香油,拌和成包子肉馅,包成包子蒸熟即成。

【用　法】 每餐食4～6个,每日2次。

【功　效】 益气健脾止泻。适用于脾气虚弱引起的经行泄泻。

蚕豆壳红茶

【原　料】 蚕豆壳15克,红茶3克。

【制　作】 将蚕豆壳、红茶放入茶杯中,用沸水冲泡即成。

【用　法】 代茶频饮。

【功　效】 益气健脾止泻。适用于脾气虚弱引起的经行泄泻。

茯苓奶茶

【原　料】 茯苓15克,鲜牛奶100毫升。

【制　作】 将茯苓研为细粉,用少量凉开水化开,再将煮沸的牛奶冲入调匀即成。

【用　法】 早晚分饮。

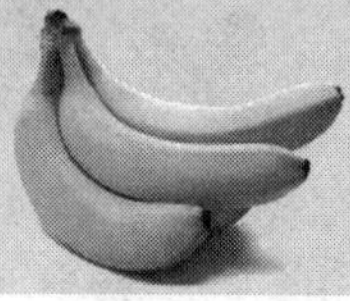

【功　效】 益气健脾止泻。适用于脾气虚弱引起的经行泄泻。

苍白术红枣饼

【原　料】 苍术、白术各100克，红枣80克，面粉150克，鸡蛋2个。

【制　作】 将白术洗净，晒干或烘干，研成极细末，炒熟备用；红枣洗净煮熟，去核，捣烂成泥。将白术粉、红枣泥、面粉与打碎的鸡蛋，混合调匀，加水适量制成小饼，烘干即成。

【用　法】 当点心，每次30克，每日2次。

【功　效】 益气健脾止泻。适用于脾气虚弱引起的经行泄泻。

茯苓皮陈皮饼

【原　料】 茯苓皮30克，陈皮10克，面粉500克，葱花、姜末、胡椒、香油各适量。

【制　作】 将茯苓皮、陈皮分别拣杂，洗净，沥干，切碎，同放入砂锅，加水浸泡片刻，煎煮3次，每次1小时，合并3次滤汁，待用；将面粉倒在案板上，加发面150克及温热茯苓皮、陈皮煎液滤汁，糅合均匀，使成发酵面团；另取1大碗，将葱花、姜末、胡椒、香油等放入，搅拌成馅，按常规制成馅饼，放入笼屉，上笼用大火蒸约15分钟即成。

【用　法】 早晚餐随量食用。

【功　效】 益气健脾止泻。适用于脾气虚弱引起的经行泄泻。

白术茯苓糕

【原　料】 白术20克，白参10克，茯苓20克，糯米粉150克，白糖适量。

【制　作】 将白参、茯苓、白术研成极细粉，与糯米粉、白糖拌匀，加水适量，调匀后制成糕，上笼蒸熟即成。

【用　法】 当点心，随量食用。

【功　效】 益气健脾止泻。适用于脾气虚弱引起的经行泄泻。

补脾八仙糕

【原　料】 苍术、白术各30克，白茯苓、陈皮各15克，干山药30克，莲子肉(去心皮)、山楂肉(去核)各40克，砂仁3克，大米、糯米各500克，蜂蜜适量。

【制　作】 将以上前8味同研为细末，大米、糯米打粉，用蜂蜜调入药末和匀，如常法做糕，先在笼中划小块，蒸熟取出即成。

【用　法】 主餐随量食用

【功　效】 益气健脾止泻。适用于脾气虚弱引起的经行泄泻。

白术枣泥糕

【原　料】 白术100克，红枣100克，糯米粉400克，白糖、红糖各适量。

【制　作】 将白术洗净，晾干或烘干，研成细粉，入锅，用微火焙熟；备用。将红枣洗净，放入砂锅，加水煨煮至熟烂，取出红枣(除去枣核)，制成枣泥，待用。将糯米粉、白糖、红糖、白术细粉、枣泥同放入盆中，加适量清水，充分搅拌均匀，倒入糕型模具，或倒入浅容器中，上笼，用大火蒸熟，冷却后倒出或将其切成小方块即成。

【用　法】 当点心，随量食用。

【功　效】 益气健脾止泻。适用于脾气虚弱引起的经行泄泻。

苡仁冬瓜脯

【原　料】 薏苡仁20克，草菇30克，蘑菇30克，冬瓜1 000克，上汤、生粉、精盐、香油、植物油各适量。

【制　作】 冬瓜切成大块，整块用沸水焯一下，捞起沥干水；将整块冬瓜放蒸盆内，加上汤、煮熟之薏苡仁，上笼蒸35分钟，取出待用；将草菇、蘑菇一切两半。把炒锅置中火上烧热，加入植物油，将草菇，蘑菇下锅略爆，加入精盐、清水、生粉、香油，勾好芡，淋在冬瓜脯上即成。

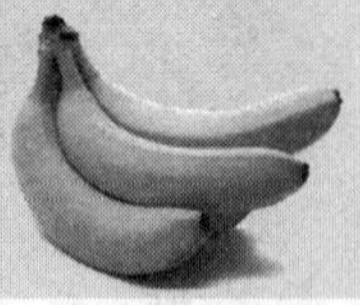

【用　法】 佐餐，随量食用。

【功　效】 益气健脾止泻。适用于脾气虚弱引起的经行泄泻。

大豆方

【原　料】 大豆 500 克，活鲤鱼 500 克，白术 60 克。

【制　作】 将鲤鱼去鳞、鳃及内脏，洗净备用；将白术略炒后装入布袋，加适量水，熬煮取药汁约 2 000 毫升；将大豆淘洗净后，与鱼同入锅内，加白术药汁，同煮直至大豆熟烂即成。

【用　法】 佐餐，随量食用。

【功　效】 益气健脾止泻。适用于脾气虚弱引起的经行泄泻。

煮鲤鱼方

【原　料】 鲤鱼头 1 个(约 150 克)，橘皮 30 克。

【制　作】 将鲤鱼头去鳞、鳃，砍开，将橘皮塞入鱼头内，放入砂锅，加适量水，炖至鱼头熟烂即成。

【用　法】 佐餐，随量食用。

【功　效】 益气健脾止泻。适用于脾气虚弱引起的经行泄泻。

赤小豆冬瓜炖乌鱼

【原　料】 鲜乌鱼 1 条(约 250 克)，冬瓜连皮 500 克，赤小豆。

【制　作】 将乌鱼洗净，去鳞、鳃、肠杂与淘洗干净的赤小豆同入锅中，加水适量，大火煮沸，改小火，再放入切好冬瓜，共同炖煮熟烂即成。

【用　法】 佐餐，随量食用。

【功　效】 益气健脾止泻。适用于脾气虚弱引起的经行泄泻。

砂仁蒸鲫鱼

【原　料】 砂仁 3 克，甘草末 3 克，鲫鱼 1 条(约 250 克)。

【制　作】 将鲫鱼去鳞、鳃，洗净，去内脏后纳入砂仁、甘草，用线缚好，清炖煮熟烂即成。

【用　法】 佐餐，随量食用。

【功　效】 益气健脾止泻。适用于脾气虚弱引起的经行泄泻。

芡实玉米须煮老鸭

【原　料】 芡实150克，玉米须30克，老鸭1只，姜片、葱段、精盐、味精、黄酒各适量。

【制　作】 将老鸭宰杀，去毛、内脏，洗净；芡实洗净，与玉米须同塞入鸭腹中，用线缝牢腹部切口，置于砂锅内，加入姜片、葱段、精盐、黄酒，加水适量，大火煮沸后改小火炖煮至老鸭熟烂，取弃鸭腹内之玉米须，调入味精即成。

【用　法】 佐餐，随量食用。

【功　效】 益气健脾止泻。适用于脾气虚弱引起的经行泄泻。

北芪炖鲈鱼

【原　料】 鲈鱼1条(250～500克)，北黄芪30克，精盐、味精、植物油各适量。

【制　作】 将鲈鱼去肠杂、鳃，洗净，与洗净湿润之黄芪共置汤锅内，加水适量及植物油、精盐，大火煮沸，小火炖熟，调入味精即成。

【用　法】 佐餐，随量食用。

【功　效】 益气健脾止泻。适用于脾气虚弱引起的经行泄泻。

芪烧活鱼

【原　料】 活鲤鱼1条(约750克)，黄芪10克，党参6克，水发香菇15克，冬笋片15克，白糖、绍酒、精盐、酱油、葱、蒜、味精、湿淀粉、姜、花生油、清汤、猪油各适量。

【制　作】 将活鲤鱼去掉鳃、鳞、鳍后，剖腹除去内脏，冲洗干净，在鱼身两面斜刀切成十字花刀；党参、黄芪洗净后切成厚片待用；香菇一切两开；姜、葱、蒜按要求洗净后切成姜末、蒜片、葱段待用。炒锅置大火上，放入花生油烧六成热，下入鲤鱼炸成金黄色，

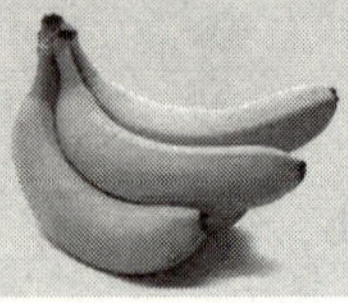

捞出沥去油。再把炒锅重置火上，放入猪油、白糖，炒成枣红色时，加入清汤，下入炸好的鲤鱼、党参、黄芪、葱节、姜末、蒜片，煮沸后移小火上煨，待汤汁已浓，鱼已煨透入味时，将鱼捞在鱼盘里，择去参、芪片，再把笋片、香菇放入汤勺内，调入味精，煮沸后撇去油沫，用湿淀粉勾芡，淋上猪油，浇在鱼上即成。

【用　法】 佐餐，随量食用。

【功　效】 益气健脾止泻。适用于脾气虚弱引起的经行泄泻。

苡仁酿藕

【原　料】 鲜藕 500 克，橘红 15 克，薏苡仁 20 克，百合 15 克，莲米 15 克，芡实 15 克，糯米 125 克，蜜樱桃 30 克，瓜片 15 克，白糖、猪油各适量。

【制　作】 将鲜藕粗壮部位，削去一头，内外洗净，用竹筷把眼通透，将淘洗过的糯米由孔装入，抖紧，再用刀背敲拍孔口，使之封闭不漏，待煮熟后漂于清水中，捞起，刮去外面粗皮，切成圆片待用；莲米去心，同薏苡仁、百合、芡实分别择洗，冲洗后装于碗中，加清水上笼蒸熟待用；瓜片、橘红切成丁，蜜樱桃对剖开。将猪油修成一方铺于碗内，蜜樱桃随意摆成花纹图案，再相继放入瓜片、橘红和薏苡仁、百合、芡实、莲米等原材料，同时将藕片摆成风车形定好，撒入白糖放笼蒸至熟烂，出笼后翻于圆盘内，揭去猪油不用，将其余白糖收浓汁浇上即成。

【用　法】 当点心，随量食用。

【功　效】 益气健脾止泻。适用于脾气虚弱引起的经行泄泻。

砂仁陈皮肚条

【原　料】 砂仁末 3 克，陈皮 10 克，猪肚 100 克，葱段、姜片、花椒、胡椒粉、料酒、精盐、白糖、味精、湿淀粉各适量。

【制　作】 将猪肚洗净，入沸水锅中汆透，捞出，趁热刮去内膜，洗净，备用。炒锅置火上，加适量清汤，投入猪肚（以浸没为度)，加葱段、姜片、花椒，大火煮沸，撇去浮沫，捞出熟烂的猪肚，冷却后切成肚条，待用；将原汤煮沸，放入陈皮、胡椒粉、料酒、精盐、白糖、猪肚条及砂仁末，用小火煨煮片刻，加味精，拌匀，用湿淀粉勾芡，装盘即成。

【用　法】 佐餐，随量食用，嚼食肚条，饮汤汁，陈皮可一并嚼食。

【功　效】 益气健脾止泻。适用于脾气虚弱引起的经行泄泻。

乌鱼汤

【原　料】 鲜乌鱼1条(约500克)，茶叶200克，白茅根500克，冬瓜皮500克，红枣300克，生姜、葱白、冰糖各适量。

【制　作】 将茶叶、白茅根、冬瓜皮、红枣入锅，加水适量，煎熬成汤，去渣后，浓缩至1 000毫升左右，放入鲜乌鱼(去肠)、葱白、生姜，小火煮至鱼熟烂，加入冰糖即成。

【用　法】 佐餐，随量食用。

【功　效】 益气健脾止泻。适用于脾气虚弱引起的经行泄泻。

赤豆陈皮鲤鱼汤

【原　料】 大鲤鱼1条，赤小豆30克，陈皮6克，小辣椒6克，草果2个，精盐、味精、香油各适量。

【制　作】 将鲤鱼宰杀，去鳞、鳃及内脏，洗净后与赤小豆、陈皮、小辣椒、草果同入锅中，加水适量，小火炖至鱼肉、赤小豆熟烂，加入精盐、香油再煮2沸，调入味精即成。

【用　法】 佐餐，随量食用。

【功　效】 益气健脾止泻。适用于脾气虚弱引起的经行泄泻。

冬瓜三豆汤

【原　料】 冬瓜250克，赤小豆100克，绿豆60克，扁豆30克，精盐适量。

【制　作】 将冬瓜洗净，去皮，切片，与洗净的赤小豆、绿豆、

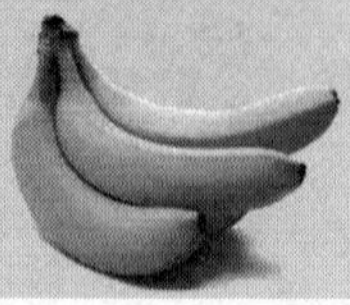

扁豆同入锅中，加适量清水，用小火煮至三豆熟烂，调入精盐即成。

【用　法】 上下午分饮。

【功　效】 益气健脾止泻。适用于脾气虚弱引起的经行泄泻。

参芪冬瓜鸡丝汤

【原　料】 冬瓜、鸡脯肉各200克，党参、黄芪各5克，黄酒、精盐、味精、香油各适量。

【制　作】 将冬瓜去皮，洗净，切成片，备用；鸡脯肉洗净后切成丝，与洗净的党参、黄芪一同放入砂锅内，加清水500毫升，用小火炖至熟时，加入冬瓜片、精盐、黄酒、味精，待冬瓜熟透时淋入香油即成。

【用　法】 佐餐，随量食用。

【功　效】 益气健脾止泻。适用于脾气虚弱引起的经行泄泻。

黄豆芽鲫鱼汤

【原　料】 黄豆芽50克，通草3克，鲫鱼1条(约200克)。

【制　作】 将黄豆芽、通草分别拣杂，择洗干净，通草切成碎小段，放入纱布袋中，扎口备用。将鲫鱼去鳞、鳃及内脏，洗净腹内膜，入沸水锅氽一下，放入砂锅，加通草纱布袋及清水适量，大火煮沸，烹入料酒，改用小火煨煮30分钟，取出药袋，沥尽药汁，加入黄豆芽，继续用小火煨炖至鲫鱼、黄豆芽熟烂即成。

【用　法】 佐餐，随量食用。

【功　效】 益气健脾止泻。适用于脾气虚弱引起的经行泄泻。

五皮肉汤

【原　料】 沙梨皮30克，五加皮、陈皮、桑白皮、茯苓皮各10克，猪瘦肉500克。

【制　作】 将沙梨皮、五加皮、陈皮、桑白皮、茯苓皮洗净，与洗净的猪肉同入锅中，大火煮沸，改小火炖煮至肉烂即成。

【用　法】 佐餐，随量食用。

【功　效】 益气健脾止泻。适用于脾气虚弱引起的经行泄泻。

(5)经行水肿

主要症状:本病症以脾肾阳虚最为多见,患者每在经行前后或正值经期,出现面目、四肢水肿、按之凹陷,月经量多,神疲肢倦,腰膝酸软,大便稀溏,夜尿多,舌质淡胖,苔白润,脉沉细。水肿随月经周期呈规律性发作 2 次以上者即可称为经行水肿,须与肾炎等病引起的水肿相鉴别。

食疗原则:健脾补肾,利湿消肿。

食物宜忌:宜食干姜、肉桂、高良姜、花椒、黄牛肉、狗肉、羊肉、鸡肉、鹿肉、狗鞭、雄蚕蛾等食物及红参、附子、补骨脂、鹿角、仙茅、淫羊藿、巴戟天、肉苁蓉等药食兼用品;忌生冷食物及冷饮。

益智仁莲子粥

【原　料】 益智仁 20 克,莲子 30 克,大米 100 克,白糖适量。

【制　作】 将莲子洗净,放入温水中浸泡 1 小时,备用;益智仁拣去杂质,洗净,放入砂锅,加水浓煎 2 次,每次 30 分钟,提取浓缩液 60 毫升,备用;大米淘洗干净,与莲子同放入砂锅,加适量水,用小火煨煮 1 小时,待莲子熟烂、粥黏稠时,调入益智仁浓缩液及白糖,拌匀,再煨煮至沸即成。

【用　法】 早晚分食。

【功　效】 温肾健脾。适用于脾肾阳虚引起的经行水肿。

杜仲茯苓皮粥

【原　料】 杜仲 30 克,茯苓皮 30 克,大米 50 克。

【制　作】 将杜仲、茯苓皮分别拣杂,洗净,沥干,切碎,同放入砂锅,加水浸泡片刻,煎煮 30 分钟,过滤,取汁,浓缩至 100 毫升,备用。大米淘洗干净,放入洗净的砂锅,加水煨煮成稠粥,粥成时,调入杜仲、茯苓皮浓缩汁液,拌和均匀,再煨煮至沸即成。

【用　法】 早晚分食。

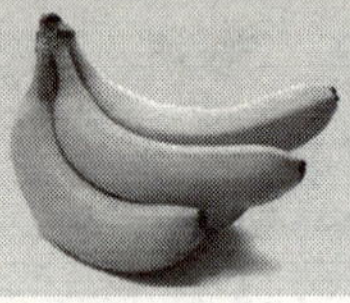

【功　效】 温肾健脾。适用于脾肾阳虚引起的经行水肿。

菟丝子二苓蜜饮

【原　料】 菟丝子30克，巴戟天10克，猪苓10克，茯苓15克，泽泻10克，大腹皮10克，姜皮、蜂蜜各适量。

【制　作】 将以上前7味洗净，入锅，加水适量，煎煮2次，每次30分钟，合并滤汁，待药汁转温后调入蜂蜜，搅匀即成。

【用　法】 上下午分饮。

【功　效】 温肾健脾。适用于脾肾阳虚引起的经行水肿。

山药羹

【原　料】 鲜牛奶200毫升，山药200克，枸杞子15克。

【制　作】 将山药洗净，刨去外皮，切碎，剁成山药糜糊，备用；枸杞子洗净，放入砂锅，加适量水，中火煨煮30分钟，调入山药糜糊，改用小火煨煮片刻；鲜牛奶用另锅煮沸，沸后即离火，缓缓调入枸杞山药糊中，拌和均匀即成。

【用　法】 早晚分食。

【功　效】 温肾健脾。适用于脾肾阳虚引起的经行水肿。

青鸭羹

【原　料】 青头鸭1只，草果5个，赤小豆5克，五香粉适量。

【制　作】 将鸭宰杀，去毛，净肠肚；再将小豆、草果放入鸭腹内，缝合煮熟，加五香粉即成。

【用　法】 佐餐，随量食用。

【功　效】 温肾健脾。适用于脾肾阳虚引起的经行水肿。

苡仁茯苓包子

【原　料】 薏苡仁粉100克，茯苓粉100克，面粉1 000克，白糖、猪油、发面各适量。

【制　作】 将薏苡仁粉、茯苓粉放入碗中，加适量清水，浸泡成糊，先上笼用大火蒸30分钟后取出，再加面粉(200克)、白糖和猪油,调成馅;将余下的面粉加适量清水,揉成面团,加发面揉匀,静置2～3小时,至面团发起后分成若干小面团,放入馅心做成包子;将包子上笼,用大火蒸15～20分钟即成。

【用 法】 早餐随量食用。

【功 效】 温肾健脾,助运消肿。适用于脾肾阳虚引起的经行水肿。

益智仁白术饼

【原 料】 炒白术20克,益智仁20克,鲜生姜、白糖、面粉各适量。

【制 作】 将炒白术和益智仁一同放入碾槽内,研成细末;把生姜洗净后捣烂绞汁;再把药末同白面粉、白糖和匀,加入姜汁和清水和匀,做成小饼15～20块,放入锅内,如常法烙熟即成。

【用 法】 早晚各食用2块,连食7～10天。

【功 效】 温肾健脾,助运消肿。适用于脾肾阳虚引起的经行水肿。

豆蔻姜皮红糖饼

【原 料】 肉豆蔻30克,面粉100克,生姜皮120克,红糖适量。

【制 作】 把肉豆蔻去壳,然后研为极细粉末;生姜洗净后取皮捣烂。把面粉同肉豆蔻粉末及红糖,一同与生姜皮和匀,如常法做成小饼约30块,然后放入平底锅内,烙熟即成。

【用 法】 每次嚼食1～2小块,每日2～3次。

【功 效】 温肾健脾,助运消肿。适用于脾肾阳虚引起的经行水肿。

茯苓核桃饼

【原 料】 茯苓粉500克,核桃仁300克,蜂蜜、桂花、面粉、淀粉、白糖各适量。

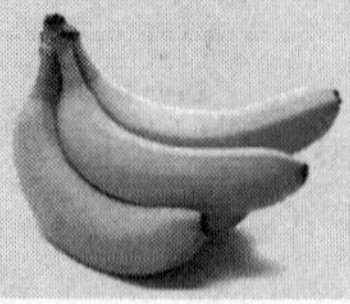

【制　作】 将面粉、茯苓粉、淀粉加水调成面浆，烘制皮子；将蜂蜜、白糖熬熔，加入核桃仁、桂花拌匀成为馅。食用时，可取馅40克平摊于1张皮子上，再覆上1张皮子即成。

【用　法】 当点心，随量食用。

【功　效】 温肾健脾，助运消肿。适用于脾肾阳虚引起的经行水肿。

二仙焖狗肉

【原　料】 仙茅20克，淫羊藿(仙灵脾)20克，狗肉1 000克，葱段、姜片、红辣椒、酱油、红糖、料酒、精盐、味精、五香粉、清汤、植物油各适量。

【制　作】 将仙茅、淫羊藿分别洗净，沥水，切成片或切成碎小段，加水浓煎2次，每次30分钟，合并滤汁提取浓缩液60毫升，备用。将狗肉洗净，放在清水中浸泡1小时，先入沸水锅中汆透，捞出，再入冷水中过凉，切成块，入植物油锅中炸至金黄色，捞出，待用；另取砂锅，将葱段、姜片、红辣椒等调料垫在砂锅底部，放入狗肉块，加二仙浓缩液和酱油、精盐、红糖、清汤(以浸没狗肉为度)，大火煮沸，烹入料酒，改用小火炖煨至狗肉熟烂，加味精、五香粉(或胡椒粉)拌和均匀即成。

【用　法】 佐餐，随量食用。

【功　效】 温肾健脾。适用于脾肾阳虚引起的经行水肿。

砂锅鹿肉

【原　料】 鹿肉500克，猪苓、茯苓各15克，大茴香、姜丝、葱花、薤白、黄酒、甜面酱、精盐、味精各适量。

【制　作】 将猪苓、茯苓洗净，切片，将鹿肉切成小方块，薤白对剖成半；将锅烧热，放入适量清水，煮沸，将切好的鹿肉放入煮1分钟，捞出，弃汤不用。将鹿肉块、猪苓、茯苓、大茴香、姜丝、薤白、黄酒、甜面酱、精盐一起放入砂锅，加适量水，大火煮沸，改用小火炖至熟烂，拣出猪苓、茯苓片，撒上葱花、味精即成。

【用　法】 佐餐，随量食用。

【功　效】 温肾健脾。适用于脾肾阳虚引起的经行水肿。

菟丝子炖羊肉

【原　料】 羊肉500克，菟丝子10克，冬笋尖100克，鲜汤、植物油、香油、精盐、黄酒、花椒、大茴香、味精、青蒜蓉、葱花、姜末各适量。

【制　作】 将羊肉放入清水盆，浸泡1小时去血污，然后放入锅内，加清水上火，下入黄酒、葱段、姜块（拍松）、花椒、大茴香，煮沸后捞去浮沫，小火炖至熟透，取出沥干切块；菟丝子加黄酒、清水适量上笼蒸20分钟取出，用细纱布过滤出原汁；笋尖剖开，顺长切成梳子形片。炒锅上火，烧热加底油，葱花、姜末炒香，倒入羊肉及菟丝子原汁，加精盐、黄酒、鲜汤、笋片煮透，下入味精，淋香油，起锅装盘，撒上青蒜蓉即成。

【用　法】 佐餐，随量食用。

【功　效】 温肾健脾。适用于脾肾阳虚引起的经行水肿。

党参鲫鱼汤

【原　料】 党参30克，鲫鱼500克，葱花、姜末、味精、精盐、五香粉、料酒、清汤、香油、植物油各适量。

【制　作】 将党参洗净，切成片，盛入碗中，备用；将鲫鱼宰杀，去鳞、鳃、肠脏后洗净，把党参片塞入鲫鱼腹中，待用。炒锅置火上，加植物油，中火烧至六七成热时加入葱花、姜末煸炒出香，放入鲫鱼煸炒至两面呈淡黄色，烹入料酒，加适量清汤（或清水），改用小火煨炖40分钟，待鲫鱼熟烂，加精盐、味精、五香粉，再煨至沸，淋入香油即成。

【用　法】 佐餐，随量食用。

【功　效】 温肾健脾。适用于脾肾阳虚引起的经行水肿。

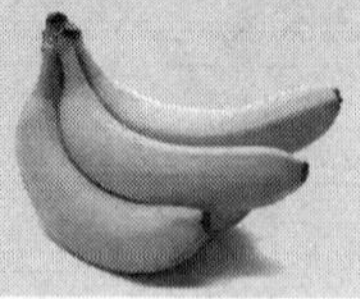

鲤鱼黑豆干姜汤

【原　料】 鲤鱼1条(约300克),黑豆30克,干姜15克。

【制　作】 将鲤鱼去鳞、鳃及肚肠,洗净,将黑豆、干姜洗净后与鲤鱼同入锅中,加水适量,同煮至豆烂鱼熟即成。

【用　法】 佐餐,吃鱼及黑豆,饮汤。

【功　效】 温肾健脾。适用于脾肾阳虚引起的经行水肿。

核桃仁冬瓜皮黑鱼汤

【原　料】 核桃仁50克,冬瓜皮300克,黑鱼1条,料酒适量。

【制　作】 将冬瓜皮择洗干净,切成小碎片,放入砂锅,加水浓煎2次,每次30分钟,过滤,合并2次滤汁,再浓缩至200毫升,备用;将黑鱼宰杀,去鳞、鳃及内脏,洗净,入沸水锅氽透,捞出,冷水冲洗后,切成段,放入砂锅,加水适量,大火煮沸,烹入料酒,加入择洗净的核桃仁,改用小火煨煮黑鱼肉熟烂,对入冬瓜皮浓缩煎汁,拌和均匀,再煮至沸即成。

【用　法】 早晚分食,吃黑鱼肉,饮汤汁,嚼食核桃仁,当日吃完。

【功　效】 温肾健脾。适用于脾肾阳虚引起的经行水肿。

补骨脂冬瓜鲤鱼头汤

【原　料】 补骨脂15克,菟丝子15克,冬瓜250克,鲤鱼头1个,姜皮、料酒各适量。

【制　作】 将冬瓜洗净,切下冬瓜皮(勿丢弃,待用),冬瓜切成块,备用;将补骨脂、菟丝子、姜皮分别拣杂,洗净后,与切碎的冬瓜皮同放入纱布袋中,扎紧袋口,待用。将鲤鱼头去鳃,洗净,入沸水锅中氽一下,放入砂锅,加足量水,并放入补骨脂、菟丝子药袋,大火煮沸,烹入料酒,改用小火煨煮30分钟,取出药袋,沥尽药汁,加入冬瓜块,继续用小火煨煮至鲤鱼头、冬瓜熟烂即成。

【用　法】 佐餐，随量食用。

【功　效】 温肾健脾。适用于脾肾阳虚引起的经行水肿。

白参鹿肉汤

【原　料】 鹿肉250克，黄芪5克，白参、白术、茯苓、肉苁蓉、肉桂、泽泻、山药各3克，姜、葱、胡椒粉、精盐、香油各适量。

【制　作】 将鹿肉除去筋膜，洗净，入沸水泡片刻，捞出切成小块，骨头拍破；前8味中药入布袋。将鹿肉、鹿骨、药袋一起放入锅内，加水适量，再放入葱、姜、胡椒粉、精盐，上火煮沸，撇去浮沫，改用小火煨2～3小时，至鹿肉熟烂，淋上香油即成。

【用　法】 佐餐，随量食用。

【功　效】 温肾健脾。适用于脾肾阳虚引起的经行水肿。

黑豆薏仁汤

【原　料】 黑豆100克，薏苡仁30克，精盐、香油各适量。

【制　作】 将黑豆、薏苡仁分别淘洗干净，一并放入锅内，加清水适量，用大火煮沸，再改用小火煮1小时左右，以黑豆熟烂为度，加入精盐、香油即成。

【用　法】 早晚分食。

【功　效】 温肾健脾。适用于脾肾阳虚引起的经行水肿。

二豆车前汤

【原　料】 黑豆50克，绿豆50克，车前子15克，蜂蜜适量。

【制　作】 将车前子浸洗一遍，用洁净的纱布袋装好，同黑豆、绿豆一同放入锅中，加适量水，煎煮至豆烂熟，离火稍凉，拣去药袋，调入蜂蜜即成。

【用　法】 上下午分食。

【功　效】 温肾健脾。适用于脾肾阳虚引起的经行水肿。

何首乌鲤鱼汤

【原　料】 活鲤鱼1条，何首乌2.5克，生姜、料酒、精盐各

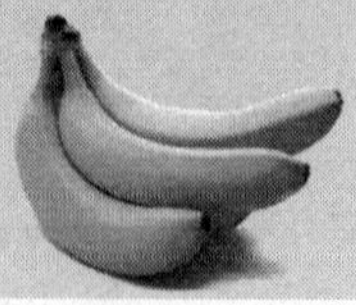

适量。

【制　作】 将鲤鱼宰杀除去鳃、苦胆、肠杂，保留肝脏，不刮鳞，切成段；何首乌加水适量，小火熬1小时，去渣留汁备用。锅内添水3碗，放入鱼，大火煮沸，下料酒、生姜、精盐，小火炖2小时左右，加入何首乌汁煮沸即成。

【用　法】 佐餐，吃鱼饮汤。

【功　效】 温肾健脾。适用于脾肾阳虚引起的经行水肿。

利水消肿汤

【原　料】 鲜冬瓜皮100～150克(干30～60克)，鲜西瓜皮50～100克(干30～60克)，鲜白茅根100～150克(干30～45克)，鲜玉米须50～100克(干30～60克)，赤小豆100克。

【制　作】 将赤小豆洗净浸泡2～3小时，另把冬瓜皮、西瓜皮、白茅根、玉米须一同用冷水洗净，再与赤小豆一起放入锅内，加水煎取浓汤即成。

【用　法】 每日1剂，分3次温热饮用；连用10～15天，直至水肿消退。

【功　效】 温肾健脾。适用于脾肾阳虚引起的经行水肿。

(6)经行口疮

主要症状：本病症以肝肾阴虚、虚火上炎最为多见，患者每于经前或经期或经净后三四天出现口舌糜烂、溃疡，疼痛不适，影响进食，呈周期性发作；又称经行口糜，常伴心烦，口干失眠，尿少色黄，舌质偏红，苔少或薄黄，脉细弦数。

食疗原则：滋阴降火。

食物宜忌：宜食桑椹、黑芝麻、龟版、鳖甲、乌龟、甲鱼、蛤蜊肉、蚌肉、泥螺、乌骨鸡、鸽肉、鹌鹑、番茄、樱桃、鳗鲡、淡菜、黑大豆、银耳、燕窝等食物，以及枸杞子、菊花、熟地黄、制何首乌、山茱萸等药食兼用品；忌食燥热、辛辣动火食物。

女贞子墨旱莲蜂蜜饮

【原 料】 女贞子50克,墨旱莲50克,蜂蜜适量。

【制 作】 将女贞子、墨旱莲分别拣去杂质,洗净,晾干或晒干,女贞子拍碎,墨旱莲切成碎小段,同放入砂锅,加水浸泡透,浓煎2次,每次40分钟,合并2次滤汁,放入容器,待其温热时,调入蜂蜜,拌匀即成。

【用 法】 上下午分饮。

【功 效】 滋阴降火。适用于阴虚火旺引起的经行口疮。

生地二参夏枯草饮

【原 料】 生地黄15克,玄参、沙参各12克,夏枯草30克,蜂蜜适量。

【制 作】 将生地黄、玄参、沙参、夏枯草洗净,同入锅中,加水适量,煎煮2次,每次30分钟,合并滤汁,待药汁转温后调入蜂蜜即成。

【用 法】 上下午分饮。

【功 效】 滋阴降火。适用于阴虚火旺引起的经行口疮。

夏枯草海参饮

【原 料】 夏枯草30克,水发海参50克。

【制 作】 将夏枯草、水发海参分别拣杂,同放入砂锅,加足量水浸泡片刻,搅拌均匀,大火煮沸,改用中火浓煎2次,每次30分钟,合并2次滤汁即成。

【用 法】 早晚分饮。

【功 效】 滋阴降火。适用于阴虚火旺引起的经行口疮。

银耳苡仁山药羹

【原 料】 银耳30克,薏苡仁60克,山药30克。

【制 作】 将银耳用温水泡发,洗净,撕成朵片,备用。薏苡仁、山药分别洗净,山药切成片,与薏苡仁同入砂锅,加适量水,大

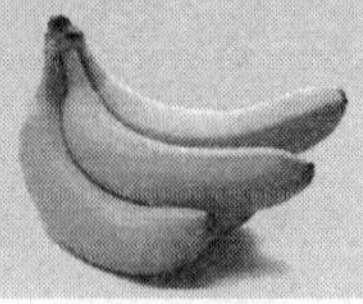

火煮沸后改用小火煨煮30分钟，拌入银耳朵片，继续煨煮20分钟，煮成稠羹即成。

【用　法】早晚分食。

【功　效】滋阴降火。适用于阴虚火旺引起的经行口疮。

枸杞荸荠海蜇羹

【原　料】枸杞子10克，荸荠5个，海蜇60克，猪油、精盐、味精、生粉各适量。

【制　作】将荸荠去皮，洗净，切碎；海蜇放温水中浸泡30分钟，过凉水洗净，切成细丝；取一个小碗放生粉加水拌匀。用锅煮沸适量清水，把枸杞子、荸荠、海蜇放入锅内，加猪油煮熟，加入精盐、味精、生粉，拌匀再煮沸即成。

【用　法】佐餐，随量食用。

【功　效】滋阴降火。适用于阴虚火旺引起的经行口疮。

麦冬莲心茶

【原　料】麦冬20克，莲心2克。

【制　作】将麦冬洗净，沥干，与莲心同入杯中，用沸水冲泡，加盖闷15分钟即成。

【用　法】代茶频饮，可冲泡3～5次。

【功　效】滋阴降火。适用于阴虚火旺引起的经行口疮。

洋参赤豆茶

【原　料】赤豆50克，西洋参2克。

【制　作】将西洋参洗净，晒干或烘干，研为极细末，一分为二，装入绵纸袋中，挂线封口，备用；赤豆淘洗干净，放入砂锅，加适量水，用大火煮沸，改用小火煨煮至赤豆熟烂、汤呈浓稠状，晒凉，一分为二；将西洋参细末袋放入杯中，以赤豆浓稠汤汁冲泡，加盖闷15分钟即成。

【用　法】每次各取1份饮用，每日2次。

【功　效】 滋阴降火。适用于阴虚火旺引起的经行口疮。

麦冬二黄茶

【原　料】 麦冬15克，黄连2克，黄芩5克。

【制　作】 将麦冬、黄连、黄芩洗净后切成薄片，放入有盖杯中，用沸水冲泡，加盖闷15分钟即成。

【用　法】 代茶频饮，一般可冲泡3～5次。

【功　效】 滋阴降火。适用于阴虚火旺引起的经行口疮。

石斛生地茶

【原　料】 石斛9克，生地黄10克，熟地黄10克，天冬9克，麦冬10克，沙参10克，女贞子9克，生枇杷叶9克，炒黄芩6克，炒枳实3克，西瓜汁100毫升。

【制　作】 将以上药物用纱布袋装好，扎紧口，放入锅内，加水800毫升，煎煮2次，每次20分钟，合并煎液，过滤，除去药渣；将西瓜挖出瓤，用纱布绞出汁液，把药汁与西瓜汁混匀即成。

【用　法】 每次50～100毫升，每日2次。

【功　效】 滋阴降火。适用于阴虚火旺引起的经行口疮。

知母花粉五味茶

【原　料】 知母10克，天花粉10克，五味子5克，黄芪20克。

【制　作】 将知母、天花粉、五味子、黄芪分别洗净，晒干或烘干，共研成粗末，装入绵纸袋中(每袋22.5克)，挂线封口即成。

【用　法】 冲茶饮，每次1袋，放入茶杯中，用沸水冲泡，加盖闷15分钟后频饮，一般可连续冲泡3～5次，当日饮完。

【功　效】 滋阴降火。适用于阴虚火旺引起的经行口疮。

罗汉果粥

【原　料】 罗汉果30克，天花粉20克，黄连3克，粟米100克。

【制　作】 将罗汉果、天花粉、黄连分别洗净，晒干或烘干，共研成极细末，备用。将粟米淘洗干净，放入砂锅，加适量水，大火煮

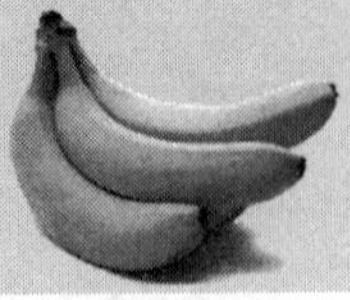

沸后改用小火煨煮30分钟，调入罗汉果、天花粉、黄连细末，搅拌均匀，继续用小火煨煮20分钟即成。

【用　法】 早晚分食。

【功　效】 滋阴降火。适用于阴虚火旺引起的经行口疮。

西洋参萝卜豆奶

【原　料】 白萝卜250克，西洋参粉2克，豆浆250毫升。

【制　作】 将新鲜白萝卜(包括根在内)用清水反复洗净，用温开水冲一下，连皮切碎，放入家用绞汁机中，快速绞取浆汁，用洁净纱布过滤，所取滤汁与豆浆充分混合，放入砂锅，用小火或微火煮沸，调入西洋参粉即成。

【用　法】 早晚分食。

【功　效】 滋阴降火。适用于阴虚火旺引起的经行口疮。

生地柚汁豆奶

【原　料】 鲜生地黄15克，柚子1只，豆浆250毫升。

【制　作】 将柚子剥去外皮，取瓢瓣，去子后切碎，与洗净的鲜生地黄一同放入家用绞汁机中，快速绞榨取汁，用洁净纱布过滤，收取滤汁；再将豆浆放入锅中，用小火或微火煮沸，随即调入柚汁拌匀即成。

【用　法】 早晚分饮。

【功　效】 滋阴降火。适用于阴虚火旺引起的经行口疮。

天冬粥

【原　料】 天冬30克，大米100克，冰糖30克。

【制　作】 将天冬洗净，切片，煎汤取浓汁，备用；大米淘洗干净，入锅，加适量水，用小火煮成稠粥，粥成时加入天冬浓汁及冰糖，煮沸即成。

【用　法】 早餐空腹食用。

【功　效】 滋阴降火。适用于阴虚火旺引起的经行口疮。

银耳西洋参粥

【原　料】白木耳30克，西洋参3克，粟米100克。

【制　作】将白木耳用温水泡发，撕成小朵，备用；西洋参洗净，晒干或烘干，研成极细末；粟米淘洗干净，放入砂锅，加适量水，大火煮沸后拌入白木耳，改用小火煨煮1小时，待粟米熟烂、粥黏稠时加西洋参细末，拌匀即成。

【用　法】早晚分食。

【功　效】滋阴降火。适用于阴虚火旺引起的经行口疮。

人参枸杞子粥

【原　料】生晒参1克，枸杞子30克，粟米100克。

【制　作】将人参洗净，晒干或烘干，研成级细末，备用；枸杞子拣净，清水冲洗后，与淘净的粟米同入砂锅，加水适量，用大火煮沸，改用小火煨炖至粥稠，粥成时，调入人参细末，拌匀即成。

【用　法】早晚分食。

【功　效】滋阴降火。适用于阴虚火旺引起的经行口疮。

麦冬玄参粥

【原　料】麦冬15克，玄参20克，粟米100克。

【制　作】将麦冬、玄参分别拣杂，洗净，切成片或小段，备用；粟米淘洗干净，放入砂锅，加水适量，大火煮沸后，改用小火煨煮至粥稠，粥成时，加麦冬、玄参拌匀，再继续煨煮10分钟即成。

【用　法】早晚分食。

【功　效】滋阴降火。适用于阴虚火旺引起的经行口疮。

蛤蜊肉粥

【原　料】蛤蜊肉50克，决明子30克，大米50克，葱末适量。

【制　作】将决明子洗净，入锅加水适量，大火煮沸，改小火煎煮20分钟，去渣取汁；再将蛤蜊肉洗净，切碎，放入锅中，加入汁

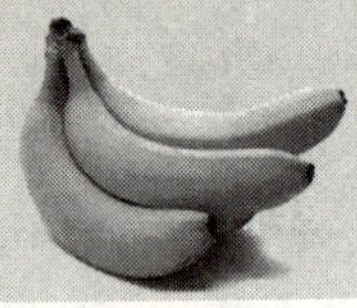

液，先煮 30 分钟，与淘洗好的大米一同煮成粥，撒上葱末即成。

【用　法】 早晚分食。

【功　效】 滋阴降火。适用于阴虚火旺引起的经行口疮。

黄精莜麦面

【原　料】 黄精 15 克，香干 50 克，莜麦挂面 100 克，植物油、鸡汤、葱花、姜末、酱油、蒜末、精盐、味精各适量。

【制　作】 将黄精、香干分别洗净，切成绿豆样的小颗粒，备用。炒锅置火上，加植物油，大火烧至六成热，投入葱花、姜末，炒出香，加黄精、香干小颗粒，煸炒片刻，加鸡汤 400 毫升，并加适量酱油、大蒜末、精盐、味精、拌和均匀，盛入大碗内，作汤料；烧锅置火上，加清水煮沸，下莜麦挂面，大火煨煮片刻，适时加些清水，拌和，待挂面煮至熟透，捞起，放入汤料碗内，搅和均匀即成。

【用　法】 早晚分食。

【功　效】 滋阴降火。适用于阴虚火旺引起的经行口疮。

枸杞子天冬里脊片

【原　料】 枸杞子 30 克，天冬 20 克，菊花脑 30 克，豌豆苗 30 克，水发木耳 20 克，水发笋片 20 克，猪里脊肉 250 克，鸡蛋(取清)1 个，葱花、姜末、精盐、味精、湿淀粉、植物油、香油各适量。

【制　作】 将猪里脊肉切成厚片，洗净，用鸡蛋清、湿淀粉、精盐抓匀浆好，备用；将枸杞子、天冬分别洗净，枸杞子放入碗中，用温开水浸泡；天冬切成片，入锅，加水浓煎 2 次，每次 30 分钟，合并 2 次滤汁，浓缩至 20 毫升，备用；将菊花脑、豌豆苗分别择洗干净；水发木耳、笋片洗净后切成片或撕开。炒锅置火上，加植物油烧至七成热，加葱花、姜末、急火煸炒，出香后即投入浆好的猪里脊肉片，用炒勺滑开、炒透，倒入漏勺控油；炒锅上火，放入植物油，烧热后，先放入水发木耳、水发笋片煸炒片刻，加入调料、清汤、天冬浓缩汁及枸杞子，再放入猪里脊肉片，用炒勺搅匀，视需要加适量清水，加入菊花脑、豌豆苗煮至沸，加精盐、味精，用湿淀粉勾芡，淋入香油即成。

【用　法】 佐餐，随量食用。

【功　效】 滋阴降火。适用于阴虚火旺引起的经行口疮。

生地黄麦冬炖猪肚

【原　料】 生地黄 10 克，麦冬 10 克，猪肚 100 克，胡萝卜 100 克，绍酒、精盐、葱段、生姜各适量。

【制　作】 将猪肚用番石榴或食盐反复洗净，去腥臊味；麦冬洗净，去心；生地黄切成片；萝卜洗净，切成 4 厘米见方的块；猪肚洗净，切成块。把猪肚、麦冬、生地黄、葱段、精盐、姜、绍酒、胡萝卜放入炖锅内，加清水 1 000 毫升，用大火煮沸，小火炖煮 1 小时即成。

【用　法】 佐餐，随量食用。

【功　效】 滋阴降火。适用于阴虚火旺引起的经行口疮。

玉竹沙参蒸龟肉

【原　料】 玉竹 15 克，北沙参 20 克，龟肉 50 克，绍酒、葱、姜、精盐各适量。

【制　作】 将龟肉洗净，切成大块；北沙参润透切片；玉竹洗净切成段；将姜拍松，葱切成段。把龟肉、玉竹、北沙参、姜、葱段、精盐、绍酒同放蒸盆内，拌匀，加鸡汤 100 毫升，置大火上蒸 30 分钟即成。

【用　法】 佐餐，随量食用。

【功　效】 滋阴降火。适用于阴虚火旺引起的经行口疮。

清蒸菊花鳗鱼

【原　料】 鳗鱼肉 350 克，香菇 30 克，荸荠 50 克，菊花 5 克，精盐、味精、红糖、葱花、姜末、料酒、湿淀粉各适量。

【制　作】 将鳗鱼肉洗净，入沸水锅氽透，捞出，晾凉后，用快

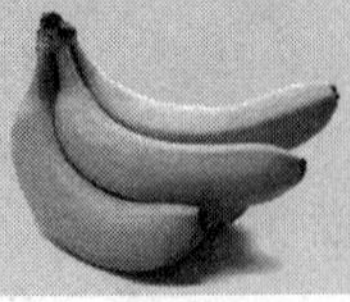

刀剖切成片，码放在蒸盘内；再将香菇用温开水泡发后，切成香菇丝，与洗净的菊花一同撒放在鳗鱼肉上，并将浸泡水上层液汁缓缓倒入蒸盘内；荸荠去除外皮，洗净，切成薄片，放在鳗鱼蒸盘四周；另碗中加精盐、味精、红糖、葱花、姜末、料酒，拌和均匀，再加清水适量及湿淀粉少许，混合成汤汁，淋在鳗鱼、香菇上，入笼屉，用大火蒸至鳗鱼肉熟烂即成。

【用　法】 佐餐，随量食用。

【功　效】 滋阴降火。适用于阴虚火旺引起的经行口疮。

枸杞蟹斗鲍鱼

【原　料】 枸杞子 10 克，海蟹 10 只，罐装鲍鱼 1 听，西兰花 200 克，青菜叶 10 克，鸡蛋（取清）2 个，植物油、葱花、姜末、鲜汤、湿淀粉、精盐、味精、黄酒各适量。

【制　作】 将海蟹蒸熟，取出蟹肉去骨，加泡好的枸杞子调味后分装在蟹合内；鸡蛋清抽打成发蛋抹在蟹合上；再将青菜叶、枸杞子点缀在发蛋上即成蟹斗。将做好的蟹斗上笼蒸熟；西兰花焯透待用。炒锅上火，烧热，加植物油，下葱花、姜末炒香，加入鲍鱼，下适量鲜汤，再下精盐、黄酒、味精略烧，用湿淀粉勾芡，起锅装盘，围上西兰花，摆上蒸熟的蟹斗即成。

【用　法】 佐餐，随量食用。

【功　效】 滋阴降火。适用于阴虚火旺引起的经行口疮。

玉竹猪心

【原　料】 玉竹 20 克，猪心 500 克，荸荠 50 克，韭黄 10 克，精盐、酱油、黄酒、湿淀粉、鲜汤、香油、植物油、白糖、胡椒粉、醋各适量。

【制　作】 将玉竹洗净，切成片，用水煮取汁；猪心洗净，切成片，放在碗中，加精盐 2 克、湿淀粉，拌匀上浆；荸荠洗净、去皮后切成片；取小碗 1 只，加入黄酒、酱油、白糖、味精、精盐，以及胡椒粉、鲜汤、湿淀粉、玉竹浓缩汁，调匀成芡汁，备用。将锅烧热，放入植物油，待油五成热时将猪心片投入滑透，然后倒入漏勺沥油；原锅留余油，放入荸荠片略炒，下芡汁，倒入猪心片，撒入韭黄段，翻炒几下，淋上醋和香油，起锅装盘即成。

【用　法】 佐餐，随量食用。

【功　效】 滋阴降火。适用于阴虚火旺引起的经行口疮。

(五)绝经期综合征

1. 概述　对于女性而言，绝经期指妇女从卵巢功能旺盛逐渐衰退到老年的一段过渡时期，是每位妇女必经的生理过程。每位妇女都有 2 个卵巢，它在生殖内分泌中起到很重要的作用。卵巢有周期性交替排卵、分泌雌激素的功能，有着旺盛的生育能力和性活动能力，维持女性特征。女性到 40 岁左右卵巢功能逐渐减退以致完全消失，月经稀发以致停止，性器官进行性萎缩和逐渐衰老，到 60 岁妇女步入到老年期。绝经期 20 年左右，根据生理变化还可以划分成绝经前期、绝经期、绝经后期，又可称为围绝经期。女性绝经期是卵巢功能逐渐衰退到最后消失的一个过渡时期，其中以绝经的表现最为突出。绝经年龄因人而异，一般在 45～55 岁。部分妇女在绝经前可有月经周期逐渐延长，经血量逐渐减少，最后完全停止。有时可先有不规则阴道出血，以后月经停止。

绝经期就是从性成熟到性功能衰退的生理过渡时期，此时妇女卵巢功能逐渐衰退，乃至消失，由生殖旺盛期转入老年期。在绝经期出现的一组以自主神经系统功能紊乱为主的症候群，又称为更年期综合征。尽管绝经期综合征的表现错综复杂，但多以潮热多汗，以及心血管方面的症状表现较多，精神情绪方面的症状也不少见。绝经期综合征常有如下症状。

(1)心脑血管症状：潮热出汗、心慌气短、胸闷不适、心律失常、眩晕耳鸣、眼花头痛、高血脂、血压波动等。

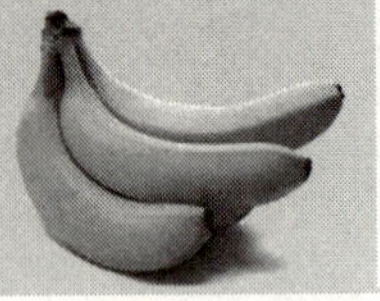

(2)神经精神症状：情绪波动、性格改变、烦躁易怒、消沉抑郁、多疑轻生、焦虑恐惧、记忆力减退、注意力不集中、思维和言语分离、失眠等。

(3)泌尿生殖症状：月经紊乱、阴道干涩、性交疼痛、性欲减退、外阴瘙痒、阴道炎、外阴白斑、尿失禁、尿道炎、膀胱炎、应力性尿失禁(憋不住尿)、乳房萎缩等。

(4)骨骼肌肉症状：骨质疏松、肌肉酸胀痛、关节足跟痛、颈背痛、乏力、抽筋、驼背、身高变矮、关节变形、易骨折、指甲变脆等。

(5)皮肤黏膜症状：皮肤干燥、瘙痒、弹性减退、光泽消失、皱纹增多、老年斑、眼睛干涩、口腔溃疡、口干、皮肤感觉异常(麻木、针刺、蚁爬感)、水肿、脱发等。

(6)消化及其他症状：恶心、咽部异物感、嗳气(打嗝)、胃胀、腹胀、便秘、腹泻、甲亢、甲低等。

(7)肥胖：尤其是腹部及臀部等处脂肪堆积。

绝经期是每个妇女必然要经历的阶段，但每人所表现的症状轻重不等，时间久暂不一，轻的可以安然无恙，重的可以影响工作和生活，甚至会发展成为绝经期疾病。短的几个月，长的可延续几年。绝经期综合征虽然表现为许多症状，但它的本质却是妇女在一生中必然要经历的一个内分泌变化的过程。

2. 辨证施食

(1)肝肾阴虚型

主要症状：妇女绝经期前后，月经周期紊乱，经色鲜红，经量或多或少，头晕耳鸣，腰膝酸痛，烘热汗出，五心烦热，烦躁易怒，口干口苦，尿黄便结，舌质嫩红，苔少，薄黄，脉细弦数。

食疗原则：滋补肝肾，育阴潜阳。

食物宜忌：宜食甲鱼、乌龟、银耳、黑芝麻、山药、山茱萸、熟地黄、制何首乌、桑椹、枸杞子、女贞子等食物及药食兼用品；忌食辣椒、咖啡、酒、浓茶等刺激性、兴奋性食物。

枸杞莲心茶

【原　料】 枸杞子10克，白菊花3克，莲心1克，苦丁茶3克。

【制　作】 枸杞子、白菊花拣去杂，洗净，晒干或烘干，与莲心、苦丁茶同放入杯中，用沸水冲泡，加盖闷10分钟即成。

【用　法】 代茶频饮，一般可冲泡3～5次。

【功　效】 滋补肝肾，宁心安神。适用于肝肾阴虚型绝经期综合征，对兼有心神不宁者也适宜。

芝麻白糖豆奶

【原　料】 黑芝麻屑20克，黄豆100克，白糖适量。

【制　作】 将黄豆淘洗干净，用500毫升清水浸泡1夜；然后研磨成浆，用纱布滤去豆渣；再把豆浆烧至沸腾后再煮20分钟，加入白糖及黑芝麻屑，搅匀后即成。

【用　法】 代茶频饮。

【功　效】 滋补肝肾，益气安神。适用于肝肾阴虚型绝经期综合征。

芝麻四合泥

【原　料】 糯米2 000克，大米1 500克，黑芝麻、核桃仁各750克，黑豆、绿豆各350克，白糖、猪油各适量。

【制　作】 将糯米、大米、黑豆、绿豆分别用60℃的温热水发涨，沥干水，分别入油锅内炒熟，一起用石磨磨成细粉，用细筛筛过，加开水调匀成四合泥；芝麻炒熟；核桃仁用开水发涨后，用油炸脆，压成碎粒。炒锅置中火上烧热，放入猪油，再下四合泥糊不断翻炒，炒至水气干，见吐油时，加白糖炒酥起锅，装盘后撒上桃仁酥、熟芝麻即成。

【用　法】 当点心，随量食用。

【功　效】 滋补肝肾，益气安神。适用于肝肾阴虚型绝经期综合征。

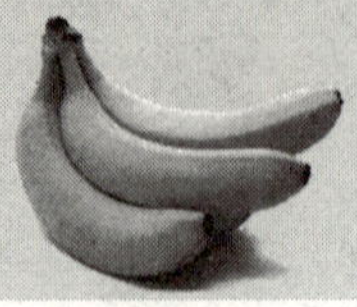

黑芝麻粟米粥

【原　料】 黑芝麻20克,粟米100克。

【制　作】 将黑芝麻拣去杂质,淘洗干净,晒干,入锅,微火炒熟出香,趁热研成细末,备用。将粟米淘洗干净,放入砂锅,加水煮沸后,改用小火煨煮成黏稠粥,调入黑芝麻细末,拌和均匀即成。

【用　法】 早晚分食。

【功　效】 滋补肝肾,润肠通便。适用于肝肾阴虚型绝经期综合征。

桑椹粥

【原　料】 桑椹60克(干品30克),女贞子20克,冰糖20克,大米100克。

【制　作】 将桑椹、女贞子浸泡片刻,洗净后与淘洗干净的大米同入砂锅煮粥,先用大火煮沸,再转用小火熬煮成稀粥即成。

【用　法】 早晚分食。

【功　效】 滋补肝肾,润肠通便。适用于肝肾阴虚型绝经期综合征。

枸杞子百合羹

【原　料】 枸杞子30克,百合100克,鸡蛋2个,冰糖适量。

【制　作】 将鸡蛋打入碗中,用竹筷按顺时针方向连续搅打50次,使成鸡蛋糜糊,备用;枸杞子、百合分别拣去杂质,枸杞子洗净后晾干,百合掰成瓣,洗净,与枸杞子同放入砂锅,加适量水,大火煮沸后,改用小火煨煮至百合熟烂,汤汁黏稠,边搅拌边调入鸡蛋糜糊,煨煮成羹,加冰糖溶化即成。

【用　法】 早晚分食。

【功　效】 滋补肝肾。适用于肝肾阴虚型绝经期综合征。

阿胶羹

【原　料】 阿胶250克,桂圆肉150克,红枣500克(去核)、黑芝麻150克(炒熟),核桃仁150克,黄酒、冰糖各适量。

【制　作】 将桂圆肉、红枣、黑芝麻、核桃仁切碎研粉备用;将阿胶浸在黄酒中泡10天左右,连同黄酒一起放在陶瓷或搪瓷容器中,隔水蒸至阿胶完全烊化时,将桂圆肉等4种粉末及冰糖放入搅匀,蒸至冰糖溶化即成(蒸好的阿胶羹冷却后成冰状即成)。

【用　法】 早晨2匙,开水冲化食用。

【功　效】 滋补肝肾。适用于肝肾阴虚型绝经期综合征。

芝麻首乌糕

【原　料】 黑芝麻60克,制何首乌30克,桑椹30克,麻仁10克,糯米粉700克,大米粉300克,白糖适量。

【制　作】 将黑芝麻放入锅内,用小火炒香。制何首乌、桑椹、麻仁洗净后放入锅内,加适量清水,用大火煮沸后转用小火煮20分钟,去渣留汁,随后将汁倒入盛有糯米粉、大米粉、白糖的盆内,加适量清水,揉成面团,做成糕,在每块糕上撒黑芝麻,上笼蒸15～20分钟即成。

【用　法】 当点心,随量食用。

【功　效】 滋补肝肾。适用于肝肾阴虚型绝经期综合征。

桑椹蛋糕

【原　料】 桑椹30克,女贞子20克,墨旱莲30克,鸡蛋500克,白糖、面粉各适量。

【制　作】 将桑椹、女贞子、墨旱莲洗净后,加水煎熬半小时,去渣留汁。将药汁、鸡蛋、白糖、面粉拌和均匀,上笼蒸15分钟即成。

【用　法】 当点心,随量食用。

【功　效】 滋补肝肾。适用于肝肾阴虚型绝经期综合征。

山药芝麻酥

【原　料】 鲜山药250克,黑芝麻10克,白糖、植物油各适量。

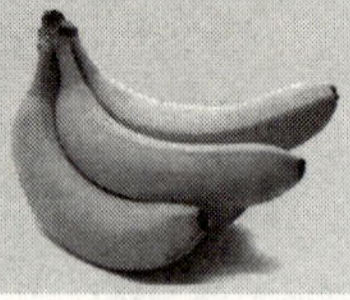

【制　作】将山药削去皮，切成菱角块，放入六成热的油锅内，翻炸至外硬中间酥软并浮出油面时，捞出。炒锅上火，放油烧热，放入白糖，加适量水炼成米黄色糖汁，随即推入山药块，不停地翻炒，使山药外面全部包上糖浆，然后撒上黑芝麻（炒香），装盘即成（每日早餐空腹时趁热食用）。

【用　法】早餐随量食用。

【功　效】滋补肝肾。适用于肝肾阴虚型绝经期综合征。

芝麻香菜面

【原　料】芝麻 50 克，面条 250 克，香菜 50 克，海带 25 克，虾子 15 克，酱油、白糖、精盐各适量。

【制　作】将面条放入开水锅中煮熟，投冷水中过凉，沥干；海带洗净，切成细丝，放入锅内，加水，置火上煮沸，放入虾子、酱油、精盐、白糖，再煮沸，离火晾凉成汁；芝麻放热锅内炒熟；香菜洗干净，切碎。把面条装入碗中，倒入制好的调味汁，再撒上炒熟的芝麻和香菜即成。

【用　法】佐餐，随量食用。

【功　效】滋补肝肾。适用于肝肾阴虚型绝经期综合征。

百合拌蜂蜜

【原　料】生百合 50 克，蜂蜜适量。

【制　作】将生百合洗净与蜂蜜拌和均匀，然后放在锅里用蒸笼蒸熟即成。

【用　法】早晚分食。

【功　效】滋补肝肾。适用于肝肾阴虚型绝经期综合征。

拌首乌鸡丝

【原　料】首乌嫩茎叶 400 克，熟鸡丝 100 克，葱花、精盐、味精、香油各适量。

【制　作】将首乌茎叶择洗干净，入沸水中焯至断生，取出沥油,放碗内,加鸡丝、葱花、精盐、味精、香油拌匀,装盘即成。

【用　法】 佐餐,随量食用。

【功　效】 滋补肝肾。适用于肝肾阴虚型绝经期综合征。

黑芝麻鸡肝

【原　料】 鸡肝 350 克,熟黑芝麻 50 克,鸡蛋 1 个,葱花、姜末、胡椒粉、精盐、味精、黄酒、面粉、植物油各适量。

【制　作】 将鸡肝洗净,剔去筋膜,用刀把每叶肝片切成两半,放入碗内,加葱花、姜末、黄酒、精盐、味精、胡椒粉,抓匀浸渍片刻;鸡蛋打入内,搅散打透,加面粉调成糊;把已浸渍的鸡肝放入糊内拌匀,使鸡肝粘满一层薄薄的蛋糊,然后将鸡肝逐片放在黑芝麻里,两面都粘上黑芝麻。炒锅置大火上,放油烧至五成热,将粘满黑芝麻的鸡肝逐片放入油锅中炸熟,装盘即成。

【用　法】 佐餐,随量食用。

【功　效】 滋补肝肾。适用于肝肾阴虚型绝经期综合征。

枸杞子炖甲鱼

【原　料】 枸杞子 20 克,水发银耳 30 克,甲鱼 1 只(约 500 克),料酒、葱花、姜末、味精各适量。

【制　作】 将枸杞子、水发银耳洗净,银耳撕开成小朵,备用;甲鱼宰杀,去内脏,洗净,将枸杞子放入甲鱼腹中,与银耳同放入砂锅,加清水浸没甲鱼,大火煮沸,烹入料酒,加葱花、姜末,改用小火煨炖 1.5 小时,待甲鱼肉熟烂,加少量味精,拌匀即成。

【用　法】 佐餐,随量食用。

【功　效】 滋补肝肾,育阴潜阳。适用于肝肾阴虚型绝经期综合征。

黄精山药炖鸡

【原　料】 黄精 15～30 克,山药 100～200 克,光鸡 1 只,精盐、味精、料酒、姜片、葱段各适量。

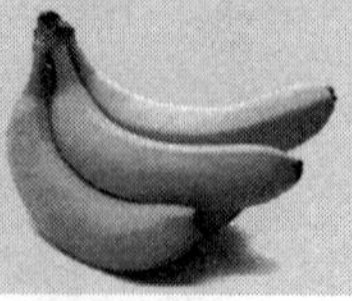

【制　作】 将鸡洗净，切块，同上药放入盘中，隔水炖熟，加入各种调料调味即成。

【用　法】 佐餐，随量食用。

【功　效】 滋补肝肾，育阴潜阳。适用于肝肾阴虚型绝经期综合征。

蒸雄鸽

【原　料】 白雄鸽 1 只，枸杞子、肉苁蓉各 50 克。

【制　作】 将鸽杀死去毛、内脏，清水洗净，和枸杞子、肉苁蓉蒸熟即成。

【用　法】 佐餐，随量食用。

【功　效】 滋补肝肾，育阴潜阳。适用于肝肾阴虚型绝经期综合征。

何首乌金龟

【原　料】 乌龟 1 只，制何首乌 20 克，菠菜 60 克，独头蒜 12 个，黄酒、姜块、葱段、精盐、味精、湿淀粉、鸡油各适量。

【制　作】 将乌龟腹部朝上，待头伸出来时宰头去 2/3，放净血，揭开龟壳，取出整形，去净内脏洗净，放入沸水锅中氽一下，斩去脚爪，头尾刮洗干净，用刀将腹部肉划成块，不破皮，盛入蒸碗，腹部朝上，加入制何首乌、姜块、葱段、黄酒、蒜、味精、精盐，上笼蒸至熟烂后取出，去制何首乌、姜块、葱段；将菠菜洗净，入沸水锅中焯熟，装盘垫底，将龟肉翻扣在菠菜上，独头蒜摆于龟肉四周，湿淀粉与龟肉汤汁入锅，淋入鸡油调好味，收汁，浇于盘内即成。

【用　法】 佐餐，随量食用。

【功　效】 滋补肝肾，育阴潜阳。适用于肝肾阴虚型绝经期综合征。

松子仁鸭

【原　料】 光鸭 1 只（约 1 500 克），松子仁 100 克，猪腿肉

250克，猪肥膘肉50克，鸡蛋2个，葱、生姜、淀粉、植物油、精盐、味精、酱油、黄酒、白糖各适量。

【制　作】　将鸭从腹部开膛，去内脏，洗净，将鸭子拆肉，切成4大块，用刀背轻轻将肉捶一遍；把猪腿肉和猪肥膘肉分别剁成细末后加入酱油、黄酒、精盐、白糖拌匀，分成4份；将猪腿肉和猪肥膘肉细末镶在鸭肉上，再撒满松子仁，用手按紧抹平（但不要将松子仁陷入肉内部）。炒锅上火，放入植物油烧至七八成热，下鸭肉油炸呈黄色，迅速捞出，放在砂锅内（锅底垫上葱、生姜），加入黄酒、酱油、白糖、精盐、味精、清水，用小火将其煨熟后倒出原汤汁，将鸭肉切斜刀块，鸭皮朝上装盘，把原汤汁下锅收浓后，浇在鸭肉上即成。

【用　法】　佐餐，随量食用。

【功　效】　滋补肝肾。适用于肝肾阴虚型绝经期综合征。

鸭肉海参汤

【原　料】　鸭肉200克，海参50克，精盐、味精各适量。

【制　作】　将鸭肉洗净，切成片。海参用水泡发透，洗净，切片，与鸭肉片一同放入砂锅内，加适量水，先用大火煮沸，再改用小火炖煮2小时，至鸭肉熟烂，加精盐和味精，调匀即成。

【用　法】　佐餐，随量食用。

【功　效】　滋补肝肾。适用于肝肾阴虚型绝经期综合征。

枸杞雏鸽汤

【原　料】　雏鸽2只，枸杞子30克，鸡汤、精盐、白糖、黄酒、葱、姜、胡椒粉、香油各适量。

【制　作】　将雏鸽去毛，开膛洗净，每只剁为4块，放入沸水锅中氽透捞出，洗去血沫，备用；将枸杞子用温水洗净。将鸽块盛入盘子内，放入葱段、姜片，加入鸡汤和枸杞子，上笼蒸1.5小时左右，取出，拣去葱、姜，加入精盐、白糖、黄酒、胡椒粉等调料，调好

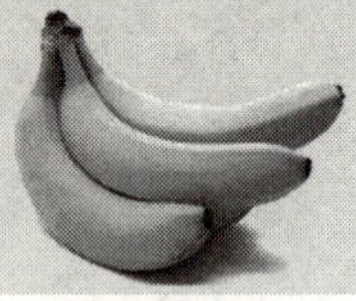

味，淋上香油即成。

【用　法】 佐餐，随量食用。

【功　效】 滋补肝肾。适用于肝肾阴虚型绝经期综合征。

鹌鹑杜仲汤

【原　料】 鹌鹑1只，枸杞子30克，杜仲15克，精盐、味精各适量。

【制　作】 将鹌鹑宰杀，去毛、内脏，洗净，取肉切块，与杜仲（布包）、枸杞子同入锅中，加水煮汤，加入精盐，味精调味，弃药包即成。

【用　法】 吃肉喝汤，每日1剂，连用3～5天为1个疗程。枸杞子可嚼食。

【功　效】 滋补肝肾。适用于肝肾阴虚型绝经期综合征。

沙苑子汤

【原　料】 沙苑子20克，龟版胶15克，精盐、花生油各适量。

【制　作】 将沙苑子用干净纱布两层包裹，线扎紧，将龟版胶切碎放入瓦锅内，加清水适量煲汤，用花生油，精盐少许调味即成。

【用　法】 佐餐，随量食用。

【功　效】 滋补肝肾。适用于肝肾阴虚型绝经期综合征。

(2)脾肾阳虚型

主要症状：妇女绝经期前后，月经紊乱，经量多，甚则崩中漏下，或带下量多、色白质稀，面色晦暗，形寒肢冷，神疲乏力，腰膝酸冷，或面浮肢肿，纳呆便溏，夜尿多，舌质淡胖、有齿印，苔薄白，脉沉细。

食疗原则：温肾健脾。

食物宜忌：宜食肉桂、干姜、鹿肉、狗肉、羊肉、羊肾、核桃仁、益智仁、菟丝子、鹿角胶，补骨脂等食物及药食兼用品；忌食生冷及寒凉食物。

党参肉桂红枣饮

【原　料】 党参15克，肉桂3克，红枣10枚，红糖适量。

【制　作】 将党参、红枣洗净，入锅，加适量水，煎煮30分钟，再加入肉桂，煎煮5分钟，去渣取汁，趁热加入红糖即成。

【用　法】 上下午分饮。

【功　效】 温补脾肾。适用于脾肾阳虚型绝经期综合征。

狗肉米粥

【原　料】 狗肉80克，大米100克，精盐、味精各适量。

【制　作】 将狗肉放入清水中浸泡1小时，洗净后切碎，剁成狗肉糜，备用。将大米淘洗干净，与狗肉糜同放入砂锅，加适量水，大火煮沸，改用小火煨煮成稠粥，粥成时加精盐和味精，拌和均匀即成。

【用　法】 佐餐，随量食用。

【功　效】 温补脾肾。适用于脾肾阳虚型绝经期综合征。

二仙粥

【原　料】 仙茅、淫羊藿(仙灵脾)、巴戟天各15克，黄柏、知母各12克，当归10克，大米60克。

【制　作】 将诸药煎水，去渣取药汁，以药汁煮大米成稀粥即成。

【用　法】 早晚空腹各食粥1碗(若嫌味苦，可加蜂蜜或红糖适量)。

【功　效】 温补脾肾。适用于脾肾阳虚型绝经期综合征。

苁蓉羊肾粥

【原　料】 肉苁蓉15克，羊肾1具(去脂膜细切)，薏苡仁20克。

【制　作】 将肉苁蓉水煎，去渣取汁，后入羊肾、薏苡仁，煮成粥即成。

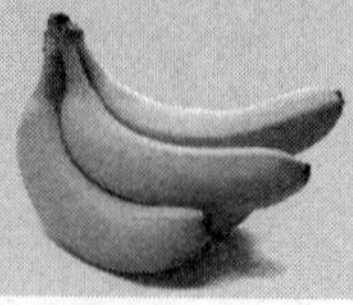

【用　法】 早晚分食。

【功　效】 温补脾肾。适用于脾肾阳虚型绝经期综合征。

核桃仁红枣蒸饼

【原　料】 核桃仁 50 克，红枣 300 克，面粉 500 克，绵白糖适量。

【制　作】 将面粉发酵，擀成面皮；核桃仁去皮，研成细粉；红枣煮烂后去核，与核桃仁粉、白糖混合均匀，并铺在两层面皮之间，上锅蒸熟后切成小块烙熟即成。

【用　法】 当点心，随量食用。

【功　效】 温补脾肾。适用于脾肾阳虚型绝经期综合征。

菟丝子扁豆糕

【原　料】 菟丝子 30 克，白扁豆 20 克，花生仁 250 克，核桃仁 250 克，山药 30 克，莲子 20 克，猪油、白糖各适量。

【制　作】 将花生仁用沙炒熟，过沙，晾凉去衣；将花生仁、核桃仁磨粉；菟丝子、山药、白扁豆、莲子烘干制粉。将各粉与白糖、猪油揉透、压平蒸熟即成。

【用　法】 当点心，随量食用。

【功　效】 温补脾肾。适用于脾肾阳虚型绝经期综合征。

核桃仁山药包

【原　料】 山药粉 500 克，面粉 150 克，核桃仁粉、什锦果料、发面、白糖、猪油各适量。

【制　作】 将核桃仁粉、什锦果料放入大碗内，加适量清水，浸泡成糊，上笼用大火蒸 30 分钟后取出，再加面粉(20 克)、白糖和猪油调成馅。将山药粉、余下的面粉加适量清水，揉成面团，加发面揉匀，静置 2～3 小时，至面团发起后分成若干小面团，放上馅心做成包子，上笼，用大火蒸熟即成。

【用　法】 早餐随量食用。

【功　效】 温补脾肾。适用于脾肾阳虚型绝经期综合征。

二子酒

【原　料】 菟丝子100克,五味子50克,低度白酒1 000毫升。

【制　作】 将菟丝子、五味子分别拣去杂质,洗净,晒干或烘干,五味子去除果柄,敲碎,与菟丝子同放入酒瓶中,注入白酒,加盖,密封瓶口,每日振摇1次,浸泡10天后即成。

【用　法】 每次饮用15毫升(1小盅),每日2次。

【功　效】 温补脾肾。适用于脾肾阳虚型绝经期综合征。

枣泥核桃仁

【原　料】 核桃仁50克,枣泥250克,山药泥50克,猪油、可可粉、面粉、植物油各适量。

【制　作】 将核桃仁压碎,加入枣泥、山药泥,拌成馅心;取面粉200克加猪油100克拌匀成干油酥;另取200克面粉加猪油25克、可可粉和水拌成水油酥。将干油酥包入水油酥中,擀成长方形卷成筒形,切成增色剂子,擀成圆皮,将馅心包入其中,入油锅煎至金黄色即成。

【用　法】 每次30～50克,每日2次。

【功　效】 温补脾肾。适用于脾肾阳虚型绝经期综合征。

核桃仁豌豆泥

【原　料】 核桃仁150克,鲜豌豆750克,藕粉、白糖、植物油各适量。

【制　作】 将豌豆淘洗干净,放入锅内,加入适量清水,用大火煮至熟烂,将锅离火,倒入盆内,待过凉后捣成细泥(去皮渣);把核桃仁放入开水中稍泡去皮。原锅洗净上火,放植物油烧热,投入核桃仁,待炸至酥透后,用漏勺捞出,晾凉后剁成细末;炒锅上火,加入适量清水,用大火煮沸,加入豌豆泥、白糖,用勺搅匀,将其煮沸,用藕粉和水勾薄芡,盛入碗内,撒上核桃仁细末即成。

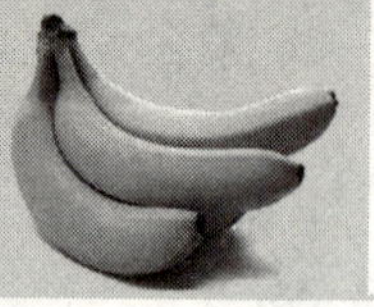

【用　法】　当点心，随量食用。

【功　效】　温补脾肾。适用于脾肾阳虚型绝经期综合征。

杜仲腰花

【原　料】　炙杜仲 15 克，猪腰子 250 克，青椒 2 只，鲜汤、精盐、黄酒、味精、酱油、白糖、葱段、湿淀粉、香油、植物油各适量。

【制　作】　将猪腰子剖开，去除筋膜臊腺，洗净后泡在水里除去异味，然后先纵向用直刀间隔 0.2 厘米切平行线，再横过来用斜刀切平行线，一刀不断，一刀断即成腰花；青椒去子，洗净，切成片；将炙杜仲放在小碗中，加入清水，上笼蒸 30 分钟。锅上火，放植物油烧至四成热，倒入切好的猪腰花滑炒，一变色即起锅；炒锅内留适量底油，用大火烧热，放入葱段和青椒片，煸炒一下，放入蒸过的杜仲，加入鲜汤，倒入滑炒过的腰花，加黄酒、酱油、精盐和白糖，煮沸后加味精，用湿淀粉勾芡，淋上香油即成。

【用　法】　佐餐，随量食用。

【功　效】　温补脾肾。适用于脾肾阳虚型绝经期综合征。

肉苁蓉煲鸡蛋

【原　料】　肉苁蓉 20 克，鸡蛋 4 个。

【制　作】　将肉苁蓉洗净，切碎，放入砂锅，加适量水，煎煮 30 分钟后放入洗净外壳的鸡蛋，待鸡蛋煮熟时取出，敲碎蛋壳，再放入肉苁蓉汤汁中同煲，煲至汤汁收干即成。

【用　法】　每日 2 次，每次吃 2 个鸡蛋。

【功　效】　温补脾肾。适用于脾肾阳虚型绝经期综合征。

淫羊藿炖羊肾

【原　料】　淫羊藿 20 克，羊肾 1 对，精盐、味精、胡椒粉各适量。

【制　作】　将羊肾剖开，去除筋膜臊腺，洗净。淫羊藿洗净后切片，与羊肾一同放入锅内，加适量清水，先用大火煮沸，再用小火炖煮30分钟，待羊肾熟烂后，去淫羊藿，加入精盐、味精和胡椒粉调味，淋上香油即成。

【用　法】 佐餐，随量食用。

【功　效】 温补脾肾。适用于脾肾阳虚型绝经期综合征。

葱爆羊肉丁

【原　料】 羊肉250克，鸡蛋（取清）1个，大葱25克，湿淀粉、精盐、酱油、黄酒、味精、植物油、香油各适量。

【制　作】 将羊肉洗净后切成丁，放入碗中，加入鸡蛋清、湿淀粉、精盐，拌匀；大葱洗净后劈为两半，切成段。炒锅上火，放入植物油烧至六成热，先下羊肉丁划散，再放入葱段炒匀，迅速倒入漏勺；锅内留适量余油，放入羊肉丁、葱段、精盐、酱油、黄酒、味精，在大火上翻炒，用湿淀粉勾芡，淋上香油，装盘出锅即成。

【用　法】 佐餐，随量食用。

【功　效】 温补脾肾。适用于脾肾阳虚型绝经期综合征。

菟丝子炖鹿肉

【原　料】 鹿肉500克，菟丝子10克，冬笋尖100克，精盐、黄酒、花椒、大茴香、味精、葱段、姜块、鲜汤、植物油、香油、青蒜蓉、葱花、姜末各适量。

【制　作】 将鹿肉放入清水盆，浸泡3小时，去血污，而后放入锅内，加清水上火，下入黄酒、葱段、姜块（拍松）、花椒、大茴香，煮沸后捞去浮沫，小火炖至熟透，取出晾干切块；菟丝子加黄酒、清水适量上笼蒸20分钟取出，用细纱布过滤出原汁；笋尖剖开，顺式切成梳子形片。炒锅上火，烧热加底油，下葱花、姜末炒香，倒入鹿肉及菟丝子原汁，加精盐、黄酒、鲜汤、笋片烧透，下入味精，淋香油，起锅装盘，撒上青蒜蓉即成。

【用　法】 佐餐，随量食用。

【功　效】 温补脾肾。适用于脾肾阳虚型绝经期综合征。

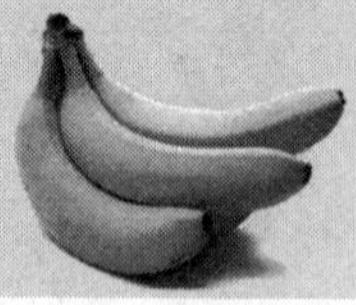

参芪羊肉鱼片

【原　料】 羊肋肉1块(约750克),鲤鱼1条(约700克),白参、黄芪、净香菜各10克,萝卜1个,精盐、黄酒、葱姜汁、味精、鲜汤各适量。

【制　作】 将羊肉洗净,汆水去血沫;再将鲤鱼去鳃、刮鳞、开膛洗净,剁头去尾,中段去骨、去皮,片成2分厚片,加精盐、黄酒、味精、葱姜汁腌15分钟;白参、黄芪提前用温水泡软上笼蒸20分钟取出;萝卜切片刻成鲜字。将羊肉加葱姜汁、鲜汤、白参、黄芪、精盐上火炖至熟烂取出,用刀在羊肉一边开口,填入炖好的鱼片,用牙签别住开口处,放在大盘中,鱼头鱼尾摆在两头,上笼蒸约2分钟取出,摆上“鲜”字、香菜叶、白参,原汁捞去黄芪,上火收浓汤汁,加味精,起锅浇在羊肉上即成。

【用　法】 佐餐,随量食用。

【功　效】 温补脾肾。适用于脾肾阳虚型绝经期综合征。

二仙烧羊肉

【原　料】 仙茅15克,淫羊藿(仙灵脾)15克,羊肉250克,料酒、葱花、姜末、精盐、味精、五香粉、香油各适量。

【制　作】 将仙茅、淫羊藿分别拣杂,洗净,沥水,放入纱布袋,扎紧袋口,备用。再将羊肉洗净,入沸水锅汆一下,捞出,剖块后切成羊肉片,与仙茅、淫羊藿药袋同放入砂锅,加水适量,大火煮沸,烹入料酒,加葱花、姜末,改用小火煨煮40分钟,待羊肉熟烂,取出药袋,沥尽药汁,加精盐、味精、五香粉,再烧煮至沸,淋入香油即成。

【用　法】 佐餐,随量食用。

【功　效】 温补脾肾。适用于脾肾阳虚型绝经期综合征。

苁蓉肉片

【原　料】 肉苁蓉30克,猪瘦肉250克,大蒜、香葱、淀粉、植物油、精盐、味精各适量。

【制　作】 将大蒜、香葱洗净切成细末，猪肉切薄片洗净，肉苁蓉煎浓汁；将苁蓉汁加入适量淀粉和猪肉片混合勾芡。炒锅上火，放油烧热，加入葱花、大蒜煸香，再倒入混合的猪肉片，加入精盐、味精，炒至嫩熟出锅即成。

【用　法】 佐餐，随量食用。

【功　效】 温补脾肾。适用于脾肾阳虚型绝经期综合征。

核桃仁丸子

【原　料】 核桃仁 50 克，猪瘦肉 200 克，精盐、干淀粉、胡椒、味精各适量。

【制　作】 将核桃仁剁碎；猪瘦肉洗净，剁碎，与核桃仁碎末混在一起成馅；把精盐、味精、干淀粉加入馅内，以筷子用力搅上劲，再沾干淀粉，搓成丸子备用。锅置火上，注水加胡椒煮沸，然后把丸子放入锅中，待全部浮出水面，出锅装碗即成。

【用　法】 佐餐，随量食用。

【功　效】 温补脾肾。适用于脾肾阳虚型绝经期综合征。

鹿茸鸡蛋

【原　料】 鹿茸 0.3 克，鸡蛋 1 个。

【制　作】 将鹿茸研成细末，再将鸡蛋顶端锥一小孔，灌入鹿茸末，用纸将小孔封固，放在饭上蒸熟。

【用　法】 每日早晨食用。

【功　效】 温补脾肾。适用于脾肾阳虚型绝经期综合征。

羊肾杜仲五味汤

【原　料】 羊肾 2 只，杜仲 15 克，五味子 6 克，料酒、精盐、味精、葱花、姜末、五香粉、香油各适量。

【制　作】 将杜仲、五味子分别拣去杂质，洗净，沥水，杜仲切碎、五味子敲碎，同放入纱布袋，扎紧袋口，备用。将羊肾剖开，去

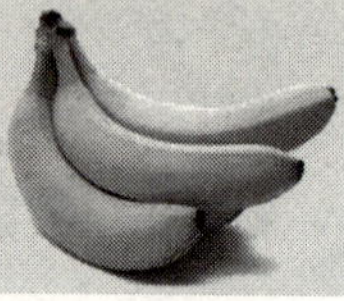

臊腺、筋膜，切成羊肾片，与杜仲、五味子药袋同放入砂锅，加适量水，大火煮沸，撇去浮沫，烹入料酒，改用小火煨煮40分钟，待羊肾片熟烂如酥，取出药袋，加精盐、味精、葱花、姜末、五香粉，煨煮至沸，淋入香油即成。

【用　法】 佐餐，随量食用。

【功　效】 温补脾肾。适用于脾肾阳虚型绝经期综合征。

(3)肝郁气滞型

主要症状：妇女绝经期前后，胸胁及小腹胀满疼痛，抑郁不乐，时欲叹息，嗳气频作，或见失眠头晕，食欲缺乏，或有呕吐，舌质正常，苔薄白，脉弦。

食疗原则：疏肝理气，化痰解郁。

食物宜忌：宜食金橘、金橘叶、青皮、陈皮、绿梅花、玫瑰花、佛手、香附、柴胡、灵芝、酸枣仁、浮小麦、茯苓、柏子仁、五味子等食物及药食兼用品；忌生冷、油腻食物。

玫瑰花冰糖饮

【原　料】 鲜玫瑰花5克，冰糖15克。

【制　作】 将鲜玫瑰花洗净，沥干水，与冰糖一同放入茶杯中，用沸水冲泡，加盖闷5分钟即成。

【用　法】 上下午分饮，一般可冲泡3次。

【功　效】 疏肝解郁，理气化痰。适用于肝郁气滞型绝经期综合征。

知母丹皮柴胡蜜饮

【原　料】 知母6克，牡丹皮6克，柴胡10克，郁金6克，蜂蜜适量。

【制　作】 将知母、牡丹皮、柴胡、郁金洗净后用清水浸泡30分钟，入锅加水适量，煎煮40分钟，去渣取汁，待药汁转温后调入蜂蜜即成。

【用　法】 上下午分饮。

【功　效】 疏肝解郁，理气化痰。适用于肝郁气滞型绝经期综合征。

四花茶

【原　料】 合欢花3克，佛手花3克，绿梅花2克，茉莉花2克，绿茶2克。

【制　作】 将合欢花、佛手花、绿梅花、茉莉花与绿茶同入杯中，用沸水冲泡，加盖闷10分钟即成。

【用　法】 代茶频饮，一般可连续冲泡3～5次。

【功　效】 疏肝解郁，理气化痰。适用于肝郁气滞型绝经期综合征。

厚朴花茶

【原　料】 厚朴花8朵，绿茶3克。

【制　作】 将厚朴花与绿茶一同放入茶杯中，倒入沸水中泡即成。

【用　法】 代茶频饮，一般可连续冲泡3～5次。

【功　效】 疏肝解郁，理气化痰。适用于肝郁气滞型绝经期综合征。

茉莉花粥

【原　料】 茉莉花20朵，大米100克，白糖适量。

【制　作】 将茉莉花摘去蒂，漂洗干净；大米淘洗干净。取锅放入清水、大米，煮至粥将成时，加入茉莉花、白糖，再略煮即成。

【用　法】 早晚分食。

【功　效】 疏肝解郁，化痰醒脑。适用于肝郁气滞型绝经期综合征。

玫瑰花樱桃粥

【原　料】 白玫瑰花3克，樱桃50克，白糖、糯米各100克。

【制　作】 将未完全开放的玫瑰花采下，用清水洗净。将糯米淘洗干净后入锅，加水1 000毫升，用大火煮沸后转用小火熬煮成稀粥，加入玫瑰花、樱桃、白糖，稍煮即成。

【用　法】 早晚分食。

【功　效】 疏肝解郁，活血化瘀。适用于肝郁气滞型绝经期综合征。

三皮粉

【原　料】 青柑皮250克，陈皮150克，金橘皮50克。

【制　作】 将每年5～6月份收采自落幼果，晒干，切丝或切片；或7～8月份收采未成熟果实，在果皮上纵剖成四瓣至基部，除尽瓤肉，晒干，切片或切丝备用。将青柑皮、金橘皮与陈皮一同研成细粉即成。

【用　法】 每次6克，每日2次，温开水送服。

【功　效】 疏肝解郁，活血化瘀。适用于肝郁气滞型绝经期综合征。

金橘酱

【原　料】 金橘500克，白糖适量。

【制　作】 将金橘反复洗净外皮，削除烂疤，去除果蒂、果核，放入铝锅(忌用铁锅)，加水至淹没金橘，用大火煮沸，再改以小火煮熬，待金橘皮肉煮烂后，加入白糖，继续用小火煮至如酱汁稠黏，待金橘酱晾凉后盛入罐中，加盖，放入冰箱中贮存即成。

【用　法】 每次30克，每日2次，温开水送服，或夹入馒头、煎饼、面包中食用。

【功　效】 疏肝解郁，活血化瘀。适用于肝郁气滞型绝经期综合征。

玫瑰枣糕

【原　料】 玫瑰花5克，红枣150克，荸荠60克，核桃仁30

克，鸡蛋 2 个，红薯 100 克，瓜子仁 5 克，红糖适量。

【制　作】 将红枣匀铺在铁丝网架上，用小火把枣皮烘焦，边烧边翻动，烧至枣皮呈黑色；再将红枣倒入冷水内浸泡片刻，捞出，擦掉枣上的黑皮，剥去核，保留枣肉；核桃仁用沸水泡后去皮，下油锅炸黄，捞出，切碎；瓜子仁、荸荠分别择洗干净，切碎。红薯洗净，煮熟去皮，压成泥。枣肉中加植物油，剁成枣肉泥，与红薯同放入盆内，再将鸡蛋打散入碗，加核桃仁、瓜子仁、荸荠、红糖及择洗干净的玫瑰花，拌和均匀。另取猪网油铺于碗底，猪网油边吊在碗口边外，把拌和均匀的枣泥放入猪网油内，用手压平，并将碗中的猪网油边理平，搭转在碗内的枣泥上，用绵纸密封，上笼蒸 40 分钟出笼，扣在另一盘内，揭去猪网油，撒上红糖即成。

【用　法】 当点心，随量食用，早晚餐食用时，每餐控制在 50 克为宜。

【功　效】 疏肝解郁，活血化瘀。适用于肝郁气滞型绝经期综合征。

橘皮苹果夹

【原　料】 鲜橘皮、柠檬汁各 15 克，虾蓉、面粉各 150 克，大苹果 5 个，白糖、苹果泥、淀粉、植物油、醋各适量。

【制　作】 将面粉与植物油、淀粉搅拌均匀，制成酥炸粉；把苹果泥、柠檬汁、醋、白糖和淀粉，搅拌均匀，制成糖醋汁；将苹果去蒂、皮、核，切成苹果夹片（中间横切至 2/3，不要切断），切好后浸泡在清水中；鲜橘皮洗净，撕成碎粒，用清水浸泡，沥干水，放入碗中，加虾蓉搅拌均匀，逐片夹入苹果夹内，抹匀抹平；将每片苹果夹放入酥炸粉里裹匀，放入平底锅内，煎至金黄色，盛出，装盘即成（另将糖醋汁煮沸，过滤，供食用时蘸食）。

【用　法】 当点心，随量食用。

【功　效】 疏肝理气，解郁和胃。适用于肝郁气滞型绝经期综合征。

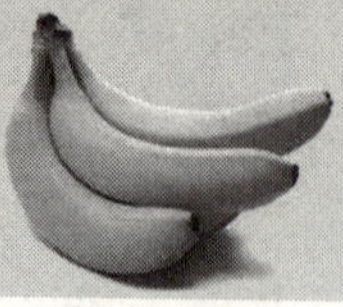

代代花蒸肉

【原　料】 鲜代代花15朵，肥瘦猪肉500克，鸡蛋1个，生菜叶75克，肉豆蔻末2克，玉米粉15克，黄酒、牛奶粉、山楂糕、白糖、胡椒粉、味精、精盐各适量。

【制　作】 将代代花取瓣片，洗净待用；再将猪肉去筋洗净，剁成蓉，放入盆内，加鸡蛋液、精盐、胡椒粉、肉豆蔻末、味精搅匀，放入牛奶粉继续边放边搅拌，使其成稠糊肉泥；再将黄酒和白糖熬成咖啡色，山楂糕切成小方丁；然后把代代花瓣放入肉泥中拌匀；再把肉蓉挤成个儿大小均匀如樱桃般的小丸子，放入盆里，将熬好的糖稀倒在小丸子盆里，放入蒸锅蒸熟。食用时，再将樱桃肉丸倒入大鱼盘的一边，并撒匀山楂糕方丁，盘的另一边配洗净的生菜叶即成。

【用　法】 佐餐，随量食用。

【功　效】 疏肝理气，和胃止呕。适用于肝郁气滞型绝经期综合征。

蛋包佛手

【原　料】 鲜佛手花30克，鸡蛋4个，番茄1个，植物油、黄酒、葱花、姜末、精盐、白糖各适量。

【制　作】 将鲜佛手花择洗干净，用白纱布吸干水，放入碗里，加精盐、白糖、黄酒搅拌均匀，腌渍入味；番茄洗净，用开水烫一下，去皮切碎。炒锅上火，放植物油烧至五成热，葱花、姜末煸香，下番茄丁炒透，撒入鲜佛手花，出锅倒入碗内；鸡蛋打入大碗内，加精盐抽打成蛋糊；炒锅上火，放油烧热，倒入蛋糊后转动，使其成一圆饼，待其完全凝结时，把番茄丁和鲜佛手花放入中间，把蛋饼两端叠起，成椭圆形，再用铲子将其翻个儿，两边呈黄色时出锅，装盘即成。

【用　法】 佐餐，随量食用。

【功　效】疏肝理气，和胃止呕。适用于肝郁气滞型绝经期综合征。

玫瑰香椿豆腐

【原　料】嫩豆腐350克，鲜玫瑰花2朵，蘑菇、鲜香椿各100克，啤酒、辣酱油、植物油、鲜汤、精盐、味精各适量。

【制　作】将鲜玫瑰花取瓣洗净，切丝装盘；香椿叶洗净切碎，蘑菇洗净切片。炒锅上火，放植物油烧至八成热，将整块豆腐两面煎黄，再将香椿叶、蘑菇片、鲜玫瑰花丝辅放在豆腐上，倒入啤酒、辣酱油、精盐、味精；大火煮沸，煨焖片刻，再放入鲜汤，煨至汤汁浓稠，豆腐熟而入味，出锅装盘即成。

【用　法】佐餐，随量食用。

【功　效】疏肝理气，和胃止呕。适用于肝郁气滞型绝经期综合征。

香附橘皮炖鸡

【原　料】光土鸡1只，鸡肝、鸡肫、橘皮各15克，香附10克，葱花、姜汁、胡椒粉、精盐、芹菜各适量。

【制　作】将土鸡洗净后切块，放入深锅中；橘皮洗净与香附一起放入锅中，加适量水，用大火煮沸后，即刻改用小火煮约1小时，撇去上层浮沫，将鸡肉取出；取出的鸡肉撕丝，加入少许米酒、精盐、胡椒拌匀，即可食用。将鸡肝、鸡肫切花切片，用热水烫过。香附子切细片，用两杯水煮至剩下一杯，用布滤过取汤汁，再加入鸡肝、鸡肫，用中火煮熟，再加入葱花、姜汁、芹菜、胡椒粉即成。

【用　法】佐餐，随量食用。

【功　效】疏肝理气，和胃止呕。适用于肝郁气滞型绝经期综合征。

茉莉花萝卜汤

【原　料】鲜茉莉花10朵，白萝卜150克，胡萝卜250克，鲜汤、黄酒、葱花、香菜、香油、精盐、胡椒粉各适量。

【制　作】 将鲜茉莉花择洗干净，浸泡在凉水里；白萝卜洗净，去皮，切丁；胡萝卜用盐水煮3分钟，捞出后去皮，切成条；香菜洗净，切末；炒锅下香油烧热，放入白萝卜丁、胡萝卜条煸炒后，加入鲜汤拌匀，小火煮20分钟，使萝卜稀烂，放入鲜汤、黄酒、精盐、胡椒粉拌匀，撒入鲜茉莉花瓣，略煮片刻，撒上香菜末、葱花即成。

【用　法】 佐餐，随量食用。

【功　效】 疏肝解郁，理气化痰。适用于肝郁气滞型绝经期综合征。

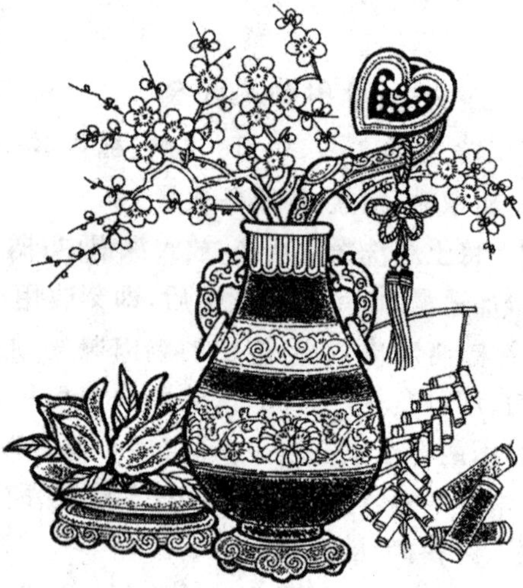

2013 年（癸巳 蛇年 2 月 10 日始）

1

一	二	三	四	五	六	日
	1 二十	2 廿一	3 廿二	4 廿三	5 小寒	6 廿五
7 廿六	8 廿七	9 廿八	10 廿九	11 三十	12 十二月	13 初二
14 初三	15 初四	16 初五	17 初六	18 初七	19 初八	20 大寒
21 初十	22 十一	23 十二	24 十三	25 十四	26 十五	27 十六
28 十七	29 十八	30 十九	31 二十			

2

一	二	三	四	五	六	日
				1 廿一	2 廿二	3 廿三
4 立春	5 廿五	6 廿六	7 廿七	8 廿八	9 廿九	10 正月
11 初二	12 初三	13 初四	14 初五	15 初六	16 初七	17 初八
18 雨水	19 初十	20 十一	21 十二	22 十三	23 十四	24 十五
25 十六	26 十七	27 十八	28 十九			

3

一	二	三	四	五	六	日
				1 二十	2 廿一	3 廿二
4 廿三	5 惊蛰	6 廿五	7 廿六	8 廿七	9 廿八	10 廿九
11 三十	12 二月	13 初二	14 初三	15 初四	16 初五	17 初六
18 初七	19 初八	20 春分	21 初十	22 十一	23 十二	24 十三
25 十四	26 十五	27 十六	28 十七	29 十八	30 十九	31 二十

4

一	二	三	四	五	六	日
1 廿一	2 廿二	3 廿三	4 清明	5 廿五	6 廿六	7 廿七
8 廿八	9 廿九	10 三月	11 初二	12 初三	13 初四	14 初五
15 初六	16 初七	17 初八	18 初九	19 初十	20 谷雨	21 十二
22 十三	23 十四	24 十五	25 十六	26 十七	27 十八	28 十九
29 二十	30 廿一					

5

一	二	三	四	五	六	日
		1 廿二	2 廿三	3 廿四	4 廿五	5 立夏
6 廿七	7 廿八	8 廿九	9 三十	10 四月	11 初二	12 初三
13 初四	14 初五	15 初六	16 初七	17 初八	18 初九	19 初十
20 十一	21 小满	22 十三	23 十四	24 十五	25 十六	26 十七
27 十八	28 十九	29 二十	30 廿一	31 廿二		

6

一	二	三	四	五	六	日
					1 廿三	2 廿四
3 廿五	4 廿六	5 芒种	6 廿八	7 廿九	8 五月	9 初二
10 初三	11 初四	12 初五	13 初六	14 初七	15 初八	16 初九
17 初十	18 十一	19 十二	20 十三	21 夏至	22 十五	23 十六
24 十七	25 十八	26 十九	27 廿十	28 廿一	29 廿二	30 廿三

7

一	二	三	四	五	六	日
1 廿四	2 廿五	3 廿六	4 廿七	5 廿八	6 廿九	7 小暑
8 六月	9 初二	10 初三	11 初四	12 初五	13 初六	14 初七
15 初八	16 初九	17 初十	18 十一	19 十二	20 十三	21 十四
22 大暑	23 十六	24 十七	25 十八	26 十九	27 二十	28 廿一
29 廿二	30 廿三	31 廿四				

8

一	二	三	四	五	六	日
			1 廿五	2 廿六	3 廿七	4 廿八
5 廿九	6 三十	7 七月 立秋	8 初二	9 初三	10 初四	11 初五
12 初六	13 初七	14 初八	15 初九	16 初十	17 十一	18 十二
19 十三	20 十四	21 十五	22 十六	23 处暑	24 十八	25 十九
26 二十	27 廿一	28 廿二	29 廿三	30 廿四	31 廿五	

9

一	二	三	四	五	六	日
						1 廿六
2 廿七	3 廿八	4 廿九	5 八月	6 初二	7 白露	8 初四
9 初五	10 初六	11 初七	12 初八	13 初九	14 初十	15 十一
16 十二	17 十三	18 十四	19 十五	20 十六	21 十七	22 十八
23 秋分	24 二十	25 廿一	26 廿二	27 廿三	28 廿四	29 廿五
30 廿六						

10

一	二	三	四	五	六	日
	1 廿七	2 廿八	3 廿九	4 三十	5 九月	6 初二
7 初三	8 寒露	9 初五	10 初六	11 初七	12 初八	13 初九
14 初十	15 十一	16 十二	17 十三	18 十四	19 十五	20 十六
21 十七	22 十八	23 霜降	24 二十	25 廿一	26 廿二	27 廿三
28 廿四	29 廿五	30 廿六	31 廿七			

11

一	二	三	四	五	六	日
				1 廿八	2 廿九	3 十月
4 初二	5 初三	6 初四	7 立冬	8 初六	9 初七	10 初八
11 初九	12 初十	13 十一	14 十二	15 十三	16 十四	17 十五
18 十六	19 十七	20 十八	21 十九	22 小雪	23 廿一	24 廿二
25 廿三	26 廿四	27 廿五	28 廿六	29 廿七	30 廿八	

12

一	二	三	四	五	六	日
						1 廿九
2 三十	3 十一月	4 初二	5 初三	6 初四	7 大雪	8 初六
9 初七	10 初八	11 初九	12 初十	13 十一	14 十二	15 十三
16 十四	17 十五	18 十六	19 十七	20 十八	21 十九	22 冬至
23 廿一	24 廿二	25 廿三	26 廿四	27 廿五	28 廿六	29 廿七
30 廿八	31 廿九					

2014 年（甲午 马年 1月31日始 闰九

一	二	三	四	五	六	日
		1 十二月	2 初二	3 初三	4 初四	5 小寒
6 初六	7 初七	8 初八	9 初九	10 初十	11 十一	12 十二
13 十三	14 十四	15 十五	16 十六	17 十七	18 十八	19 十九
20 大寒	21 廿一	22 廿二	23 廿三	24 廿四	25 廿五	26 廿六
27 廿七	28 廿八	29 廿九	30 三十	31 正月		

一	二	三	四	五	六	日
	1 初五	2 初六	3 初七	4 初八	5 初九	6 初十
7 小暑	8 十二	9 十三	10 十四	11 十五	12 十六	13 十七
14 十八	15 十九	16 二十	17 廿一	18 廿二	19 廿三	20 廿四
21 廿五	22 廿六	23 大暑	24 廿八	25 廿九	26 三十	27 七月
28 初二	29 初三	30 初四	31 初五			

一	二	三	四	五	六	日
					1 初二	2 初三
3 初四	4 立春	5 初六	6 初七	7 初八	8 初九	9 初十
10 十一	11 十二	12 十三	13 十四	14 十五	15 十六	16 十七
17 十八	18 十九	19 雨水	20 廿一	21 廿二	22 廿三	23 廿四
24 廿五	25 廿六	26 廿七	27 廿八	28 廿九		

一	二	三	四	五	六	日

一	二	三	四	五	六	日

一	二	三	四	五	六	日

一	二	三	四	五	六	日

一	二	三	四	五	六	日

一	二	三	四	五	六	日

一	二	三	四	五	六	日